U0381889

小城医患

当代中国基层医疗实践的社会学考察

The Doctor-patient Story in a Small County:A Sociological Study on the
Medical Practice of Local Community in Contemporary China

石任昊　著

中国社会科学出版社

图书在版编目（CIP）数据

小城医患：当代中国基层医疗实践的社会学考察／石任昊著．—北京：
中国社会科学出版社，2020.1

（中国社会科学博士后文库）

ISBN 978 - 7 - 5161 - 8104 - 1

Ⅰ.①小…　Ⅱ.①石…　Ⅲ.①医院—人间关系—研究—中国
Ⅳ.①R197.322

中国版本图书馆 CIP 数据核字（2019）第 292094 号

出　版　人	赵剑英	
责任编辑	王莎莎	
责任校对	王　龙	
责任印制	李寡寡	

出　　　版	中国社会科学出版社	
社　　　址	北京鼓楼西大街甲 158 号	
邮　　　编	100720	
网　　　址	http://www.csspw.cn	
发　行　部	010 - 84083685	
门　市　部	010 - 84029450	
经　　　销	新华书店及其他书店	

印　　　刷	北京君升印刷有限公司	
装　　　订	廊坊市广阳区广增装订厂	
版　　　次	2020 年 1 月第 1 版	
印　　　次	2020 年 1 月第 1 次印刷	

开　　　本	710×1000　1/16	
印　　　张	20.5	
字　　　数	346 千字	
定　　　价	108.00 元	

第八批《中国社会科学博士后文库》编委会及编辑部成员名单

序　言

　　博士后制度在我国落地生根已逾30年，已经成为国家人才体系建设中的重要一环。30多年来，博士后制度对推动我国人事人才体制机制改革、促进科技创新和经济社会发展发挥了重要的作用，也培养了一批国家急需的高层次创新型人才。

　　自1986年1月开始招收第一名博士后研究人员起，截至目前，国家已累计招收14万余名博士后研究人员，已经出站的博士后大多成为各领域的科研骨干和学术带头人。这其中，已有50余位博士后当选两院院士；众多博士后入选各类人才计划，其中，国家百千万人才工程年入选率达34.36%，国家杰出青年科学基金入选率平均达21.04%，教育部"长江学者"入选率平均达10%左右。

　　2015年底，国务院办公厅出台《关于改革完善博士后制度的意见》，要求各地各部门各设站单位按照党中央、国务院决策部署，牢固树立并切实贯彻创新、协调、绿色、开放、共享的发展理念，深入实施创新驱动发展战略和人才优先发展战略，完善体制机制，健全服务体系，推动博士后事业科学发展。这为我国博士后事业的进一步发展指明了方向，也为哲学社会科学领域博士后工作提出了新的研究方向。

　　习近平总书记在2016年5月17日全国哲学社会科学工作座谈会上发表重要讲话指出：一个国家的发展水平，既取决于自然科学发展水平，也取决于哲学社会科学发展水平。一个没有发达的自然科学的国家不可能走在世界前列，一个没有繁荣的哲学社会科学的国家也不可能走在世界前列。坚持和发展中国特色社会主义，需要不断在实践和理论上进行探索、用发展着的理论指导发展着的实践。在这个过程中，哲学社会科学具有不可替代的重要地位，哲学社会科学工作者具有不可替代的重要作用。这是党和国家领导人对包括哲学社会科学博士后在内的所有哲学社会科学领域的研究者、工作者提出的殷切希望！

中国社会科学院是中央直属的国家哲学社会科学研究机构，在哲学社会科学博士后工作领域处于领军地位。为充分调动哲学社会科学博士后研究人员科研创新积极性，展示哲学社会科学领域博士后优秀成果，提高我国哲学社会科学发展整体水平，中国社会科学院和全国博士后管理委员会于 2012 年联合推出了《中国社会科学博士后文库》（以下简称《文库》），每年在全国范围内择优出版博士后成果。经过多年的发展，《文库》已经成为集中、系统、全面反映我国哲学社会科学博士后优秀成果的高端学术平台，学术影响力和社会影响力逐年提高。

下一步，做好哲学社会科学博士后工作，做好《文库》工作，要认真学习领会习近平总书记系列重要讲话精神，自觉肩负起新的时代使命，锐意创新、发奋进取。为此，需做到以下几点：

第一，始终坚持马克思主义的指导地位。哲学社会科学研究离不开正确的世界观、方法论的指导。习近平总书记深刻指出：坚持以马克思主义为指导，是当代中国哲学社会科学区别于其他哲学社会科学的根本标志，必须旗帜鲜明加以坚持。马克思主义揭示了事物的本质、内在联系及发展规律，是"伟大的认识工具"，是人们观察世界、分析问题的有力思想武器。马克思主义尽管诞生在一个半多世纪之前，但在当今时代，马克思主义与新的时代实践结合起来，越来越显示出更加强大的生命力。哲学社会科学博士后研究人员应该更加自觉坚持马克思主义在科研工作中的指导地位，继续推进马克思主义中国化、时代化、大众化，继续发展 21 世纪马克思主义、当代中国马克思主义。要继续把《文库》建设成为马克思主义中国化最新理论成果的宣传、展示、交流的平台，为中国特色社会主义建设提供强有力的理论支撑。

第二，逐步树立智库意识和品牌意识。哲学社会科学肩负着回答时代命题、规划未来道路的使命。当前中央对哲学社会科学越发重视，尤其是提出要发挥哲学社会科学在治国理政、提高改革决策水平、推进国家治理体系和治理能力现代化中的作用。从 2015 年开始，中央已启动了国家高端智库的建设，这对哲学社会科学博士后工作提出了更高的针对性要求，也为哲学社会科学博士后研究提供了更为广阔的应用空间。《文库》依托中国社会科学院，面向全国哲学社会科学领域博士后科研流动站、工作站的博士后征集优秀成果，入选出版的著作也代表了哲学社会科学博士后最高的学术研究水平。因此，要善于把中国社会科学院服务党和国家决策的大智库功能与《文库》的小智库功能结合起来，进而以智库意识推动品牌意识建设，最终树立《文库》的智库意识和品牌意识。

第三，积极推动中国特色哲学社会科学学术体系和话语体系建设。改革开放 30 多年来，我国在经济建设、政治建设、文化建设、社会建设、生态文明建设和党的建设各个领域都取得了举世瞩目的成就，比历史上任何时期都更接近中华民族伟大复兴的目标。但正如习近平总书记所指出的那样：在解读中国实践、构建中国理论上，我们应该最有发言权，但实际上我国哲学社会科学在国际上的声音还比较小，还处于有理说不出、说了传不开的境地。这里问题的实质，就是中国特色、中国特质的哲学社会科学学术体系和话语体系的缺失和建设问题。具有中国特色、中国特质的学术体系和话语体系必然是由具有中国特色、中国特质的概念、范畴和学科等组成。这一切不是凭空想象得来的，而是在中国化的马克思主义指导下，在参考我们民族特质、历史智慧的基础上再创造出来的。在这一过程中，积极吸纳儒、释、道、墨、名、法、农、杂、兵等各家学说的精髓，无疑是保持中国特色、中国特质的重要保证。换言之，不能站在历史、文化虚无主义立场搞研究。要通过《文库》积极引导哲学社会科学博士后研究人员：一方面，要积极吸收古今中外各种学术资源，坚持古为今用、洋为中用。另一方面，要以中国自己的实践为研究定位，围绕中国自己的问题，坚持问题导向，努力探索具备中国特色、中国特质的概念、范畴与理论体系，在体现继承性和民族性，体现原创性和时代性，体现系统性和专业性方面，不断加强和深化中国特色学术体系和话语体系建设。

新形势下，我国哲学社会科学地位更加重要、任务更加繁重。衷心希望广大哲学社会科学博士后工作者和博士后们，以《文库》系列著作的出版为契机，以习近平总书记在全国哲学社会科学座谈会上的讲话为根本遵循，将自身的研究工作与时代的需求结合起来，将自身的研究工作与国家和人民的召唤结合起来，以深厚的学识修养赢得尊重，以高尚的人格魅力引领风气，在为祖国、为人民立德立功立言中，在实现中华民族伟大复兴中国梦征程中，成就自我、实现价值。

是为序。

王京清

中国社会科学院副院长

中国社会科学院博士后管理委员会主任

2016 年 12 月 1 日

谨以此书献给我生活了十九年的家乡和作为医生的父母。

序

　　近日，任昊贤弟因其书稿《小城医患：当代中国基层医疗实践的社会学考察》即将出版，希望我为之写个序。

　　任昊2012年进入中国人民大学社会学系攻读博士学位，2015年博士毕业后进入华东政法大学从事博士后研究工作，2017年博士后出站留校任教。现在，他的博士后出站报告得到了第八批《中国社会科学博士后文库》的垂青，即将出版自己的第一本学术专著，这期间的努力与付出是有目共睹的。下面，寥寥数语谨示蒙贺。

　　这本专著开篇就提到了一个重要问题：当前，中国的医患纠纷已经成为一个非常严峻的"公共问题"，那么，这是如何一步步变成这个样子的？在我们的经验认识中，"治病救人"是一项崇高的事业，在社会主义中国，医生更一度被冠以"共产主义战士"的模范称谓。但是，改革开放四十年来，民众看病的负担越来越重、抱怨越来越多，医生的整体形象也越来越差，公立医疗机构的市场化改革更是受到了社会的质疑。其实，包括医患关系、医疗体制改革、医生职业伦理、医患纠纷等问题都可以被放在"医疗实践"的命题下展开讨论。同时，党的十九大明确提出了"健康中国"战略，提高人民的生命健康水平，医疗服务供给侧和需求侧之间的关系平衡被赋予了重要的时代意义。在这种情势下，这本专著不仅适时回答了"医疗实践变迁"这个学术问题，更彰显出应时代发展的现实价值。

　　同时，任昊的这本专著很好地体现了他的"人文情怀"。书名中的"小城"就是他的家乡，书中的"两位主角"就是他的父母，这种围绕自身生命历程进行研究的思路是比较新颖的。从本书的写作风格上讲，针对一个县域范围内的"医疗实践"进行长时段的社会学考察，同时观照到了医生与患者、城市与农村、结构与行动、国家与市场等多方面的"关系"，且准确拿捏了国家的制度改革与社会的行动反馈之间的平衡，这是社会学"中层研究"在本书中最亮眼的体现。从本书的写作架构上讲，"国家—医疗—社会"的分析框架贯穿始终，将"医疗问题"放置于当代中国社会转型的过程中进行全方位描摹，从而提炼出了"乡土医疗""单位医疗""市场医疗"三个具有代表性的时空概念，这对于我们理解医患关系的现实恶化、探寻医疗卫生制度改革的现实路径都具有重要启发。更可贵的是，本书在结论部分进一步拓展了"由医疗话社会"的延伸性表达，将作者有关"基层治理"的相关思考融入其中，体现了这本专著开放、包容的研究视野。

作为华东政法大学第一本入选《中国社会科学博士后文库》的佳作，这里我表示衷心的祝贺。任昊待人诚恳友善，学术之路刚刚起步，但他这些年的坚韧与收获说明，世上无难事，只要肯登攀。我相信，该著的出版只是任昊的阶段性成果，以他的厚道、勤奋、严谨，一定会产出更多、更好的研究贡献于学界和社会。以此共勉。

是为序。

华东政法大学社会学系教授　李峰

2019 年 10 月

摘　要

　　当前，中国的医患纠纷频发，并集中于公立医院。这一在当代中国"长时段"历史进程中一直未成为社会问题的"问题"，何以成为一个严峻的公共问题。这本身就充满了研究趣味。

　　本书以一对"50后"医生夫妇的职业流动为线索，将"基层医疗实践"具体化为三个"代表性"时空场域中发生的医患故事，系统考察了一个中原小城在中华人民共和国成立后，尤其是改革开放以来医疗领域的变迁历程，力求对国家的医疗保障制度、医患之间的建构性关系互动以及医患纠纷的多元化解机制展开历时性分析，最终回到"社会秩序何以可能"这一社会学的核心命题。下面，就本书的核心章节作一简介。

　　20世纪80年代是本书研究的真正起点。在对中华人民共和国成立初期"公社卫生院"进行必要回顾的基础上，本书着重描述改革开放以来"乡土医疗"的实践情境。在这一时期，小镇卫生院医生的职业选择带有"国家分配"色彩，农村民众在"合作医疗"解体之后发生了健康观、就医行为的变化，但在"熟人社会"的空间包裹下仍旧获得了基本的医疗卫生保障。其时，市场经济的发展催生了农村地区的"私人诊所"和"乡镇企业"，医生的执业诊疗带有同乡互助的社会功能。在此过程中，"国家撤退"在政治层面已经体现，但农村社会的关系结构并没有发生根本改变，乡土医疗实践表现为一种"熟人社会"的人情实践。

　　20世纪90年代国企内部的单位医疗彰显了"再分配体制"的时代转捩。直至90年代中期，作为"黄河厂"职工的医生和患者享受着较高水平的医疗保障服务，体现了"国家父爱主义"与"经典社会主义模式"的优越性。在这一时期，"单位医生"

的法团自主性是受到限制的，但仍旧保有相对灵活的临床自主性，亦可以通过"科层制权力"的行使介入单位政治。同时，"单位"的全息式社会情境模糊了医患之间的权责关系，医疗实践带有"诊疗生活化"与"福利外部化"特征。进入 20 世纪 90 年代后期，城市医疗保障制度出现了"再分配福利"向"社会化保险"的转变，国企改革带来的"劳动力再商品化"在医疗领域直接表现为单位职工就医报销比例的削弱和单位医院自负盈亏的生存压力。在这种"制度祛权"背景下，国企职工的就医选择被迫变得"多元化"，拥有一定社会资源的"单位医生"也主动放弃铁饭碗、寻求更佳的执业环境。因此，单位医疗是一种"制度主义"主导下的体制内医疗。

2000 年以来，中国的"市场化医改"真正渗透至县域地区。"小城四院"是医疗服务领域市场化的典型产物，公立医院医生的执业性质发生了根本性改变，"救死扶伤"的医德伦理逐渐让位于"策略性"的效益获取，从而造成了患者的就医成本不断攀升、医患关系充满了交易性和不确定性。在"看病贵、看病难"的背景下，医患纠纷变得"不再典型"，亦开始成为一种"公共问题"。这其中，患者的维权意识随着生活质量的提高、网络媒介的普及、医学化的跨境传播越发强势，病患基于"诊疗结果"的不满意而引发的针对院方的"侵权追责"是当代中国医患纠纷发生的主要原因。同时，"关系距离"成为贯穿医患纠纷发生与解决的一种重要变量，"资源成本的主体承受差异"使得社会资本存量不同的患者选择不同的解纷途径。因此，市场化医疗实践成为透视当代中国阶层分化、法律动员、基层治理的一面镜子。

总之，当代中国医患纠纷的凸显，是一系列社会建制力量交织并存、共同作用的时代产物，深刻地反映了社会转型期的变革轨迹。本书展示的从"农村"到"城市"的空间转向、从"国家"到"市场"的制度转向、从"结构"到"行动"的关系转向等一系列关乎顶层设计与底层呼吁的互动议题，无不可进入"医疗实践"的命题进行有益的探索与尝试。

关键词：基层医疗实践　乡土医疗　单位医疗　市场医疗　医患纠纷

Abstract

In recent years, doctor-patient disputes are frequent in China and mostly occurred in public hospitals. From the perspective of "long period", doctor-patient dispute is not "a social problem" in contemporary China, but why it has become a serious public problem, which is worthy of in-depth study.

Taking the occupational mobility of a certain couple working as doctors who were born in the 1950s as clues, this book externalizes "medical practice of local community" as doctor-patient stories happened in three "representative" space-time fields. It systematically investigates the changing course in the healthcare field which happened in a small county in central China after the founding of PRC, especially focuses on the changes since the reform and opening up, strives to make a diachronic analysis on the national medical security system, the interaction of the constructive relationship between doctors and patients, and multiple resolution mechanism of doctor-patient disputes, and ultimately back to the kernel proposition of sociology, as which is "how to make the social order be possible". Next, I will give a brief introduction of the core chapters of this book.

The 1980s is the real starting point for the study of this book. Based on the necessary review of "commune health center" in the early days of the founding of PRC, this study focuses on the practical situation of "*Rural medical care*" since the reform and opening up. In this period, the doctors' career choice in the public clinic of a small town was characterized by "national allocation plans". After the collapse of "*cooperative medical system*", the rural folks changed their health notion and medical care conducts accordingly. With the effect of "*acquaintance society*", they can still get the basic healthcare security. At that time, the development of market economy gave birth to "private clinics" and "township enterprises" in rural areas, doctors' practice had functioned as mutual aid among fellow townsmen. This process reflected the "*National Retreat*" at the political level, but not changed the fundamental relationship structure of rural society. Medical practice in rural areas performed as face-favor practice in "an acquaintance society".

In the 1990s, **Danwei medical care** in the state-owned enterprises reflected the transition of the era of "*redistribution system*". Until the mid – 1990s, doctors and patients as employees of the "*Yellow River motorcycle factory*" enjoyed a high level of medical security services, reflecting the superiority of "*state paternalism*" and "*classical socialist model*". During this period, the corporate autonomy of "*doctors in Danwei*" was restricted, but they still retained a relatively flexible on "clinical autonomy", and could also get involved in *Danwei politics* through the exercise of "*bureaucratic power*". At the same time, the holographic social context of "*Danwei*" obfuscated the authority-responsibility relationship between doctors and patients, and medical practice had the characteristics of "life-oriented diagnosis and treatment" and "welfare externalization". In the late 1990s, the urban medical security system showed a shift from "welfare redistribution" to "social insurance". The "*re-commercialization of labor force*" brought about by the reform of state-owned enterprises directly represented the declining of reimbursement rate for medical treatment of *Danwei workers* and the existence pressure of *Danwei hospitals* due to self-financing. In this context of institutional disqualification, the choice of medical treatment for employees of SOEs became "diversified" as a last resort. The "*Danwei doctors*" who had certain social resources also voluntarily gave up their "*iron rice bowl*" and seeked a better practicing environment. Therefore, ***Danwei medical care*** is an in-system health care under the leadership of "institutionalism".

Since 2000, China's "***Marketability of medical reform***" has thoroughly covered county areas. "The fourth hospital of the small county" is a typical product of the marketization in the field of medical services. The public hospital doctors' practice nature has undergone fundamental change, medical ethics of "life-saving" has gradually given way to the "strategic" benefit acquisition, which causes the patients' medical costs to be risen continually, and the doctor-patient relationship is full of transactional and uncertainty. Under the background of "expensive and difficult access to quality medical services", the disputes between doctors and patients are "no longer typical" and become a "public problem". Where the patients' awareness of asserting rights has raised with the improvement of quality of life, the popularization of Internet media and the cross-border dissemination of medicalization. Due to the dissatisfaction of "the result of diagnosis and treatment", the patients try to hold the doctors accountable, which is the main reason causing doctor-patient disputes in contemporary China. Meanwhile "*relational distance*" has become an important variable in the occurrence and resolution of the disputes. "The affordable difference of the main body of resource cost" has let the patients with different social capital stock choose different resolution of disputes. Therefore, ***Marketized medical practice*** has become a perspective mirror of social stratification, legal mobilization and grassroots governance in contemporary Chinese.

In brief, the frequent occurrence of doctor-patient disputes in contemporary China is the era product of a series of social construction forcesco-existing and working together, which profoundly reflects the trajectory of change in the period of social transformation. This book shows a series of interactive topics for discussion related to top-level design and low-level appeal, such as the spatial transformation from "rural" to "urban", the system transformation from "state" to "market", and the relationship transformation from "structure" to "action", among which all issues can become propositions of "medical practice" for helpful investigates and attempts.

Key words: Medical practice of local community; Rural medical care Danwei mecial care; Marketized medical care; Doctor-patient disputes

目　录

Contents

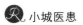

第一章　导 论

当我们诅咒洪水的时候，
可曾问过，
老天为什么泣泪滂沱？
——题记

在漫长的人类历史中，战争、灾荒、疫情给人类社会带来了无尽的痛苦和灾难。虽然，今天已经很难复原和描述它们曾经的肆虐，但人生七苦中的"生老病死"却始终萦绕着每个人，也始终提醒着我们对生命的敬畏与珍惜。因此，围绕"病"展开的纪实文字与文学创作不仅勾勒出疾病、医疗的变迁轨迹，更映射出我们生活世界的样态。在这样的意识背景下，由"病"引出的几个基本疑问需要澄清：

第一，究竟什么是"病"？即如何界定"病人"？

第二，究竟什么是"医"？即如何界定"医生"？

第三，"病"的患者与医者如何发生联系？即如何界定医患关系？

第四，医患关系会不会表现为"抵触性关系"？如果有，为什么？进一步，抵触会不会升级为冲突？如果升级，医患冲突如何解决？

第五，医患冲突的解决机制是什么，从哪里来？如果发生了失效，能不能从上述问题中找到更正的路径？

……

也许，这么一直追问，本书也可以写下去，但显然背离了学术的逻辑思维。因此，换个角度，将以上这些问题以及由此引申出的更多命题"装入"更合适的框架，展开一种不那么枯燥的解释，就是本书写作的基本思路。申言之，以"病"的社会性认识为起点，本书以一对"50 后"医生夫妇的职业流动为线索，考察了一个中原小城在中华人民共和国成立后，尤其是改革开放以来医疗实践的变迁历程。质言之，本书借助一个"职业医生"生命历程的中层个案展开社会学研究，通过"医患关系"的建构性呈现与历时性梳理，将当代中国公立医院医患纠纷①的发生机制、呈现样态、解决路径置于基层医疗实践的变革脉络中进行总体性考察，最终回应转型中国医疗领域的秩序生产问题。

第一节　问题的提出

笔者对"医疗"② 这一议题最初的兴趣缘于自身的生命历程。笔者出生并成长于中原的一个县城（即书名中的"小城"③），直系亲属都是体制内医生。随着父母的工作调动，笔者接触到了不同层级的医院、不同阶层的患者。从 20 世纪 80 年代后期的"乡镇卫生院"到 90 年代的"国企卫生所"，再到 21 世纪前十年的"半公立半私立医院"以及现在的"民营医院""私人诊所"。

作为医生的儿子，在笔者耳濡目染接触到的这些"医疗实践"中，最直

---

① "纠纷"并不仅仅是一个明确、可操作化或教科书式的学术定义。西方人类学家从当事人角度强调日常生活中纠纷的宽泛性、模糊性与过程性，即当事一方感受到了不公与伤害，并认为另一方应该承担责任或受到惩罚，这就构成了一个实然存在的纠纷，并隐藏了纠纷升级的可能性（Simon，1986；Nader & Todd，1978）。国内法律社会学研究延续了纠纷的"事件情境性"与"关系连带性"的基本认识，并将其纳入了国家治理的范畴当中（邢朝国，2011；储卉娟，2012；李飞，2015）。笔者认为，作为纠纷的一种类型，被包裹于民众医疗实践与日常生活中的"医患纠纷"是透视当代中国社会转型非常好的一个切入点。
② "医疗"是一个大词。之所以为"大"，在于"病"本身就是一个信息包容性极广、边界弹性极强的本体概念，其引申出的"问题域"显然超越了单纯"医学"的技术范畴，而使得社会科学与自然科学的诸多分支都参与到了"医疗问题"的讨论当中。比如"中西医论争"就将医疗史（包括"医疗社会史"与"法制史"）、医哲学、医学伦理学、身体政治学、历史社会学等带入其中，再如"医改"亦将健康经济学、公共卫生学、法学、医学社会学（侧重"制度主义"学派）甚至国际政治学等引至麾下。类似摆列，不胜枚举。以至于笔者参加有关"医疗"的学术研讨会有这样一种感受："谁都可以围绕这个议题说上几句。"当然，"医疗"是一个实务操作意义远大于立言言说意义的领域。
③ 按照学术惯例，本书所涉及的人名和地名均作化名处理。

观的感受是：时代在变、医院在变、医生在变、患者在变。总之，"变化"成为我理解 20 世纪 80 年代后期以来中国基层社会医患关系的基本出发点。具体而言：

20 世纪 80 年代后期到 90 年代中期，医生与患者之间拥有很强的"社会性关系联结"，他们生活在一个"流动性极弱、共同话语极多"的熟人社会当中。很多病人到医院是"捎带着"来看病的，他们往往先会进行漫长的、家长里短式的聊天，而后会说自己哪里不舒服，即便是住院也不是西医所倡导的"委托制"，一个人住院往往会带来"一家子"陪护，治愈之后的费用也会在金钱之外辅之以很多"实物"。当然，医生也非常配合病人的种种要求，接纳他们的热情。这一时期，医生的执业行为几乎没有"利益导向"（实际也不存在很多的逐利空间），而是一种单纯的"治疗导向"，医院科室的分类非常笼统、器材也相对简陋，医生的诊疗选择往往是"中西医兼顾、土方洋方并用"，甚至还要义务帮扶亲友开办"私人诊所"。"看病贵、看病难"还没有成为一个问题，除了极少数"典型"之外，医患纠纷很少。

20 世纪 90 年代后期到 21 世纪前十年，医生与患者之间的"交易性关系""专业性关系"逐渐明显，大家好像都忙了起来，没有时间和心情在医院里聊天了，有病就来、治好了就走，"熟人情谊"还在，但更多地体现在"遇事关照"上面。城乡、地域之间的交通往返更加方便，陌生人之间的"单次治疗"越来越多。这些"陌生的患者"呈现明显的阶层属性，有感冒就住院的企业家，有借着阑尾炎手术进行社交活动的局领导，也有小病拖成大病的外来务工者，也有秉持江湖义气的县城混混。同时，医生的构成也发生了变化，很多没有拿到本科学历甚至专科学历的"学生大夫"跟在科室主任后面"学着看病"，并且职业流动性极大。动辄价值几十万元、上百万元的医疗器械以"参股租用"的方式丰富着医生的诊疗操作，且利用率极高。医院里天天都是人来人往、环境嘈杂，"医托""药商""承包科室"等这些"捐客"越来越多地出现在公立医院，患者看病的费用在增加、抱怨也在增加，医生的收入不仅显著提高而且因人而异，但职业声望在降低，医患纠纷"不再典型"。

近十年来，民营医院或者带有民营性质的诊疗场所越来越多，但效益堪忧，其带动月嫂、护工、调理师逐渐出现在中原小城，人们好像"金贵"起来了。公立医院的医生与患者之间的关系似乎有"回到过去"的迹象，甚至很多医生会极力"维持"自己的病人，以求其带来更多的亲友就诊。但是，公立医院里面"打出名声"的牙科、骨科、妇科等知名科室则是"一医难求"，"托熟人看病"与"货比三家看病"似乎成了民众就医行为中两个最常用的选择。不管是公立医院还是民营医院，从地级市甚至省会城市请来专家坐诊、手术、集体会诊的情况越来越多，"请飞刀"的价格高昂，但却成了一种现象。县域范围内高水平的青壮年医生在与"外来专家"的医术交流中获取了更诱人的跳槽信息，"体制内医生"出现职业流动的迹象。同时，人们对于"病"的认识在发生改变，很多之前不是病的"病"出现了，如网瘾、抑郁、肥胖、亚健康等，医院自然很配合，多出了很多"专科门诊"，医生从之前的"开处方卖药"逐渐变成了"讲知识卖营养品"，"病人"也甘愿大把掏钱。更为显著的是，医生面对的是一群日益"网络化"的患者，人们往往会通过网络平台获取常见病的诊疗知识，并质疑医生的诊疗策略。这一时期，医生执业的"逐利取向"与患者就医的"暴力取向"越发明显，医患关系呈现出之前没有过的复杂性，"医患纠纷"变得频繁，但是大家好像也不再紧张，遇到事情就按"规矩"来——谈不拢价钱就打官司、法律执行不了就玩民间规则。

通过上述这些"直观判断"，我们似乎感受到了一个基本信息：在医疗实践中，医生与患者是两个最基础的行动主体，医患关系亦成为理解"医疗命题"最基本的关系表达。20世纪80年代以来，医患关系由亲密逐渐转向疏离，这种关系的转变是通过医生的执业行为与患者的就医行为之间的互动"共同建构"出来的[①]。这一点应该成为我们理解包括"医患纠纷"在内的诸多医疗实践表达的基本出发点。同时，笔者发现，医患纠纷真正成为一种"被问题化"了的公共问题，不过是近十年的事情，但医患纠纷很少是由医生主动发起的，而更多的是由就诊的患者"挑起来"[②]的。因此，我们可以这样认为：医患纠纷是医患互动的特殊表现，

① 至少在字面意义上是如此，但在动态发展上却是另一回事。医患关系的发展，并不仅是医生和病人两个群体之间相互推动的。在这两个群体之外，第三方外在因素的影响至关重要。医疗模式的变化、国家政策的改变以及科学技术的发展等，都可能会对医患关系的发展带来重要影响。从本质上讲，这是与医患关系的社会文化性格分不开的（马金生，2016：2—6）。
② 从严格意义上讲，"挑事儿"是带有主观贬义的评判词语。笔者会在书中分析，面对医生与院方，绝大多数的患者及病患家属实际上处于一种"劣势地位"。也就是说，在通常意义上，医患纠纷是民众就医行为的一种选择，并且是一种"弱者的选择"。当然，这种简单化了的表述是带有风险的，即规避或忽略了医患关系的复杂性。因此，在两者的关系命题中，"身弱变身强"的权力关系转换也成为本书论述的一个重点。

是病患在获得与利用医疗服务的过程中，基于医生的执业行为发生的一种冲突性现象，是当代中国语境中的"阶段性"和"特色性"的社会事件。

当然，这种"直观判断"是有可能存在误区的，原因有几点：

第一，笔者的观察场域——"乡镇卫生院""国企卫生所""半公立半私立医院""民营医院""私营诊所"，固然带有医疗服务供给侧的"组织覆盖性"，也在一定意义上观照到了跨时段的"城乡变量"，但家乡作为中原地区的一个县域城市，其本身的地理位置和发展速度并不能体现出绝对意义上的"代表性"，而只是一种宏观趋势下的"地方性"。这两者之间的差异如何进行一种合理的包容性解释，是需要进一步澄清的。

第二，作为执业医生的子弟，笔者的这种天然身份可以帮助笔者在很多时候没有障碍地参与观察小城范围内医疗实践的诸多场景，也体察到了基层医疗实践的一些变化特征。但这种"直观感受"更多的是一种描述性呈现，既没有对关键性个案进行深入访谈，也没有对医患关系的历时性变迁进行机理阐释，更没有对医患纠纷发生与解决的"承接机制"展开分析。换言之，在明确当下中国社会医患关系的恶化、医患纠纷的激增是一种"建构性产物"的结论之余，如何进行一种逆流而上的"追溯式研究"，补全社会转型期基层医疗实践变迁的"事件链过程"，上述的判断未能提供一种有效的因果解释。

第三，围绕前两点误区进一步反思，笔者无意中忽略了一个关键主体——国家。"病"不同于他物的原因在于，其内含的灵魂、肉体、健康、生命的损伤带有某种意义上的"不可逃避性"与"不可复原性"，"病"早晚会出现在每个人身上，"治病"在微观意义上被认为是医者在人文关怀的基础上对病患施以的"修复"与"缓解"的诊疗活动，在宏观意义上则是人类寻求第三方进行"非自愈性"的社会防御行为。① 然而，"病"一旦"被物化"，围绕"病"与"治病"的争议就转变为一个具体的赔偿数字、一项可操作的技术手段、一款所适用的法律条文、一条可追责的制度供给路径。我们需要透过这些"物化的通道"来审视其背后所隐藏的伦理原则、道德认知、责任划定、不同主体的知识策略、行为选择以及他们所嵌入的秩序场域，并在不同秩序场域的时空转换中提炼有关"公共问

---

① 笔者认为，"诊疗"是针对个体的疾病、"防御"是针对群体的疫情，这是"病"在救治层面的两层意义。围绕"病"与"治病"所产生的一套社会制度就是医疗保障服务的供应体系。

题"的思考。正是在这个意义上,"医疗命题"就不仅仅是医生与患者两者之间关系变化的问题了,更囊括了医疗卫生体制和整个社会的经济文化环境共同营造的"生命政治"的问题。由此,我们就不得不将"国家"这个更大的责任主体纳入本书的分析当中。按照中国哲学的理解,"秩序"就是"治",按照"治/乱"这种分析模式来判断一个制度的有效性和合法性,使天下大治,就成为一个制度的基本合法性(赵汀阳,2005:31)。达成和维系秩序固然离不开权力,在现代社会"国家对其他所有一切拥有最终权力"(Freidson,1970a:24)。那么,国家是如何影响这一切的?这显然是一个最重要,也是最难回答的问题。

综上,这些"直观判断"与"误区的反思"既提供了一个认识当代中国"医疗命题"的经验框架,又有待深入研究的证明与补全。

除了生命历程之外,笔者多年来的异地求学,尤其是博士以来针对"法律社会学"领域的聚焦,既让笔者对当代中国区域发展的不同步有了相对理性的认识,也奠定了笔者运用社会学专业视角解读问题的知识基础。如果从一个较长的历史时段加以审视与考量的话,就会发现,在从传统社会向现代社会的转型过程中,中国社会所面临的一个问题是如何建设一个强大的"现代—民族国家"。但是,这里的"建设路径"却始终带有"双重逻辑"下的悖论特征。具体而言,"双重逻辑"是指"自下而上"的社会运行逻辑与"自上而下"的国家整合逻辑,"悖论"是指两者共存但不一致的关系样态,这其中的"张力"就构成了近代以来中国社会发展脉络与变迁轨迹的内在动力。以法律社会学视域下的"纠纷研究"为例,大量的日常性纠纷消解于民间法的规则范畴之中,只有少数上升到诉讼层面的纠纷会按照国家法律的规定进行解决,而隐藏于这两条路径之间的"纠纷筛选""纠纷震荡""法律意识""法律动员"等诸多中层概念都是"结构化"[①] 之下主体认识与主体行动之间博弈过程的提炼,由此引申出的"法律发展""法治建设"等更加宏大的命题仍旧需要从"国家—法律—社会"的关系维度寻求解释。笔者认为,这种粗犷的理论框架同样可以适用于当代中国"医疗命题"的研究。

---

① 这里的"结构"已经不仅仅是帕森斯意义上的"宏观结构",更指向后现代权力范式下的"微观结构"。它可以是人们头脑中的观念和意象,也可以是主体行动的现实表达,这就带有吉登斯所强调的"结构—行动"的互构色彩。这其中,主体的"能动实践"就成为研究的中介,即"对他们理解的理解"。

如此，本书的研究问题也初步浮现：作为当代中国医疗实践的一种现象，医患纠纷从"隐而不彰"逐渐转化为一个"公共问题"，那么，这个过程应该怎么解读？在这一现象背后，由国家的建设精神、医生的执业行为、患者的就医选择"共同建构"的医疗实践，又蕴藏了哪些社会文化与制度设计的变迁信息？这些信息的"叠加效应"，对于理解当前的医患关系、寻求医疗领域的秩序生产是否具有积极意义？

第二节　文献综述

所有论题的深入都离不开对起源的追问，在理论还原基础上的辨析既是学术研究的价值，也是时代带给我们的考问。本书通过"医患关系"这个棱镜透视社会变迁在医疗实践中的现实映射，分析作为"社会事件"的医患纠纷的发生机制与解决路径，最终回到"社会秩序何以可能"这一社会学的核心命题上来。然而，对于医患关系的本质属性，学界聚讼纷纭，大致呈现三种说法：第一，医患关系是一种"技术性关系"，是医患互动中因"技术屏障"而产生的结构性关系，其核心是医生基于专业性和自主性而支配患者的权力关系（Parsons，1957；Freidson，1970a）。这是理解医患关系的"内部视角"。第二，医患关系是一种"制度性关系"，其嵌入具体的社会制度当中，科技、文化、市场等诸多第三方外部力量的相互作用会对医患关系产生重要影响（考克汉姆，2012；Pickstone，2000），其中由国家设计并主导的医疗服务递送、筹资、解纷制度对医患关系具有决定性的形塑作用（姚泽麟，2017a；Yao，2012）。这是理解医患关系的"外部视角"。第三，医患关系是一种"情境性关系"，医生与患者的观念与行为都会受到时代与社会的影响和制约，在"视角向下"的史学思潮影响下，"患者一方"被并入了特定社会情境的研究当中，"内部视角"与"外部视角"得以勾连，共同决定了医患关系的社会性格与权力表达（伯纳姆，2010；马金生，2015）。这是理解医患关系的"中层视角"。当然，这三种视角并非彼此割裂，而是相互影响、互相渗透，即从不同层面提供了"医疗命题"的跨学科解释。本书并不打算从学科分类的角度进行文献梳理，而侧重以"概念工具"的提炼勾勒医疗实践的历时性表达。

一 儒家化：帝制时代的医疗实践

在中国传统社会，关于"病"最早的研究出现在"医史"[①] 这种带有鲜明技术史取向的记载当中，其内容完全是围绕中医医生"如何识病""如何治病"进行的叙述，如疾病作为医学认知对象所产生的观念性演变，以及治疗技术的替代性演进过程，等等[②]。遗憾的是，这些被认为是时代文明中较高级别的社会建制内容只是在相对粗糙的文化背景下探讨了不同的医疗技术是如何传播与碰撞的，而看不到"医学技术如何传播到活生生的人群当中"这一动态过程（杨念群，2003）。因此，在中国传统医史研究中，包括"医患关系"在内的医疗实践研究是非常薄弱的。随着20世纪70年代西方医学史研究的"文化转向"（Lawrence，1992；Lane，2001），"医疗社会史"解构了医生"自足化叙事"的话语垄断，侧重还原医疗实践的社会属性，出现了有关中国古代社会医学伦理、医患关系的早期西方成果（Unschuld，1979；Cullen，1993），亦带动了国内关于这一议题的跨学科研究。

在中国帝制时代，医家[③]与病方都被严格整合在由儒家伦理支配的家庭礼法秩序和权力结构当中，医疗实践呈现出鲜明的"道德辞令"（余新忠、杜丽红主编，2013；梁其姿，2012；程国斌，2018；杨念群，2006；雷祥麟，2003；金仕起，2005；马金生，2015；涂丰恩，2012；等等）。这种**"医学儒家化"**（Confucianisation）的整体特征判断基本上获得了学界的公认，但在"过程性论证"上则呈现出视角差异。

医哲学和医学伦理学的学者侧重从知识论起源与结构统一性的角度强调中国传统医学的文化定位（程国斌，2013；2018）。在中国传统社会的知识体系中，"病"不仅被理解为一种"生理上的恙"，更被建构为一种

---

① 有关"医史"更严谨的表达，应该是"医学史"或"医疗史"。
② 中国早期医史的经典著作多以编年体《医书》的形式进行知识传承，如先秦的《神农本草经》、汉代的《伤寒杂病论》、明代的《本草纲目》等。这一点也体现在西方医学史的早期研究当中（伯纳姆，2010：1—2）。
③ 当今对"医生"的定义，在很大程度上是以现代职业标准界定的（徐小群，2007：9—10）。在中国传统社会，"正统医生"往往经历了技有师承、德有儒教、名有官举的体系化培养，与之相对应的是执业样态多元、规模庞大的民间医生群体，而后者与大众生活有着更加紧密的联系（涂丰恩，2012：66—80）。因此，中国历史上的"医家"应该被统称为"治疗者"。

"伦理上的不洁",从而生成了"疾病"与"修身"、"治病"与"齐家治国"紧密联系的道德认识(黄俊杰,2004;左玉河,2004a)。这种"儒家知识论"决定了"中医"① 在医疗实践中的两重样态:

其一,中医的基本概念、专业语言和技术行为与中国人的整体文化符号和日常生活高度融合,中医在临床实践中的通用符号——阴阳②,"是中国文化大一统过程中形成的统摄、规范诸文的大象大气"(谢松岭,2008:2)。这意味着,中医学从本质上讲是一种基于经验主义的常识学科,其虽在"天人表里"等形而上元素影响下产生了以"症候"为核心的体系化诊疗技艺(沈括、苏轼,2012),但它并没有生产出类似西方近代生物学的专业壁垒。即使不通医理的乡野农夫也能够理解"阴阳寒热"等朴素的医学话语,亦会操作针砭、推拿、按摩等基本的施治措施(于赓哲,2006),而具有一定文化素养的病人则可以整体参与医家的诊疗活动,并对其评价、监控与干预(徐大椿,1999)。正如雷祥麟先生所描述的:

> 在二十世纪以前的中国……病人这方全家都会参与医疗过程,而且握有最终决定权……如此一来,医疗过程便变成了一个全家参与,又同多位医生磋商协调的复杂过程。(雷祥麟,2003)

显然,"父权主义"的家庭权力结构和"祛神秘化"的中医学知识性格使得中国古代的医疗活动场域是以病人家庭为核心建构起来的伦理空间(杨念群,2006),医疗实践带有"病方主导"的家族模式特征(程国斌,2018)。这决定了在中国传统社会,病方拥有极大的就医自主权,"换医"现象频繁发生,医患之间的关系互动非常微妙(Unschuld,1979;Cullen,1993)。笔者认为,这种几乎没有争议的判断背后隐藏了"中医"在国家建制层面的组织方式和施治行为的深层样态,亦引出了"儒家知识论"的第二层影响。

在中国古典知识体系当中,中医学与先王之法、诸子之艺共享着一套价值伦理,宋代以后"医儒相通"的说法正源于此(程国斌,2013)。在字面意义上,"儒医"是以儒家思想指导行医活动的正统医生。然而,在

---

① 这里的"中医"包括了中国传统医学的技术与人员两层含义。
② 后人总结中医学术的基本特征是"辨证论治"(又称"辨证施治")。

知识结构和价值取向统合的文化意义上，"儒医"被赋予了更加复杂的政治内涵。如明代肖京对"儒医"概念的阐发：

> 一是要对医经、医理有着高深的见解且能"立言垂教"，使"后学凛为法程"；二是要能够正确而灵活地理解和运用医学经典，切不可"背经文而独创幻谈""守方书而昧通灵便"，是故"非儒则医之术不明"；三是着重于"儒医"的道德定位，要超越医疗而进入国家政治领域——"进而医国，燮调元鼎，寿君泽民，跻世熙和"。（肖京，1983：511）

可见，在"儒医皆通"的知识论传统之外，"立言垂教"与"大医医国"显然已经将中国帝制时代的社会伦理文化与政治礼法秩序带入"儒医"的执业要求当中。然而，有别于"儒统"的"医统"在中国漫长的帝制时代未能出现的一个重要原因在于，中国古代的"医者"在儒家学者和统治阶级眼中，是"执技以事上"的"方技之人"，其身份要远远低于一般士人（金仕起，2005：2）。这也与中国传统社会"官家"对并非直接影响统治秩序的医疗卫生事业缺乏治理兴趣存在重要关系（转引自杨念群，2003）。从整体上看，中国帝制时期的国家并未表现出对民间病痛的特别关注，更未有意识地将大众医疗卫生纳入其整体管理序列当中，有明确意识的卫生事业发起者和实施者基本都是个人和地方社会力量（余新忠，2014：219—253）。因此，在中国传统社会，国家往往是一个高高在上的"他者"，反而是士绅阶层会在社区成员的健康保障方面承担一定的责任，从而在"官医"之外出现了大量的"业余医生"（杨念群，2006：370）。在"国家—医疗—社会"的结构框架中，官医与民间医疗之间的这种分立，体现了中国传统社会一种基本的国民关系（胡宜，2011：211），即"集权的简约治理"理念在医疗实践领域的具体表达（黄宗智，2008）。① 延续着这种分析脉络，祝平一就指出，"儒医"作为道德化象征符号的意义远大于作为社会群体的实然意义，传统中国的"儒医"缺乏具体的法律或制度上的资格限制与边界，不得不"摇荡在'社会声望的标

---

① 有关中国传统社会医疗实践中所映射出的"国—社"关系，在本书下文的"群体防疫"部分会有更加深入的展示。

签'和具体的'社会群体之间'"（祝平一，2006：401—449）。因此，疯传于北宋年间"不为良相，则为良医"的名言虽迎合儒医阶层的时代兴起，但更多的是国家统治者面对医学的社会需要和医生群体社会地位低下的双重压力而采取的宣传政策，实质是儒家王政体系以文化正名的方式对儒生的政治吸纳（程国斌，2014），亦没有从根本上改变帝制时代职业医生的文化附庸与社会地位（余新忠，2011）。这一研究路径在探究中国古代医者"属性取向"的同时，亦产生了一个争论："中国古代社会是否形成了基于专业身份的医生职业共同体？"

有学者认为"儒医"虽然没有改变中国帝制时代医生的"文化属性"，但在组织属性上已经初步证明了这一点（Chao，2000；2009）。针对这个问题，中国台湾医疗社会史学者们进行了充分的回应：祝平一（2010）将中国古代社会的医患关系置入阶层、性别、市场等社会文化脉络中进行考察，认为至明清以来，中国民间医疗市场存在医学知识生产高度开放、行医人数自由放任和医家素质良莠不齐的环境特征，医家的技术权威并没有出现，普通民众也很难识别正统医生与江湖游医，医病之间存在明显的紧张感与疏离感；涂丰恩（2010）认为明清时期第三方"荐医"、病方"择医"、医家"择病"的医疗行为普遍存在，并且都嵌入家族权力与伦理文化的社会网络当中，来去匆匆、各执一词的医者形象颇为不佳，医病之间"并不信任"；蒋竹山（2006）围绕晚明时期江南士绅家族的医疗活动史展开研究，认为医疗资源与文化资源的获得主要得益于士绅阶层在既往公共事务中的人脉与声誉；张哲嘉（1998）借助清代宫廷医案和名医回忆录揭示出医病双方在诊疗过程中的互动样态与医家的社会出身、言行表达存在重要关系。国内学者的相关研究也大体印证了上述结论（程国斌，2010、2017；马金生、付延功，2008；杨念群，2006；余新忠，2014；等等）。

这些研究成果说明，中国古代的医者并没有一个相对自治的职业群体身份，而只是散布在不同时空维度下的家族化职业群体。就医患关系而言，在中国传统社会，医疗秩序必须依附于社会生活秩序，医生必须依据医患双方所属的社会阶层和不同的临床情境来决定自己的诊疗选择和与患者之间的关系处理，而绝无一种基于医患之间的专业角色而建构起来的权责体系。但是，非常吊诡的一点是，与大量关于中国传统社会，尤其是明清时期的医疗社会史研究所呈现出的医患关系紧张相对应，同时期医患纠纷的记载却非常少，特别是医疗诉讼案件更是难寻踪迹（马金生，2016：

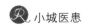

5）。为什么中国帝制晚期医患关系紧张但没有引发纠纷，更没有上升为诉讼？

关于这种"悖论"现象，相关研究仍旧是从"儒家社会"的文化脉络中寻求解释：其一，就病患方面而言，时人的生命观与医疗观是以"药医不死人，佛度有缘人"的天命论主导的（祝平一，2010）。面对疾病与生死，传统社会的中国人在"医家责任"的认定之余，更多的是从"医病不医命"的角度寻求伦理释怀（龙伟，2011）。其二，就法律文化而言，儒家思想强调"无讼、息讼、和为贵"，纠纷在中国传统文化中被视为一种"耻"（张晋藩，1997）。即便出现纠纷，"道德上的劝谕"比上升到官府的诉讼更符合人们的心理预期（滋贺秀三，1998）。因此，民间社会的"族内调解"往往成为帝制时代普通民众面对纠纷时的首选，这也变相抑制了医患纠纷的文字记载。

综上，我们可以得出一个"相对整体"的判断：中国帝制时代的医疗实践是一种典型的"社会吸纳医疗"的实践模式，儒家文化在知识论与道德论上生产出了中医学背景下医患互动的"关系结构"——病方主导、医家附庸。纵然，帝制晚期的医患关系存在"普遍的不信任"，但两者之间的矛盾和紧张被成功地消解在儒家礼法秩序的道德话语当中，亦彰显出了帝制王政体系的强大统合力。正如前文所言，"病"在救治层面存在个体的诊疗和群体的防疫两层意涵，上述所谓的"相对整体"主要针对前者，而忽略了中国传统社会"如何防疫"的相关梳理。因此，在针对个体诊疗层面医患互动的理论梳理之后，笔者着重从"自上而下"的角度对中国帝制时期群体防疫的相关内容进行文献回顾。

余新忠在《清代江南的瘟疫与社会：一项医疗社会史的研究》中讨论了"国家、防疫与社会之间的互动关系"。作者认为，瘟疫控制的程度和时间长短往往与社会和政治应对策略的有效性成正比关系，而不完全取决于纯粹的医疗途径对个体患者的实际治愈水平。由此，帝制时期的"群体防疫"被建构为社会与政府行为在社会动员和整合能力层面的政治问题，并呈现出不同历史时期的差异性。这种差异性又揭示了一个"悖论现象"：清咸同时期以后，瘟疫频发，但官方干预控制的行为和实际作用却在萎缩，这与清政府刻意经营的救济赈灾系统的高效应急机制形成了强烈反差。同时，作者从清政府与基层社会对民间社会秩序控制的利益再分配格局角度对这种悖论进行了解释（余新忠，2014：305—311）。笔者认为，这种融合了社会史、制度史的研究视角将中国帝制时代的医疗实践带入了"国—社"关系的层面，在打通诊疗与防疫问题界限的同时，将"医学儒家化"的内涵提高到了"文制交互"的理论高度，其研究结论也带有非常重要的启发意义。

杨念群在《再造"病人"：中西医冲突下的空间政治（1832—1985）》（下文简称《再造"病人"》）一书中延续了这种"医疗社会史"的研究理路，从"医疗"来理解国家政治，极大延展了医疗实践转型的历史梳理（杨念群，2006），并产出了大量关于"空间政治"的精彩文献（杨念群，2000；2007）。与之相关的，梁其姿（2013）关于"麻风病的研究"、胡成（2013）关于"医疗的跨文化研究"等进一步推动了帝制时期医疗问题研究的学术发展。

至此，笔者用了一定篇幅完成了不太像文献综述的"开头"，目的有二：其一，帝制时代已经离我们非常遥远，但中医学在"文化维度"仍深刻影响着国人的医疗实践，我们需要了解"起始是什么"；其二，帝制时期医疗问题研究的共识性是比较强的，但在"医疗现代性"的历史演化上存在较多争议，"国家—医疗—社会"的宏观框架贯穿后续研究，也提醒着我们要不断地"回头看"。

二　在地化：民国时期的医疗实践

中国传统的"病方—医家"关系结构模式在帝制时期延续了几千年，但随着19世纪中晚期的"西医东传"，其遭遇了严重的挑战。因此，民国时期"医疗研究"的核心问题是，西方医学和医疗制度如何实现在近代中国转型过程中的**"在地化"**（Localization）（杨念群，2006；黄金麟，2006；雷祥麟，2003；张大庆、2006；龙伟，2011；胡成，2013；杜丽红，2014；马金生，2016；等等）。在这种问题意识下，包括史学、人类学、社会学、文化研究等在内的诸多研究领域都立意将近代中国的"医疗"作为一种"总体性"的社会/文化现象加以把握（吕文江，2007）。笔者认为，杨念群教授的《再造"病人"》堪称这一命题下的经典之作，正如其在该书主旨中所言明的：

中国百余年来以西医东传为主要内容的医疗史的研究，不是探索某种疾病发生、传播与治疗的现象分析，不是一种异质于传统的医疗体系如何传播的"制度史"描述——近代以来医疗领域发生的所有变化，与其说是中西医冲突与融合的历史后果，毋宁说是"现代中国"完成基本构造和建设任务的一个重要步骤。（杨念群，2006：409）

"医疗"之所以能与近代中国的国家政治相联系，并成为透视社会总体变迁的时代棱镜，其根本原因在于：清末以来，中国面临着严峻的"现代性危机"（邹谠，1994），"医学帝国主义"扮演了西方殖民势力重塑国人生命认知的手术刀（李尚仁，2004），而中国则必须予以回应。日本学者柄谷行人（2003：103—108）认为，现代医学的知识体系把疾病的产生视为某种"恶因"并试图驱除萦绕其上的神学意识形态，然而需要质疑的正是这种貌似客观的现代医学制度……西医将健康与疾病对立起来的结构，表达出这个社会是病态的，必须加以救治这一政治思想，以及中央集权的政治要求。因此，"疾病与医疗……成为国家政客、知识精英、地方绅士、普通民众等形形色色的人物发挥想象的场所或载体，与国家遭受欺凌与侵略、谋求自强或革命等政治性议题联系到一起"（杨念群，2006：导言：5）。由此，西医东传的过程伴随着作为"总体性事实"存在的国族对于身体、医疗的科层化动员与制度性建设成为一种历史趋势（黄金麟，2006：14；余新忠等，2004：275），不仅揭示了"为数众多的人"和"运动着的力"互动作用的复杂性与生动性（莫斯，2002：206），更彰显出了现代民族国家进行民族主义式的社会整合与合法性建构的本土调适（黄宗智，2005）。

笔者认为，与上一节帝制时期医疗实践的"社会本位"不同，民国时期，医疗实践已经带有明显的"国家本位"色彩，即由"'病'是如何被利用的"这一问题引申出的"医学政治化"开始作为一个关键性概念凸显其现代性意义，大量学者的研究亦呈现出"着眼于顶层"的理论偏好。在这种宏观论述之余，与本书"医疗实践"直接相关的是一个"急转直下"的社会现象：与帝制时期相对稳定的医患互动样态相对应，到了民国时期，特别是20世纪三四十年代，医患纠纷竟然作为一个公共问题引发了整个社会的广泛关注（马金生，2016：6），大量的"医讼案件"出现于江浙沪地区，1934年甚至被时人冠以"医事纠纷年"（张大庆，2006：194—196）。可见，医患纠纷从"隐而不彰"到"公共问题"的过程转变并不是当下的"特例"。那么，该如何解读民国时期"在地化"的医疗实践模式对医患关系的现实影响，补全"顶层设计"的制度支配之于医患互动的微观呈现，就成为本部分梳理的重点。

关于"西方医学和医疗制度在中国的传播"，学界普遍认为，19世纪末西方现代医学在"生物领域"获得了科学化、专业化、组织化的垄断性权力（拜纳姆，2000：149），"医院"是伴随着西方传教事业的发展，特别是晚清时期通商口岸的划定而强行楔入近代中国的熟人社会之中的（胡成，2013；余新忠，2014；马金生，2016）。因此，现代西方医学进入中国暗含的"疾病隐喻"一开始就超越了单纯的技术取向，而被视作西方殖民扩张过程中的"帝国标准化"策略在非西方世界的渗透（李尚仁，2004），"协和模式"则成为这方面研究最为成熟的代表（Bowers，1972）。民国时期，医学的"现代性魅力"借助时代精神很快获得了国民政府和知识精英的价值认同，"推广西医"作为现代医疗制度建设的一项重要内容加速了西医在华传播的步伐①（赵璞珊，1980；马伯英等，1993；何小莲，2006）。这种"规范式的西方中心主义"在近代中国医疗实践中的"顶层亲和"直接引发了三场"利用国家力量推进的社会运动"②：其一是以"废止中医"为核心的"中西医论争"（左玉河，2004b；皮国立，2009），其二是以"兰安生模式"为代表的美式公共卫生体制在中国大城市的制度移植（杨念群，1999；杜丽红，2014），其三是以"证照制度"入手实现国家对医生职业的法团管控（徐小群，2007；姚泽麟，2015a）。笔者认为，民国时期"在地化"的医疗实践模式是南京国

---

① 民国时期，西医的从业人数和总体服务能力仍旧非常有限（龙伟，2011：59—64）。西医资源主要集中于东部沿海地区，特别是经济文化相对发达的大城市。在广大的农村地区，则仍是中医的天下（朱席儒、赖斗岩，1935）。

② 这三场运动都隶属于"近代中国卫生行政体系的制度建设"，政治色彩浓烈、参与力量复杂，且彼此关系紧密。比如在"中西医论争"中，早期西医派借助政府力量以"证照制度"入手，试图废止中医，但中医派亦采用政治话语，将保中医转化为政治正确性行动，带有"科学和政治互证合法性"的特点（左玉河，2004b；皮国立，2009）；再如"兰安生模式"是由政府主导、专业群体参与，在城市地区共同"推广西医"的制度创设（杨念群，1999；杜丽红，2014），而30年代陈志潜等延续其思路开展的乡村卫生运动则是国家与改良主义知识分子在民间社会的合作（杨念群，2006）。因此，在这三场社会运动中，以参与各方力量比对而言，国家都占据了主导地位，但知识精英和改良人士又扮演了具体运动的发动者和推动者的角色。同时，以民国时期为限，这三场社会运动都很难说是成功的，"废止中医案"被推翻，"公卫制度"和"证照制度"也只是在少数几个大城市有效。

民政府执政思维的一种领域内表达，在"救国图存、强国保种"的主旨之下，其走的是一条"现代否定传统、城市包围农村、顶层统合底层"的西方形式理性路线。因此，在"医疗实践"的命题之下，"在地化"医疗模式固然带有了"医学国家化"的色彩，但医学的"技术西化、价值西化"如何体现在社会生活的组织层面，则成为这一时期医疗实践研究中的"底层回应"。

相关研究表明，中西医隐含了东西方两种不同的社会形态和价值体系，现代医疗模式将医疗空间由传统的家庭转向封闭的医院，传教士医生和教会医院虽进行了"公开化"和"拟家庭化"的本土改良，但"西医委托制"仍彻底改变了中国传统的医病权责关系（杨念群，2006：45—84），做现代意义上"有资格的病人"成为西方医学伦理对国人最直接的身体规训（龙伟，2011：347—353；尹倩，2013：207—213）。正如雷祥麟先生所总结的：

> 伴随着传统病人（sick-man）角色的消失，一个全新的、被动的现代"病患"（patient）诞生了，他/她对自己的病情完全无能为力，唯一能做的是等待与忍耐。……所谓"有资格的病人"具有如下要件：第一，对医生和医学要有信仰、服从与耐心；第二，要能接受医院作为医疗的主要场地并遵守医院的规矩。（雷祥麟，2003）

关于民国时期"医患纠纷"的针对性研究，龙伟在《民国医事纠纷研究（1927—1949）》一书中考察了国家、医师和社会因素之间的关系互动，认为伴随着卫生行政化"自上而下"的大范围开展，卫生行政机构对非法行医的取缔以及对医疗卫生活动的全方位介入，使得原本很多可能在民间即能够达成和解的案件逐渐浮出水面，促成了医讼案件的形成。显然，作者更多地站在国家和医生的角度，强调民国时期的医疗体系（观念、制度）是导致医家与病家冲突激化的根源（龙伟，2011：113），而对病家一方的研究则相对薄弱。马金生在《发现医病纠纷：民国医讼凸显的社会文化史研究》一书中进行了更加细腻的回应，作者指出，民国时期的"医讼事件"主要表现为20世纪三四十年代东南沿海城市地区的"西医医讼"，而并未大量出现在"中医领域"和人情脉络仍旧相当浓郁的基层社会（马金生，2016：311）。在这种空间辨析之下，作者认为，医讼的"盛产"确实与西医所大力建构的现代医疗模式以及对新式医疗器械的使用与中国的本土传统存在很大张力有关，抱持传统医疗观念的国人并不能迅速接受"伦理认同向制度认同"的西式塑造，会有意无意地采取形式多样的"反抗"，西医讼案中医病之间的较量是近代以来中西方文化角力的一个缩影①（马金生，2016：148—149）。这种研究结论直接指向了民国时期中西医城乡分布的差异性，间接指向了"在地化"医疗实践模式的边界问题，实质指向了国民党政权进行国家建设与社会整合的能力问题（杜赞奇，2008：53）。这一点在黄宗智《悖论社会与现代传统》一文中亦有交代：正如Ahn Byungil 证明，国民党几乎完全基于西方现代医学建立起来的卫生体系只见效于大城市，并没有对农村当时的卫生制度起实质性的改革作用……中国共产党则从农村实际出发，在短短十年之中把婴儿死亡率降低到了7%，这包含着反对简单的现代西方科学主义的逻辑的经验（黄宗智，2005）。

从上述研究回顾中，我们可以这样认为：面对近世以来的"医学殖民"，民国时期的"在地化"医疗实践模式主要是由国民党政权按照西方的现代医学知识和价值伦理"自上而下"推行的，由此，这里的"在地化"带有了"医学国家化"的社会整合色彩，也直接推动了中国现代卫生行政体系建设。但是，这种基于现代科学主义的医疗实践未能充分观照中国本土的医学传统，忽略了中国地方社会"自下而上"的民间回应，两者的抵牾在改变医患之间关系结构的同时，变相激发了东部沿海地区"医讼的盛行"。从"医学政治化"的角度讲，"政"是众人，"治"是管理，通过医疗管理众人的实践模式暗含了民国政府效仿西方现代政治体制进行制度建设的基本思路。但从结果来看，这种"以西式的路径回应西式的入侵"未能真正调和传统与现代之间的张力，使得民国时期的医疗制度建设仅仅停留在少数大城市当中，基层社会仍旧非常传统，反而是以中国共产党为代表的革命政权借助广泛的社会动员在农村地区生产出了医学的"现代传统"。因此，在"国家—医疗—社会"的结构框架中，"在地化"医疗模式未能实现真正的"落地"，"医学国家化"也表现为一种"不彻底

---

① 国民党政权参照西欧大陆法系进行的法律建设，变相拓展了城市地区纠纷解决的法律途径。因此，从严格意义上讲，"西医讼案"中传统与现代的角力已经超出了单纯的"医疗维度"（马金生，2016：198—223）。

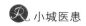

的国家化"。笔者认为,在"民国"这个特殊的时间阶段中,医疗表现出典型的"过渡性"特征,这里的"过渡"实际是"传统向现代"的一种过渡,也是"国家整合社会"的一种过渡,医患关系与医患纠纷亦呈现出明显的"城乡界分",学界的相关研究为本书"当代中国"的时空比对提供了重要参照。

三 国家化:社会主义新时期的医疗实践

在中华人民共和国成立后至改革开放前,新的民族国家要在一种新的意识形态和新制度的框架中实现对国民的"再造",并将这种"再造"的国民有机地融入新民族国家的肌体和后续的建设过程当中(胡宜,2011:213)。因此,这一时期国家对民众身体的规训仍在继续(黄金麟,2006),以民族国家建设为主旨的"政治"依然支配着所有与医疗有关的活动(吕文江,2007)。但是,这里的"新"在"医学政治化"的脉络中更加直接地表现为中国共产党领导下的新中国对医疗实践的彻底统合(姚泽麟,2017a:36—47)。由此,**"医学国家化"**(nationalization)成为这一命题最为显著的时代指标。

以往关于社会主义新时期中国医疗问题的研究,呈现出明显的"自上而下"的制度主义取向,即将包括医生的职业属性、患者的就医选择、医患关系、医患纠纷在内的所有实践表达放置于国家医疗卫生体制的框架中展开研究(Henderson & Cohen,1984;Martin & Parish,1985;朱玲,2000;郑功成等,2002;顾昕等,2006;葛延风等,2007;姚泽麟,2017a;等等)。这一点构成了"医学国家化"的基本认识,但如果细分这种"制度取向"的内在差异,又呈现出大致两种研究路径:一种是"历史主义路径",强调新中国医疗卫生制度的起源传统(Lampton,1977);另一种是"新制度主义路径",强调新中国医疗卫生体制运行和功能的"结构嵌入性表达"(朱玲,2000;顾昕,方黎明,2004;王晶,2015)。其实,这两条路径都偏向方法论整体主义,强调"制度的关联性特征"(Hall,1986:19),也都不约而同地将新中国医疗问题的研究带入了一个更大的命题当中:国家计划与基层社会的互动,即新中国的国家政权建设问题。

有关中国共产党为什么能够获得人民的拥护和信任,始终是国内外学者热议的一个问题。有些学者侧重从文化及意识形态因素来解释（Pye，1968；Nathan，1993；Wasserstrom & Perry，1992），有些学者强调自上而下、严格等级化的官僚体系对于维护政权合法性的作用（Saich，1981），另有一些学者认为民族主义及土地改革是实现新中国政权合法性的基本因素（Johnson，1988；Hinton，1966），这些西方研究都起到了部分解释的作用。然而，更多的学者是从近代中国的国情出发，强调由国家主导的"规范性社会变迁"模式在中国现代政治发育中的必然性（费孝通，1998；王铭铭，1997；Siu，1989），认为中国共产党的成功既不同于儒家知识传统，也有悖于西方形式化的认识办法（黄宗智，2005），而在于从多年革命经验中总结出的"实用政治"策略日益渗透和支配民众日常生活的过程中获得了适应社会变迁的执政能力（邹谠，1994：125—126；苏力，2006：231—250）。这直接体现在中国共产党依靠"政党下乡"取得政权（徐勇，2008），以其超强的社会动员能力在中国历史上第一次彻底实现了国家对基层社会的改造（吴毅，2002）。此时，国家政权建设的路径已由"权力的文化网络"向"权力的组织网络"转变（强世功，2003：100—110），国家力量延伸至地方社会力求将社区变成"细胞化"的社会控制单元，以造成"社区国家化"的倾向（Siu，1989：292），具体表现就是计划经济年代下农村的"人民公社制度"（周雪光，1999；弗里曼等，2002；贺雪峰、仝志辉，2002；纪莺莺，2012）与城市的"单位制"（路风，1989；华尔德，1996；李猛等，1996；李路路等，2009a；李路路等，2009b；田毅鹏，2016）形成了民众对国家的"组织化依附"。此外，中华人民共和国成立之后，中国共产党运用"群众路线"的情感动员功能向社会所有成员、所有组织推行意识形态化的伦理规则（陈佩华等，1996；裴宜理，2011），在塑造"社会主义新人"的基础上进一步巩固了道德与政治的联系（Madsen，1984），从而产生了运用政党伦理实现政治治理和权力关系再生产的"新德治"（应星，2009：152—182）。因此，有学者运用"革命教化政体"对当代中国政治制度的运作进行了整体解读（冯仕政，2011a）。

总体而言，大多数学者认为在新中国前三十年，国家与地方社会保持着高度的一致性。在此期间，共产党政权对整个社会进行了大规模的社会主义改造，彻底改变了延续中国几千年的"双轨政治"传统（费孝通语），从而达到了国家全面干预、统合和动员基层社会的目标，形成了一种政治全能型的强控制体系（吴毅，2002）。这也正是社会主义新时期国家医疗卫生体制所嵌入的"外部制度环境"。同时，囿于计划经济体制下的"城乡二元结构"，医疗服务递送体系在当时中国城乡之间的制度设置差异显著（其实也延续至今），亦直接影响了学界的相关研究。

关于"社会主义新时期城市地区的医疗卫生制度"，学界一般将社会主义改造下的"全盘公医制"作为全国性医疗卫生体系建立的开始（周其仁，2008：65），伴随着几乎所有医疗机构的"公立化"①，医生职业团体丧失了与国家进行政治协商的法团自主性（Davis，2000），执业医生亦被"收编"进公立医疗机构实现了"国有化"的身份转变（姚泽麟，2015a），并在"救死扶伤"等革命伦理的教育下被塑造成了又红又专的"共产主义战士"（姚泽麟，2018）。同时，医疗服务递送的"三级医疗保健网络"明确了医疗机构之间的层级属性与功能定位，正如怀墨霆和白威廉所提炼的：

> 这一网络将所有医疗机构分为三个层次：初级为街道卫生院和工厂保健站，主要承担本地段内人口的初级保健任务，以低端医疗预防工作为主要形式。遇到不能处理的病人，这些基层医疗机构的医生会将病患转诊至二级医院。二级包括区级综合医院、专科防治所、保健所、企业职工医院。这一级的医疗机构在三级医疗保健网中起到了承上启下的作用。三级则包含了省市级综合医院、教学医院和各企业的中心医院，主要承担医疗、教学和科研工作，处理的是疑难杂症和大病、重病病人。在这一体系中，三级医疗机构一方面指导、帮助下两级机构的工作，另一方面也接收来自下级医疗机构的转诊病人。（Whyte & Parish，1985：64—65）

在改革开放之前，中国城市地区的"三级医疗保健网络"体现了医疗服务递送的组织模式，亦从供给侧角度奠定了"分级诊疗"的制度雏形（姚泽麟，2015b；2016a）。但是，作为医疗服务需求侧的普通民众为何

---

① "公立化"不仅体现在医疗机构的"国家属性"，也体现在医疗机构的"内部归属"。各级政府部门及大型行业拥有其直管的专业医疗服务机构，国有企事业单位也有其隶属的基层卫生服务机构（参见葛延风等，2007）。

"机械服从"这种转诊制度，这就涉及医疗服务的筹资体系以及与之紧密相关的城市医疗保障制度。

有学者认为，在新中国前三十年，中国几乎所有的医疗机构都是"国有国营"，医疗机构中的工作人员接受统一的人事管理，医疗服务的收支情况与医疗服务机构本身的发展、医务人员的收入和福利等完全无关，由此就彻底消除了医疗机构本身的营利性动机（葛延风等，2007）。这也被誉为计划经济体制下彰显国家父爱主义的"经典社会主义"模式（科尔奈、翁笙和，2003：105—109）。此外，当时中国的城市医疗保障可以称为"国家—单位医疗保障制度"（郑功成等，2002），这种依托"单位制"建立起来的免费医疗服务模式被分为两种：公费医疗和劳保制度（顾昕等，2006：76）。这两种医疗保障制度都无须患者缴纳参保费用，也不用承担医疗费用，甚至职工在病假期仍可以领取全额工资（姚泽麟，2015b）。由此，中国城市地区的免费医疗制度是一种"在职福利"（Lee，2000），其筹资来源归根结底是国家收入，但又是民众以单位职工的身份严格服从就诊时的"科层制调节"为前提获得的（Whyte & Parish，1985：69），从而形成了"国家通过单位强力控制个人"的医疗实践模式（Henderson & Cohen，1984；华尔德，1996）。因此，在这一时期，国家几乎统领了一切医疗资源，患者的就医行为是不自由的，不存在"越级就诊"和"逛医生"的现象，反而需要拉近与基层医务人员的关系获得"科层制权力"下的人情关照（杨美慧，2009）。延续这种路径，围绕"社会主义国家的医生是如何执业的"讨论产生了大量的西方成果（Field，1988、1991、1993；Heitlinger，1991、1993、1995），而国内关于"单位医生"执业行为的研究多从职业社会学的路径展开（姚泽麟，2017a），缺乏具体的情境性对话。这也成为本书着重论述的一个问题。

关于"社会主义新时期农村地区的医疗卫生制度"，很多学者将毛泽东在1965年发表的"六二六"指示作为一个重要的时间节点，围绕闻名中外的"农村合作医疗制度"展开研究（朱玲，2000；顾昕、方黎明，2004；杨念群，2006；葛延风等，2007；周其仁，2008；等等）。但是，如果将视线拉远一些，我们会发现，中国的"农村问题"始终是困扰国家建设的重大问题，"广大农民缺医少药、得不到医疗"并不是一日之现实，

"送医下乡"早在共产党建立政权的革命时期就已经开始①（胡宜，2011），并被认为是国家通过提升人民的健康水平建立政治合法性的来源之一（刘鹏，2006）。同时，从成果比重上讲，中华人民共和国成立前三十年"中国农村医疗问题"的研究是超过城市地区的，并最早体现在中华人民共和国建立之初政府提出的"卫生工作的四大方针"上（Sidel & Sidel，1973；黄树则等，2009a；杨念群，2006）：（1）医疗卫生体系为工农兵服务；（2）预防为主、治疗为辅；（3）团结中西医；（4）医疗卫生工作必须与群众运动相结合。正如姚泽麟所分析的：

> "预防为主"是医疗工作的核心理念；"面向工农兵"是为了平衡城乡医疗资源的差距；"团结中西医"是在强调中医与西医要相互结合；而"医疗卫生工作必须与群众运动相结合"则是中国共产党一贯的群众动员路线在医疗卫生领域当中的体现。这些原则从根本上重构了医生的职业伦理，即医学必须为无产阶级服务。（姚泽麟，2017a：37）

与城市地区类似，中国农村地区的医疗服务体制同样包含了三个基本要素：递送体系、筹资体系与人员体系。有关改革开放之前中国农村地区"合作医疗制度"的研究②，学界一般认为20世纪50年代席卷中国的合作化浪潮奠定了农村基层医疗卫生服务制度的基础（钱信忠，1992；王晶，2015）。但在具体的研究视角上存在一定的侧重：有些学者围绕"递送模式"展开讨论，认为从20世纪60年代中期到70年代初，中国90%以上的农村地区已经形成了以县医院（及其他县级卫生机构）为龙头、以乡（人民公社）卫生院为中心枢纽、以村（生产大队）卫生室为基础的"三级医疗预防保健网络"，全面实行合作医疗（杨士保，1999；葛延风等，

---

① 最原始的农村合作医疗体制起源于抗战时期的解放区。1938年陕甘宁边区创立的保健药社和1939年创立的卫生合作社，被认为是新中国成立之后农村合作医疗制度的滥觞（王禄生、张里程，1996）。

② 在既有研究中，"合作医疗制度"在很多时候是作为一个"笼统"的概念出现的。换句话说，它被认为是"递送、筹资、人员"这三个概念的统称。其实，所谓"合作"更多地指向"筹资形式"，有学者就明确指出新中国前三十年中国农村卫生的三大法宝是赤脚医生、农村合作医疗、农村医疗卫生预防保健网（刘鹏，2006）。笔者认为，"合作医疗"是一个可以由经济层面入手进行整体讨论的概念。

2007：116）；有些学者从"筹资体系"的角度出发，认为合作医疗是在村庄范围内，由农村集体生产/行政组织和个人共同出资购买的基本医疗保健服务，实行健康人群和患病人群之间医药费用再分配的一种互助形式，以对应城市地区进行"福利解释"（朱玲，2000）；另有一些学者则以"赤脚医生"为核心对农村基层卫生队伍在合作医疗中的生产机制与角色功能展开研究（温益群，2005；李德成，2007），固然围绕"赤脚医生"究竟是一种本土化的、低成本的乡村医疗供给角色还是一种理想化的、形式化的医疗服务中介的讨论存在一定争议（Sidel & Sidel，1973；Lampton，1973），但不可否认，有别于帕森斯所提出的"病人角色"（Parsons，1951），这一时期中国农村地区的医患关系呈现出"制度信任"与"人际信任"的双重叠加效应（房莉杰，2013；杨念群，2006：380—398）。

在20世纪六七十年代，作为农村地区基本医疗保障制度之一，合作医疗普惠了众多农村居民，在世界上被誉为"以最少投入获得最大健康收益"的"中国模式"（世界银行，1993：210—211）。新中国在短时间内提升人民健康水平的目标得以实现，但是农村合作医疗制度究竟为什么会如此成功，即新中国前三十年农村地区医疗服务体系为何呈现出如此强大的制度效力？有关这一点，学界达成了一定的共识：合作医疗制度从本质上仍是一种国家福利（顾昕、方黎明，2004），人民公社、集体经济与计划体制提供了农村合作医疗在递送、筹资、人员保障上的制度基础（刘鹏，2006），从而有效避免了医疗保障中的"覆盖可及性""需求方逆向选择""供给方过度消费"等问题（李卫平、朱佩慈，2002；顾昕等，2006）。因此，有学者指出，合作医疗的成功绝非缘于其自身有什么异乎寻常的制度创新，而是因为与其所嵌入其中的高度集权的、革命性的、全能主义的政治经济体制和国家与社会的关系（邹谠，1994；Tsou，1986）。

在"城乡医疗"的分类梳理之后，我们有必要进行归纳式辨析：新中国前三十年的医疗实践是一种典型的"国家吸纳医疗"的实践模式，这里的"吸纳"是在国家充分整合社会的基础上实现的对医疗领域的全面吸纳。在这种成功的"医学国家化"的背景下，一切都潜在地属于政治关注的事务（Moody，1983），医生与患者被统归于"三级保障网络"与"科层制权力"的组织模式之中（葛延风等，2007；李汉林，1993），包括疾病的解释和医术的使用等在内的所有医疗活动被附加了基于"为人民服务之国家行动"属性的政治正确性（杨念群，2006），医患之间的关系结构在一种强烈的阶级情感中实现了联结与合作（于淑芬，1966），从而彻底模糊了两者之间可能存在的某种从属性关系。正是因为"所有的社会控制和社会冲突解决的政策都是围绕'群众路线'而形成的"（Lubman，1967），甚至纠纷发生的本身也已经被"高度政治化"了（张静，2012），我们很难看到社会主义新时期关于"医患纠纷"的直接研究。回顾本书前面的内容，我们发现，在近代中国的历史上，"医患纠纷"出现过两次"隐而不彰"——一次是在"帝制晚期"，另一次是在"社会主义新时期"[1]。有关这两次"耦合"[2]的医疗现象，本书后续将会做适当的对比分析。但是，笔者这里想强调的是：在20世纪50—70年代，西方视域下的"医学现代化理论"已经成型（波特，2000；考克汉姆，2012），而同时期中国的医疗实践则接受了全面的政治化改造，生物医学的简化论和社会学的建构论这两种理论取向对人类生活际遇复杂性的整体解释力在"医疗命题"中已经有了非常充实的展现，社会主义新时期的"医疗实践"所呈现出来的国家本位暗含的"医学政治化"已然超越了"医学现代化"的理论自觉能力，从而有助于对中国本土问题进行更加深刻的时代抽象。有关这两者之间的关系，正如德国医哲鲁道夫·佛尔楚所言："医学就是政治，政治不过是更大的医学。"（Virchow，1985：33）这两种理论视角对现代社会医疗问题研究的"协同性解释"是本书写作的基本思路之一，笔者在此着墨的原因正来源于此。

中西方之间的交锋在19世纪就已经出现，"民国时期"的历史已经证明缺乏传统关怀的顶层西化并不适合中国社会，而"国家主导"下的社会整合则带有历史的必然性，"医学国家化"正是全能型的革命教化政体在医疗领域内的治理表达。但是，新中国前三十年医疗实践所隐藏的问题也正是来自这种"过度政治化"：中国人的身体被"过分规训"（黄金麟，

---

[1] 如果说"帝制晚期"的医患关系存在普遍的"相互不信任"，那么，新中国前三十年有关"医患关系紧张"的描述就很少。能够被称为"问题"的，也只是在农村合作医疗中因缺乏必要的"供付机制"而产生的干群之间在药品使用上的不平等（朱玲，2000）。因此，在社会主义新时期，国家政治结构统合下的医患关系是非常稳定的。

[2] 这两次"耦合"应该更加准确地定义为：在中国近代历史中，医患纠纷出现了两次从"隐而不彰"到"公共问题"的转化，一次发生在"以清廷结束为时间节点的帝制向民国的转型期"，另一次发生在"以改革开放为时间节点的国家化向市场化的转型期"。因此，"历史转型期为何容易成为纠纷多发期"以及这两次"耦合"的差异与共性，构成了本书后续分析的一个问题。

2006），民众的"健康观"在政治动员中表现出一种为获取工分而努力挣扎的"工具性色彩"（姚泽麟，2010），集体政治伦理弱化了传统的家庭权力结构在病人就医时的个体权利保护（熊学曾等，1965），基本医疗保障缺乏制度性的发展动力（钱信忠、张怡民，1999），"单位医生"与"赤脚医生"的技术水平长期停滞（Henderson & Cohen，1984；杨念群，2006），甚至作为"具体个人"的医生和患者在这一时期经常是以一种"笼统的形象"出现的，而缺乏鲜活的微观行动展示。这些都说明"医学国家化"带给新中国前三十年医疗实践的，是一种"外部制度环境"保障下的生命关怀政治，也带有某种意义上的"前现代色彩"。作为一个重要的"时间界分"，20世纪70年代末的改革开放提供了医疗实践变迁的宏观场域，而从"变迁的视角"进一步提炼"国家—医疗—社会"的关系结构，透视中西方在新时期"医疗领域"的交锋过程，还原"结构之下"鲜活个体的医疗实践行动则是本书最核心的表达之意。

四　市场化＋网络化：改革开放以来的医疗实践

伴随着20世纪70年代末的改革开放，中国经历着近代以来西方观念的第二次冲击（余英时，1992；金耀基，2016；王绍光，2008；苏力，2004），亦开始逐渐偏离"经典社会主义体系"（科尔奈，2007）。从这一时期开始，医疗红包开始出现（林群英，1988；Chan & Yao，2012）、医生防御型或过度型执业行为在医疗实践中盛行（杜治政，2002；Yao，2012）、医患关系持续恶化（Eggleston et al.，2008），医患纠纷亦呈现社会风险的演化倾向[①]。然而，这一切变化都指向了"中国医疗卫生体制的市场化改革"，以及直接衍生的"看病贵、看病难"问题。因此，学界有关这一时期中国医疗实践的研究多以"医患关系为什么恶化"作为核心问题，并围绕"医疗与市场化"之间的逻辑关系展开讨论（王绍光，2005a、2005b；朱恒鹏，2014；姚泽麟，2017a、2016b；顾昕等，2006；葛延风

---

① 2005年开始，网络上开始出现"医患纠纷""医患冲突"的相关文章，并逐年递增。从全球趋势上看，医疗纠纷的增多并不是"中国特色"，但医患纠纷高发的国家却很少出现"医闹"现象（萧易忻，2016a）。2002年至2012年，中国的"医闹"事件年增长率为10%，63.7%的各级医院均遭遇过"医闹"，针对医生的辱骂、威胁、人身伤害和集体暴力行为以年均30%的速度增长（参见中国医院协会《医院场所暴力伤医情况调研报告》）。

等，2007；李玲，2010；萧易忻，2016a；等等）。

从横向比对的视角来看，"医疗体制"毕竟只是国家社会经济体系的一个组成部分，改革开放以来，中国的教育（郑也夫，2013；卢乃桂、董辉，2009）、养老（陆杰华等，2018；Ikels，1993）、住房（郭于华等，2014；钟晓慧，2015）等直接关涉民生的领域均发生了重大变革。由此，探寻"医疗实践的变迁"就不可避免地需要回答"改革开放究竟是一种什么样的宏观变迁"，进一步聚焦则是"国家在公共服务中的角色变化的问题"。针对这一点，如阎云翔所指出的：

> 国家所推动的主要体制变革是给个体、国有企业和地方政府松绑，这样可以从底层激发工作热情、创作力和效率。与此同时，国家还从以前的社会主义福利体系中抽身而出，用许多方式摆脱提供公共产品的责任，以达到减轻财政负担的目的。（阎云翔，2016：313）

可见，20世纪70年代末以来，由国家发起并主导的"体制改革"直接导致了公共服务由"国家福利"转向"私人责任"，亦破坏了基本公共物品供给的可及性与均等性（杜创、朱恒鹏，2016）。针对这种社会福利体系的变化，正如有学者所评价的：

> 一是改革以来中国的社会保障制度只局限于为因旧体制解体而导致困难的人群以及其他社会边缘群体提供"最后的安全网"，对于新体制形成过程中以及全球化形势下如何满足社会成员的发展需要和提高其适应经济社会变化的能力，则缺乏必要的支持；二是社会政策一直以减轻企业（国家）的社会负担、增加家庭和个人责任为主导思想，因此，由家庭承担了经济改革的主要成本。（徐月宾、张秀兰，2005）

这里，"解体的旧体制"指的就是城市的"单位制"和农村的"人民公社制度"。由此，20世纪80年代开始的改革暗含了"市场在资源分配上比政府更有效率"的假定（王绍光，2005a），其表面上改变了公共物品的"筹资体系"与"责任边界"，实际则是改变了公共服务供给的"外部制度环境"。这也构成了学界对于改革开放之后"国家撤退"的基本认识，"国家—医疗—社会"的结构框架亦发生了重要变化。

延续上述路径，既往关于"改革开放之后中国医疗实践"的研究中，制度主义学派站在"国家立场"进行的对比性体制解释，仍旧占据了学界主导性的话语地位。其中，制度主义学派共享的"前提性判断"是：医疗卫生领域的市场化改革是影响医疗实践的重要变量（顾昕，2005）。但是，围绕中国医疗卫生体制"是否需要持续市场化"的定性讨论则存在巨大争议（比如，"否定派学者"：葛延风等，2007；李玲，2010；"肯定派学者"：周其仁，2008；朱恒鹏，2007；"中间派学者"：顾昕等，2006；顾昕，2011）。这些争议一方面映射了"医改走向"的艰难（顾昕，2011；李玲等，2012；金今花等，2013），另一方面也彰显出制度学派从"国内/国际＋宏观"维度进行立论的基调。笔者下文的梳理正是从"立论基调中提炼共识"。

学界普遍认为，中国的医疗体制改革发端于"医疗服务递送体系"的改变（Blumenthal & Hsiao，2005；Henderson，1993；葛延风等，2007；顾昕等，2006；周其仁，2008）。从1985年第一次医改至今，国家从医疗服务筹资领域中逐步撤退（王绍光，2008；李玲，2010：25；卫生部，2003、2010、2012），中国卫生体系的"筹资私人化"使得"看病贵"真正成了一个问题。然而，"私人募资"的背景性原因正是国企改革与集体经济转型造成的"福利负担"的个人转嫁（顾昕等，2006），既往的"三级保障网络"形同虚设（姚泽麟，2016a；2016b；2016c），失去"规定入口"与"首诊守门人"的民众既享受了就医自由，也面临着"看病难"的现实困境（姚泽麟，2017a：150—170；2017b）。另外，医疗卫生管理仍旧遵循计划经济年代下的国家行政管理体制（姚泽麟，2015a），公立医疗服务机构的市场主体地位仍旧非常稳健（周其仁，2008；顾昕等，2006；顾昕，2011；丁宁宁、葛延风主编，2008：39），单位医生的"组织化依附"仍在延续（华尔德，1996）。可见，国家在"福利撤退"的同时，却延续了"法团控制"。因此，改革开放之后，中国的医疗领域表现为一种不彻底的"去国家化"，即"国家并没有完全撤退"。这种"医疗体制的结构性改变"直接引发了学界的两项回应性讨论：其一是由"差异性的个体支付能力"引发的关于"医疗保健不平等"的讨论（王绍光，2005a；2005b），其二是由"职业自主性缺失"引发的关于"公立医院医生执业行为"的讨论（姚泽麟，2017b）。围绕"当代中国医患纠纷"的制度性解释也多是从上述"缺乏制度保障的患者与缺乏职业自主性的医生不相适应"的论点中完成归纳的，即当代中国医患关系恶化的主要原因是医疗卫生体制改革的非预料性后果（unintended consequence）（朱恒鹏，2014；姚泽麟，2017a、2017b、2017c）。

同时，从"国家—医疗—社会"的结构属性上讲，改革开放之后中国的医疗实践研究被置于"国内/国际"的对话视角当中。波兰尼在《大转型》中认为，市场经济是一种具有"脱嵌性质"的经济体制，当市场化运动扩展，它会破坏原有经济嵌入社会的形态以及相对稳定的社会网络，从而形成社会不同群体的反扑，即"反向运动"的产生（波兰尼，2007）。在这种"双向运动"的分析框架中，中国的"市场化医改"被认为是"新自由主义全球扩散"在医疗实践领域的本土回应（王绍光，2008），"释放市场与保卫社会"的悖论张力构成了当代中国医患纠纷发生的结构性根源（萧易忻，2016a）。

笔者认为，国内制度主义学派的研究在整体上是成熟的。围绕"医患纠纷"的研究结论固然带有针对普通民众的"同情式理解"，但有关"国家制度改革"的行动逻辑已经涉及了问题的实质，即提炼了当代中国医疗领域的"结构转型理论"。其不足在于，这种研究视角过分强调"结构性因素"，而相对忽略了医疗实践中的"建构性因素"，虽然医生的行为表达与策略选择得到了充分关注，但"患者"是消失的（或仅仅是以概率形式出现），从而未能有效解释"在相同或相似的情形下，为什么有些医患互动并没有上升为纠纷"。因此，"情境性弱化"是此派研究的一个硬伤。同时，以"国家立场"展开问题讨论，市场化医改的时代评价并非正面。那么，"国家责任"在医学政治化的命题中如何补全亦成为有待回应的一个问题。这里，笔者想强调的是，在当代中国，"市场化改革"是中西方交锋的第一层展现，而围绕"医学现代化理论"进行的技术论与权力论交锋亦提供了更加多元的观察视角。

医患权力关系是医学社会学的基本议题。在西方视域下的"医学现代化理论"中，其基本预设是：进入20世纪，医患关系从传统雇佣式转向了现代博弈式，从而引发了医患纠纷（波特，2000）。其研究结论是：伴随着临床医学的科学化与市场化，医生获得了精英性质的职业自主性（Freidson，1970a），医疗行业的内部规范不断"固化"与"自利化"（Millman，1997），患者的就医成本不断攀升（考克汉姆，2012），医患之间在信息掌控、沟通渠道、信任保障、解纷成本等方面存在结构性不对等（Shorter，1991；Mullies，1995；Hafferty & Light，1995；Buchan，2002）。

医患纠纷是现代西方医学职业化之后，发生在医患之间的"行为失范"（Parsons，1951）。在这种预设与结论的背后隐藏了理论脉络发展的三个阶段与三种视角：基于功能学派的父权主义视角，基于冲突论学派的冲突视角，基于调和派别的综合视角。

早期帕森斯经典的"病人角色"理论指出，在医患关系上，医生与患者均有权利与义务，医患关系是一种互惠关系（Parsons，1951）。在医疗过程中，医生对医疗知识和技能的垄断性掌握使得其拥有相对于患者的绝对权力，并作为看门人（gate-keeper）尽可能为患者提供医疗技术服务，而患者亦有配合和服从医生的就医义务（考克汉姆，2012：111—114）。因此，父权主义视角下的医患关系的核心是医生相对于患者的压倒型优势，无论这种优势是基于知识权力本身，还是基于其岗位职能的制度性权威（Fisher，1984；Turner & Samson，1995；Nettleton，1995），而患者的价值观念、治疗决策和议程设定均是被忽略的，因而遭到了广泛的批判。

与父权主义类似，弗莱德森（Freidson，1970a）承认，医生与患者之间存在职能鸿沟（competence gap），医患在治疗医学知识和技能方面存在着显著的差异，这会影响双方对于疾病、治疗行为和治疗效果的理解和认知。这种基于职能鸿沟的差异嵌入专业化的医疗结构，有可能会由于医疗组织环境而得到强化，从而造成更为严重的冲突。因此，以弗莱德森为代表的冲突论学派认为医患关系的核心是"由非共识产生的抵触"，患者在治疗过程中的价值判断和自主能力仍被要求进一步重视。

由此可见，功能学派和冲突学派都承认医患关系的不平等特性，即患者是处于弱势一方的，其区别在于两个学派是通过不同的视角对患者权力进行了审视，包括患者的自主性与能力认知等方面的差异性权力表达。协作视角则调和了这两大视角的观点。学者们逐渐意识到医患权力关系并非只有单一的类型存在，在不同情境下，医患权力关系会呈现不同的表现特征，因此产生了一系列综合概念模型。撒姿等学者（Szasz & Hollender，1956）指出，医患关系可以分为三个模型，即"主动—被动""指导—合作""双向参与"。在这三种模型中，随着疾病特征的变化，患者参与决策的能力逐渐增强，对治疗过程和治疗后果的影响程度逐渐增大；相应地，医生对于疾病的治疗和管理干预度在降低。艾莫努尔等学者（Emaneual，2002）的"四模型"理论则认为，医患权力关系可以分为"父权制类型""信息式类型""解释式类型""商议式类型"。与"三模型"理论类似，

"四模型"理论指出,医生与患者的关系距离由亲密转向疏远,医生的角色由治疗方案决定者逐渐变化为方案参与者和指导者,患者的自主权则从弱到强,由绝对的服从逐渐变化为参与讨论和选择操纵医疗保健措施,其价值观越发受到更大限度的尊重和讨论。罗特(Roter,2000)据此将医患的权力关系按照"高低顺位"分为了四大类(参见表1—1),分别是:共同参与类型(高患者权力—高医生权力)、消费主义类型(高患者权力—低医生权力)、父权主义类型(低患者权力—高医生权力)、缺席参与类型(低患者权力—低医生权力)。在不同类型的关系模型中,医生和患者在治疗目标认知、治疗方案确定和医患角色等各个方面均存在显著差异。

表1—1 现代社会医患关系的复合模型

		医生权力	
		高	低
患者权力	高	1(＋＋): 共同参与类型(Mutuality)	2(＋－): 消费主义类型(Consumerism)
	低	3(－＋): 父权主义类型(Paternalism)	4(－－): 缺席参与类型(Default)

资料来源:Roter,2000。

尽管不同模型对医患权力关系的命名在西方学者笔下略有差异,但从总体上看,父权主义模式(paternalism)与消费主义模式(consumerism)构成了解释现代社会医患权力关系连续统的两极。对欧美国家的研究显示,医患权力关系似乎有朝向消费主义模式发展的趋向,即医生的权力在削弱、患者的权力在增强。

近年来,国内关于医患关系的研究呈井喷趋势,刘瑞明等(2015)指出,医生的权力来源可以分为岗位权力和个人影响力,即基于岗位而获得诊治、处方、治疗和特殊干预权力,而患者的权力则是法律赋予的各种基本权利,如生命健康权、身体权等,患方的选择权和话语权加强了,但患方的权力缺失仍旧存在;姚泽麟(2017b)认为,中国公立医院的医生对患者具有支配地位,其可以便利地通过滥用处方权换得经济利益,即存在大量的临床自主性滥用的行为;王经纬(2012)则指出,患者的自主权无法得到正常实现,而医疗父权主义则丧失了运行的基础,因此当代中国的医患关系非常扭曲；夏智赟等（2015）对于医患权力的关系研究表明，医方会采用权宜性的责任剔除方式、索引性方式（化主动为被动）和反身性的方式来对患者施加压力，而患者则可采用重新定义、反对索引性和了解自身的方式来对抗医生；汪新建等（2016）认为，医患信任具有影响医患双方态度与行为以及临床疗效的功能，然而医患信任危机产生的社会心理机制、医患信任建立和维持的过程机制仍不明晰。延续上述研究理路，有学者指出，新媒体实现了医患关系的话语权重构（陈虹、高云微，2013），互联网使用在医护态度满意度对医生信任的影响中具有负向调节作用，"媒体抑郁论"得到了部分验证（朱博文、罗教讲，2017）；同时，亦有学者认为，基于社会资本缔结的关系网络会影响医患关系的信任方式（池上新、陈诚，2018），个体应对未知风险的综合能力，对宏观制度与组织原则的可靠性感知是影响城市居民医院信任的关键所在（李黎明、杨梦瑶，2019）。

综上，国内关于医患之间权力关系的相关成果带有明显地区别于制度主义学派的、"视角向下"的研究取向，突出了医疗实践在"结构转型论"之余的建构论色彩，而由此形成的制度约束与主体间关系结构决定了当代中国医患纠纷在"中观与微观层面"的发生机制，亦在强调制度赋予的静态空间之余，回应了医患关系的动态反应性、参与性、赋权性的西方研究取向（Roter & Larson，2002；格里曼，2011；张晶，2018）。其中，"医生的权力在削弱、患者的权力在增强"在中国国内虽没有得到充分验证，但基于技术要素与资本要素共同型塑的**"网络化"**（networking）构成了与**"市场化"**（marketization）并列的解释当代中国医疗实践的另一个概念工具。

显然，针对当下中国医疗实践的文献梳理仅仅停留在此是不完整的。原因有二：其一，在上述几个阶段的"概念提炼"中，笔者一直在强调两个关键词——"国家—医疗—社会"与"医学政治化"，那么，在完成了"市场化"与"网络化"的概念浮现之后，这两点又该进行何种层面的协同性理论解释？即当代中国医疗实践中的"市场化"与"网络化"背后更加深刻的机理解释是什么，其映射出的"中西方交锋"又该如何回应？其二，上面的文献梳理更多地指向了"医患纠纷为何恶化"，那么"出路在哪里"？即"医患纠纷的解决机制"该如何解答？下面，笔者将围绕这两个问题展开论述。

　　回应本节开始的时候提出的医患关系的"本质属性"，我们发现，现代社会有关医患之间"关系属性"的研究已经逐渐脱离了传统的"制度论"与"技术论"，而越发强调"情境性解释"。深究其里，"患者的赋权"是一个中西方现代社会共同面临的基础性前提，并可以从以下三个方面得到证实：第一，"类市场化机制"的引入改变了医生的行医方式，使其要不断调整策略来应对政府、私人保险公司、管理型医疗服务计划等第三方付费者的入侵，从而削弱了医生的权力、增强了患者的权力（Williams et al.，2000；Potter & Mckinley，2005）；第二，现代医疗机构中医疗环节的流水线作业方式使得医患之间的互动更加冷漠，医学内部专业壁垒增强，医生的知识技能的局限性越发凸显，其自主性降低（Walby et al.，1994）；第三，普通人的健康意识得到了提高，现代社会医学知识的垄断性被打破，公众对父权主义模式的批判越发强烈，医生的权威性也在降低（Giddens，1994；Casaell，1986）。然而，上述这三点围绕"患者的赋权"展开的解释又直接指向了一个共同点——医学化（medicalization）。

　　在历史记载中，任何一个具有一定规模的社会都存在这样一种社会关系：医生努力增进他们的知识效用，扩大受用群体的规模，使自己的专业获得最大化的社会认可；但同时，总有一些人在试图反对着这种"被归纳"与"被影响"，竭力保护着自身的社会领地免受治疗者的侵扰。这就形成了一组最基本的权力关系——医生的"专业化努力"与患者的"去标签化抗争"，这也构成了"医患关系"在前现代社会的一种原始基础。因为，每个"健康"的人似乎都不会主动选择"病人角色"。然而，作为"20世纪下半叶西方社会最为深远的社会转型后果之一"（Clarke et al.，2003：161），"医学化"或许是医学社会学研究为社会学理论传统做出的最为重要的贡献（De Maio，2010：115），并在20世纪70年代之后作为一个独立概念出现在英文文献当中，亦改变了前面的这种"传统认识"。

　　所谓"医学化"，是对一个基本问题的回答：即"人们关于健康和疾病的观念是怎么变化的"，其定义的核心是"是否将某种行为状态界定为医学问题或疾病问题，并授权或许可医学界提供某种方式的治疗"（Conrad，1975：12），进一步概念凝练则是：非医学问题被界定为医学意义上的疾病问题（illnesses）或障碍问题（disorders）并对其加以治疗的过程（Conrad，1992：209）。因此，所谓"医学化"是运用医学的语言、框架和手段对有关"治疗"的问题进行形容、理解和干预（Conrad，1992：

211），即通俗意义上所讲的"'病'是如何被制造出来的"。作为现代社会医学社会学领域内的一个重要概念，"医学化"内含的"非医学问题向医学问题的转化"已经超越了传统社会中医生基于"专业化努力"自愿介入的假设，即很多"既往不是病的'病'"在医生的主动努力之外出现了，而现实情境里的医生会在被动的情况下承担起治疗的医学责任（Schneider，1978）。因此，在现代西方社会，以"疾病或障碍问题的名义"使更大比例人口成为"病人"的医学化进程既是多元主体复杂社会互动的产物（Gabe et al.，2004：59；董维真主编，2009：前言：15），也是一个政治决策过程的产物（Conrad & Schneider，1992：22）。

由此，"医学化"的社会学意义在于，现代医学（准确地说应该是西医）作为一种西方科学技术的产物，日益承载起作为一种社会控制新机制的使命（Freidson，1970a；Zola，1972；Conrad，1975；Conrad & Schneider，1992）。围绕"医学化"展开的批评，也从早期针对单一的医务工作者及所谓的"医学帝国主义"的批判之争（Strong，1979），转向了20世纪70年代之后针对医生、大型制药公司、生物技术革新和各种消费者组织等多元化动力合力形成的"医疗商业化"的集体行动批判（Conrad，2005、2007）。因此，现代社会"医患关系"复合模型中的"消费主义类型"（consumerism）所展示出的患者权力增加的时代趋势（Roter，2000），既暗含了"经济医学化"背景下的全社会医疗成本增高的社会现实（Poitras & Meredith，2009：315；Conrad et al.，2010），也进一步证实了医疗问题从单纯生物医学问题向社会建构问题转变的总体性社会特征（Chodoff，2002）。针对当代西方的"医学化浪潮"及引发的"过度追求健康的公共价值观"的评价，正如韩俊红所总结的：

> 医学化的一个深刻悖论在于，一方面，越轨行为的医学化干预手段取代了（法律和宗教）惩罚性的越轨行为社会应对方案，相对而言是一种人道主义意义上的进步；另一方面，医学化的肆意发展则可能走向"没有问题的社会，只有有问题的社会成员"这样一种极端境地……社会问题向医学问题归因的简化论转向，使得"医学化"更接近于"社会巫术"的当代图腾……而人类境遇的复杂性才是个体健康问题的真正"病源学"所在。（韩俊红，2011）

这里，笔者想强调，本部分的"医学化"既提供了一个相对新颖的分析医疗实践的解释视角，也是对前述"医学政治化"的延续性理论分析。作为"'病'的社会性"的两重维度，"医学化"（"病"是如何被建构出来的）与"医学政治化"（"病"是如何被建构性利用的）都是在对"医学的隐喻"（或"疾病的隐喻"）进行深入阐释的基础上建立起来的概念工具。"医学化"是从"医学社会学"角度展现了"生物医学范式"和"社会建构范式"的双重维度对"什么是'病'"的界定问题及引发的社会后果，延续了"医学政治化"内含的社会控制的分析思路，即从"宏观＋微观"的角度回答了"在西医确立主导地位的过程中，疾病和医疗如何与'治人'和'治国'相联系"的问题，即延续了对"什么决定了'如何识病''如何治病'"的追问。作为本部分理论界说的两个"隐性"概念工具，"医学化"与"医学政治化"暗含了一个共同的理论指向——身体、疾病、医疗都受制于社会、经济、政治、文化的结构性规定。医疗实践不仅是一个现代性的社会概念，更是一个现代性与地方性相互博弈、交锋、融合的历史过程。由此，中国的"医学化"问题就为我们展示了这其中的本土意义。

从"医学化"角度研究中国社会的转型与变迁，进而透视当代中国医疗实践的影响因素与特征表达，构成了国内研究的基本思路。其中，最为典型的一个指向是由中国市场化医改带来的"过度医疗"问题，即医疗服务供给侧为了获取更大的经济收益，变相增加了"病"的生物学类型与商业化定价，中国的"高剖腹产率"（杨蕾、任焰，2014；郇建立、田阳，2014）与"青少年网瘾医学化"（韩俊红，2010；罗小年，2010；杨桂伏、寻知元，2010）成为两个例证。这种论调在印证了中国医疗问题的外部影响之余，仍旧带有结构主义之于制度性供给的刚性解释色彩。而针对"医学化如何扩展"，萧易忻（2014）聚焦新自由主义全球化对"医疗化"①的形构，认为产、官、学复合体网络的多方利益形成了有力的市场力量，药品之国际专利权的制定与各国颁布的具体政策以及来自"压力团体"推动的服药观念强化和个人自主健康管理的风险防范意识等要素，分别从物质、制度、观念层面加剧了"医疗化"。因此，他认为，新自由主

①　"Medicalization"有"医学化"与"医疗化"两种中文译法，都在讨论疾病扩大化、医疗体制、医疗专业权力扩大、患者赋权增加等"医疗"问题。

义全球化背后的宏观结构性力量是导致"医疗化"全球蔓延的根本性原因。延续这种认识，萧易忻（2016b）通过"全球/国际""国家/国内"两层次以及"社会结构""社会建构"两方面建立矩阵型的分析框架来解释"中国抑郁症的发生"问题，认为以"抑郁症"为代表的西医病名在中国的广泛使用映射了一种新的医疗秩序，新自由主义全球化不仅在社会结构层面推动了医疗服务供给侧与需求侧的"西方亲和"，更为关键的是中国面临着"社会建构"层面的国际认同性入侵，并预测后者的条件一旦充分，中国抑郁症患者的比例将会大幅增加。

如果将近年来中国国内"医学化"的相关研究纳入本节着重梳理的"医患权力关系"维度，笔者认为，既往研究针对"患者围绕'医学化'展开的情境性抗争"仍显得非常薄弱。即国内研究在部分肯定了"医学化"带给患者权力增加的同时，仍旧将患者笼统地置于"受社会建制摆布"的弱者位置，在"中观与微观"层面展开的"纠纷研究"与"主体抗争"并没有完整体现"市场化"与"网络化"的协同性解释。由此，相关的研究问题进一步凸显：在当代中国，医患之间的关系结构是否已经发生了改变，患者是否已经拥有了弱者身份的"反身性条件"？如果是，"医学化"或其他外部因素在其中扮演了什么角色？如果不是，制度主义视角下围绕民众在医患纠纷中的"同情式理解"有没有更加丰富的解释路径？换言之，笔者对于改革开放之后中国医疗实践的研究，始终抱持一种开放的视角，力求在多元解释路径之下获取更合理的现实解答。这既是本书在具体论证部分着力解决的问题，也是下段围绕"纠纷解决"与"公民维权"展开理论梳理的原因。

有关医患纠纷化解与社会治理的能动性建设研究包括了三种主要观点：

第一，纠纷解决的多元范式。如人类学范式下"纠纷的文化逻辑"（Geertz，1983；梁治平，1998），法学范式下"纠纷的诉讼主义"（Huang，2009）以及"纠纷金字塔"理论等多元纠纷解决模式（Felstiner & Sarat，1980；Michelson，2007；范愉，2000），社会学范式下"案件的社会结构"理论（Black，1993）、"纠纷的法律建构"理论（尤伊克、西尔贝，2005）以及"法律动员"理论（Gallagher，2006）等。这些理论范式既强调了纠纷解决的侵权追责，也强调了纠纷的情境性认知与 ADR 模式的关系修复。

第二，医患纠纷解决机制：从传统渠道到第三方机构治理。纠纷解决的多元范式同样影响医患纠纷解决的路径选择，诉讼、双方协商、行政调解、鉴定理赔等成为医患纠纷解决的传统渠道（Thomas & Hamish，2011；大桥宪广，2006；杨立新，2012；邢朝国等，2013）。有学者认为传统渠道在专业性建构、控制纠纷再生产、调动地方资源等方面存在弊端（张晶，2017；雷红力，2015），中国的医学会等第三方专业组织缺乏自治性，难以有效解决医患纠纷（姚泽麟，2015a）。鉴于这种困境，有学者结合地方经验提出建立第三方机构治理模式，包括传统行政模式、政府购买模式、市场模式三种类型（艾尔肯、林立新，2014；周倩慧等，2014；艾尔肯，2015）。

第三，第三方机构治理的理论视角：一是国家视角。该视角重点关注国家与社会组织的关系，认为政府各部门之间的互动、冲突、协作为社会组织的生存和发展提供了多样化的生存空间和资源分配方式（管兵，2013；纪莺莺，2013）；二是社会视角。该视角重点分析了调解、仲裁等第三方组织或机构在纠纷解决中的优势，强调社会组织在社会冲突与矛盾化解中发挥的"软性治理"功能及其运作困境（Chen，2010；Hu，2011；庄文嘉，2013；He & Ng，2014）；三是专业视角。该视角突出了专业性组织或机构参与社会治理的过程，强调影响机构治理的市场诱因、行政控制与内部斗争（Di Maggio et al.，1990；Gidron et al.，1992；Najam，2000），以及通过与政府合作提高参与性与专业度的现实路径（黄晓星、杨杰，2015）。建构性的研究路径突出了医患纠纷解决机制的变迁，强调多元治理主体间的互动策略与地方治理经验的模式比对，但学者们对治理模式与发生机制的适切性研究重视不够。

有关中国公民的维权研究旨在展现民众非制度化维权的表现形式和具体策略，具体呈现为三个理论视角：

第一，替代性纠纷解决机制视角。这一视角的基本假设是：制度化维权方式和非制度化维权方式存在此消彼长的替代关系。谢岳（2010）针对劳工纠纷的研究表明，国家关于保障劳工权利的法律法规的出台虽然为民众提供了司法动员的政治机遇结构，但是由于中央政府和地方政府的政策目标不一致，从而导致农民工在司法动员过程中遭遇阻碍，通过法律等正式制度维权失败成为农民工诉诸激进策略的催化剂；储卉娟（2010、2012）对于东北民间纠纷暴力犯罪的实证研究论证了类似的逻辑，当国家法律系统无法回应民众的实体性诉求时，民众会对国家纠纷解决机制产生整体性失望，从而产生伦理性诉求（诸如道义、正直、公平等伦理理念的坚持等），一旦伦理性诉求无法被法律系统接纳，民众往往会采用自力救济，即通过暴力手段来实现自己的目标。

第二，资源/条件视角。这一视角认为行动者总是较为理性地利用现有资源或条件选择适合自己的行动策略。外在法律法规法理（O'Brien & Li，2006；朱建刚，2011；秦琼，2013）、自身的关系或社交网络（Shi & Cai，2006；Michelson，2007；刘传江等，2012；石发勇，2005）、弱者的符号和身份（董海军，2008；黄振辉，2011；王洪伟，2010），都构成了行动者可以借用的资源或利用的条件，从而显著影响了行动者的策略。这一视角认为，这些突破了常规制度的维权策略不过是个体理性计算的选择。

第三，情感/情绪视角。这一视角秉承了集体行动和社会运动中的情感研究传统，认为参与策略的选择并不完全是个体理性选择的结果，一定程度上，非理性的情感和文化规范及其对情感的建构作用才是形塑民众策略的关键（Goodwin & Jasper，2009）。中国民众的维权在很大程度上属于价值导向型（张荆红，2011），民众由于政策原因利益被损害而产生的怨恨不满（Cai，2005；刘能，2004），由于地位下降而产生的相对剥夺感（于建嵘，2006），由于公民权被剥夺的抱怨情绪（夏建中，2003），共享的族群观念和身份认同（甘满堂，2015），社会化情境中的伦理性因素（吴长青，2010；陈颀、吴毅，2014；邢朝国，2014；应星，2009）等，都被认为起到了动员或维系激进维权运动的作用。

围绕"国家—医疗—社会"的结构框架，随着研究的深入，学界目前形成了三种研究趋势：第一，从外部模式研究转向内部机制研究的深化。改革开放以来的"结构转型理论"倾向于医疗实践中"国家—市场—社会"的外部运行模式，以对应"医学现代化理论"进行本土解释。但是，现代化理论与结构转型理论都带有较强的"结构主义"取向，多数研究只是在概率意义上探讨外部制度对主观个体的影响，但常常忽略了民众就医行为在医患纠纷发生中的因果解释，无法回答经验发展中出现的新问题。所以，学者们逐渐从对模式的热衷转向关注医患纠纷具体发生过程的机理与机制。第二，医患纠纷治理的精细化研究。近年来"社会治理"的呼声越来越高，其关注点是新形势下的"国家—社会"关系，但是许多研究流于概念争辩，缺少领域内的精细化研究。从医疗实践中"国家化"（国家本位）到"市场化＋网络化"（社会本位）的概念变化，暗含了"国家化"到"去国家化"的转向，这符合改革开放以来"国家撤退"的现实，但是在社会治理的语境中需要明确"再国家化"概念。"公立医院"暗含了国家的影子，这一实践领域的区域性、层级性差异在医患纠纷发生与治理的命题中亟待深入研究。第三，社会治理主体的多元化与关系结构内涵的丰富。以往的很多研究只关注"如何治理"，但对"为何治理"缺乏提问。在社会治理主体多元化的情况下，"纠纷领域"中结构性因素与建构性因素的交融进一步凸显，医患纠纷的化解从传统单一路径走向了多元竞合模式，多方利益群体之间的较量形成的情境性关系结构值得深入研究。

第三节　分析框架与研究问题

　　通过对既往研究的理论梳理可以发现，在中国的帝制时期、民国时期、社会主义新时期以及改革开放之后的"当下社会"，医疗实践的基本特征至少在轮廓层面是比较清晰的，但在"阶段转型"的过程上，相关研究却薄弱许多。在"医疗命题"的历时性研究中，秉持历史主义维度的"医疗史研究"不仅带有鲜明的学科特征，更将研究的视线拉远了很多，但围绕"当代中国"的医疗研究则呈现多学科聚讼纷纭的交融色彩。如何从一个开阔的视野来准确把握中国医疗实践的现代转型，显然是一个充满挑战的问题。这里，笔者充分肯定一个基本认识：苦痛和疾病的躯体化必然有其"社会根源"（凯博文，2008）。因此，包括"医疗实践"在内的、广义的医疗问题不能通过单纯的生物医学范式得以解释，医疗秩序的"乱与治"也不能局限于医生与患者的二维关系。正是在这个意义上，笔者在"文献综述"部分反复提及了"国家—医疗—社会"的结构框架，并将"医学政治化"和"医学化"界定为"'病'的社会性"的两重隐性概念工具，贯穿于具体历史阶段的理论提炼当中。即本书是将"医疗问题"置入"国家—社会"的分析框架展开系统性解释，并借助可操作化的概念工具来回应当代中国医疗实践的现代转型。

　　在霍姆斯发出"社会秩序何以可能"这一哲学追问时，其解决办法之一就是人们让渡权利，通过建立"利维坦式"的强大政治国家来代替人们行使权力，以防止陷入"一切人反对一切人"的灾难之中。在有关中国地方社会秩序的探讨中，"国家"更是无法回避的问题。因为，在伴随现代国家政权建设（state-making）目标展开的过程中，国家权力也从未停止寻求向地方社会下渗。本书重点聚焦的"基层医疗实践"不仅是中国基层社会秩序之于医疗领域的内生性表达，也与当代中国基层社会治理及其彰显的国家建设意志密切相关。易言之，在本书围绕"基层医疗实践"的社会学考察中，试图将"国家"作为一个重要的分析要素，将"病"及由其衍生的"医疗制度""医患关系""医患纠纷"视作现代民族国家进行民族主义式的社会整合与合法性建构的历史产物，摒弃"就事论事"的狭义分析思路。这既是一种理论视野，也可以在本书的具体论证中起到中层概念的带动效果。在"小城内场域"的选择上，"公立医院"则成为本书贯穿始终的一个空间脉络。鉴于文献梳理部分已涉及"国家—社会"关系的具体表述，这里仅作框架式略谈。

在中国，所谓国家与社会之间的关系，通俗地讲，就是国家如何控制基层社会秩序的问题。"国家—社会"框架可以被视为一个连续统一体，"国家"一端代表集权的单一国家统治，国家权力有能力完全渗透至基层社会的各个角度，从而实现全能式控制；而"社会"一端则代表基层社会自身的治理逻辑，不需要国家的法律、意志等工具就能实现自我管理，其理想状态就是无政府主义。结合历史与现实，基层社会秩序的维系不可能停留在上述的"两极"。因此，所有关于国家与社会关系框架的论述都是以国家权力如何在基层社会渗透为内容展开的。总体来说，政权下渗就是地方权威与国家权力的博弈问题。

当然，"国家—社会"关系并非一个新的理论命题，早在20世纪80年代单位制改革和全能主义国家（total state）放权的社会背景下，这一框架就已经被广泛引用且展现了一定的解释力。20世纪90年代，该框架对"社会"的强调有所延伸，"基层社会"的一般意义也不再局限于乡村，一些诸如城市公共领域、市民社会理论、"第三领域"的概念如雨后春笋般出现（夏维中，1993；邓正来，1997：608—645；邓正来，1998：263—302；哈贝马斯，1999；黄宗智，1999；等等），力求解决"国家—社会"之间的张力。不过需要指出的是，这一框架的解释效度建立在国家与社会二元分立的基础上，即承认国家或社会是可以摆脱对方而独立自主的（即"社会中心论"和"国家中心论"）（张静，1998）。但问题也正源于此，国家与社会是否可以分离？（梁治平，1996）实际上，在现代主权国家出现以来，国家和社会的分离一直饱受质疑①。在此，笔者借用波兰尼的观点对该框架隐含的前提做一回应。波兰尼研究的主题是经济与社会之间的关系，其核心是"经济脱嵌于社会"。他认为，本应附着在社会体系之中的市场经济如若发生"脱嵌"，将导致社会的灾难，但该书另一个潜在的主题就是政治或国家与社会之间的关系。作为经济脱嵌的前提，政治如果也从社会中脱嵌，势必招致社会的全面抵抗。"社会不是受国家法律支配的，而恰恰相反，社会使国家服从它的法律"（波兰尼，2007：96）。由此，国家应该保护社会，否则就是对社会的背叛（黄志辉，2016）。因此，无论是全能主义国家还是社会的守夜人，国家都应该是社会的守护者。国家嵌入社会，二者从来就是不可分离的。这是本书的一个基本立场。

在有关国家与地方社会秩序的分析框架中，还有一个具体而关键的问题在于：在某个或某组事件发生的情境里，国家以何种面目出现，即"谁代表国家"？易言之，在确定国家与社会不可分离的前提之后，两者的"联结样态"该如何界定？在既有研究中，国家在不同历史时期会幻化为不同的面目，在不同的事件中由相应的角色予以代表。比如中国帝制时期的"长老"和"士绅"、社会主义新时期的"单位"和"积极分子"，以及改革开放之后的"社会组织"，等等。其实，这个问题已经涉及"国家—社会"二元框架中另一个硬伤，即以往部分研究倾向于将国家或社会视为"整体性"和"均质化"的特点，但事实证明这很可能是一种虚妄。

针对以上两方面的缺陷，这一分析框架的新取向就要求破除两分法，建立"社会中的国家"的立场（米格代尔，2013），即承认国家很少能够独立摆脱社会而存在，从而把国家与社会之间的关系看作一种互动的过程（邓正来，1998：286—287；291）；同时，亦不再将国家或社会视为整体性或均质化，而认为国家是一个非统一（同一）或非均质化的系统。换言之，国家各个部分嵌入社会的情况是有差异的。"国家的作用依靠它的不同部分与社会的不同部分联结，当他们互相面对的时候，各种推力和拉力

---

① 张静（1998：2—3）从秩序论证的立场出发，即西方社会与中国社会在权利、边界和交换等方面可能存在的差异，表达了这一源自西方的理论命题能否直接用于分析中国社会的疑问。

影响着双方的控制场域，这些领域的边界模糊而又经常移动"① （张静，1998）。从上部分文献综述的相关提炼中，这一点又可以被表述为"国家本位"与"社会本位"之间互动、更迭的过程，亦"社会结构"与"社会建构"之间的关系问题。延续这种思路，本书的具体问题也需要澄清。

本书以一对"50 后"医生夫妇的职业流动为线索，将"基层医疗实践"具体化为三个时间段、三个不同性质医院里（1952—1989 年的小镇卫生院、1989—2000 年的国企职工医院、2000—2016 年的半公立半私立医院）发生的医患故事，系统考察了一个中原小城在中华人民共和国成立后，尤其是改革开放以来医疗实践的变迁历程，力求对国家的医疗保障制度、医患之间的建构性关系互动及医患纠纷的多元化解机制展开历时性分析。因此，本书的命题指向和理论旨趣在于探求社会变迁、纠纷事件与社会秩序之间的关系，通过"医患关系"的阶段性特征与变迁轨迹展现社会建制力量（包括结构性力量与建构性力量）对社会秩序的现实影响，最终回到"社会秩序何以可能"这一社会学的核心命题。由此，除导论与结论之外，本书的核心章节包含以下三个部分：

第二章将围绕小城的"小镇卫生院"的建立、人员分配、医疗服务形式，展现中华人民共和国成立之初至改革开放初期这段时间里中国乡镇地区医疗实践的具体情境。中国的乡村社会被长久冠以了"乡土社会"的称号，但在改革开放之后，这种"熟人社会"逐渐变得"陌生人化"，这种变化固然彰显了市场经济发展的诱致性，但"国社关系"的改变应该成为一种更深层次的归因。因此，本部分将着重回答，作为"单位末梢"的乡镇卫生院医生如何在变迁中的乡土社会进行执业，农村民众在"合作医疗"解体之后如何获得医疗卫生保障，20 世纪 80 年代中国乡村社会医疗服务市场的供需格局，市场转型中的家族经济与乡镇医生的社会角色等问题。

第三章将围绕小城的"黄河厂卫生所"论述"单位制"下国企内部的医疗实践状况。在以往的认识中，国企的兴衰是当代中国社会转型的一个典型映射，而作为国企职工的医生和患者在医疗的"国家福利化"向"责任私人化"的转变中所产生的主观体验，亦能够彰显"国家父爱主义"及

---

① 事实上，这一研究取向的出现在一定程度上受到了"关系/事件"分析视角的影响（郑卫东，2005）。

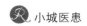

"新传统主义"的时代变迁。因此，本部分将着重回答，中国的"单位医生"是否体现为一种西方学者所言的"混血职业"以及他们是如何利用"科层制权力"介入单位制下的"工厂政治"之中，"国企职工"在享有和失去"制度化庇护"的过程中如何完成自身就医行为的转变，以及20世纪90年代的"市场化浪潮"如何影响个人的职业选择等问题。

第四章将围绕小城的"第四人民医院"论述2000年以来中原县域医疗服务市场的主体行动与秩序机制。本书坚持的一个基本观点是，"医患纠纷"是医疗实践的一种建构性表达，是当代中国具有"阶段性"和"特色性"的社会事件。从"逆向归因"的角度讲，医患关系从"信任""失信"到"恶化"的转捩在国家市场化医改的背景下带有较强的制度主义取向，这也成为既往研究针对民众在医患纠纷中"同情式理解"的根源。但是，本书试图揭示问题的另一面，带有"自下而上"制度反馈色彩的关系互动也使得医疗实践带有浓厚的行为主义取向，如何在"社会转型论"之余建立"社会建构论"的框架性解释，才是"由医疗话社会"的社会学本原。因此，本部分将着重回答，当代中国医疗服务领域的市场化是如何在基层社会推进的，医生群体的多元构成映射出了医学专业教育与社会阶层分化的何种变化特性，"小城四院"中表现出"医生的商人化"与"患者的暴力化"的根源究竟是什么，医患关系的交易性和不确定性的背后是否隐藏了医患纠纷的"治理之道"，如果对标民国时期的"医事纠纷年"，如何解释"转型期"容易成为纠纷的多发期等问题。

总之，本书的研究提供了一个社会主义国家在时代转型中医疗实践的中层个案，一方面能够丰富医学社会学中有关"国家—医疗—社会"关系结构的整体研究，使得国家在医生职业生活、民众就医行动中的角色与作用得到正视；另一方面也能够拓展包括法律社会学"纠纷研究"在内的诸多领域针对社会建构性层面的观察视域，使得底层关怀与多方参与能够获得更加理性、全面的对待。

第四节　田野介绍与研究方法

"小城"位于中原中西部地区，隶属于九朝古都洛阳市，距离洛阳市区 30 公里、距离中原省会郑州市 100 公里,是郑洛城市带上的一个县城。小城整体地势南北高中间低,县城位于区域东北方,现辖 4 个街道、9 个镇、214 个行政村(585 个自然村)、12 个居委会、2240 个村民组,总人口 62 万人(2016 年)。作为毗邻洛阳市地理位置最近的一个县域单位,小城境内郑西高铁、陇海铁路分别从南北横穿,连霍高速、宁洛高速、207 国道交会,铁路、公路网络发达。作为中原县域经济的排头兵,小城在改革开放初期就出现了大量的乡镇企业,并以"镇"为单位形成了以摩托车、管道、铁箱、轻纺为特色的产业集群,并于 1993 年成为中原第一批县级市单位。在历史上,小城是客家先民首次南迁的起点出发地和丝绸之路的东方起点之一,至今保留了夏都遗址、商城遗址、汉魏洛阳古城遗址、唐代帝陵唐恭陵等遗址。小城最为人乐道的是"玄奘故里",如若哪家小孩生性可爱,小城人就会招呼"小唐僧!"

作为拥有历史底蕴和经济优势的中原县城,小城既是笔者的家乡,也是本书的田野调查点。"小城故事"就发生在这里。

就具体研究方法而言,本书主要采取"社区研究"与"深度访谈"的方法来收集田野资料。

一 社区研究

小城是本书考察"基层医疗实践"的田野点。作为一项"历时性"研究,社区研究自然是一个重要的研究方法。作为乡村、村落研究的传统方法,社区研究为人们了解中国社会提供了一个便利窗口。社区研究主张应该将具体的文化事项置于社会系统之中,注重社会的整体存在。对于社区研究,众多学界前辈已经为我们做出了典范,如林德夫妇、葛学溥、费孝通、杨懋春,赵旭东、朱晓阳,等等。当然,社区研究为人诟病较多的是单个村落研究的代表性和典型性问题。① 在这一点上,费孝通先生试图通过对不同类型村落的调查,"用比较方法逐步从局部走向整体",以达到其了解中国社会全貌的目标(费孝通,1996:34—35)。也就是说,费老将

---

① 除此之外,"社区研究"在面对城市化、工业化等宏观外部力量整合时所面临的"独立性问题"(卢晖临,2005),以及具体操作上的"学术规范问题"(王铭铭,1997)等方面遭到了一定的质疑。

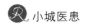

单个社区研究的意义定位于建立"地方类型"的贡献上,亦即通过积累众多"类型"来反映中国社会的总体结构形态(卢晖临、李雪,2007)。但问题在于这种"类型"的积累在很多时候仍然只是数量上的"加法"。对此,一些学人开始用延伸个案法(extended case method)① 对此进行回应。

延伸个案法肇始于英国的曼彻斯特学派(如 Gluckman、Van Velsen 和 Epstein 等学者),后经布洛维(Burawoy)等人的努力,现已发展成有巨大影响力的研究分析法(卢晖临,2005)。这一方法强调"对社会过程和社会情景的研究,即研究者要收集和调查的不仅仅是个案本身,而且要将重点放在个案产生的社会脉络或情景中"(朱晓阳,2004;应星,2009:5),并注重个案或事件的动态过程与特定社会情景联系的重要性,其中尤其需要注意个案、事件的"前历史"和社会后果。换言之,这种方法与"关系/事件"和"事件—过程"等分析策略类似,强调一种时间维度上的"历时性"(朱晓阳,2004)。此外,在研究过程中延伸个案法强调"走出个案"的狭窄范围,转向宏观场景。在宏观领域中"居高临下地观察具体的日常生活",同时借由具体个案来反观宏观场景,以实现理论的建构(卢晖临、李雪,2007)。

著名汉学大师孔飞力的《叫魂:1768 年中国妖术大恐慌》一书是延伸个案法应用的典范。虽然在其作品全然未提"延伸个案"这一词汇;但他通过叫魂事件展现了传统帝国君主官僚制中两种权力的激烈角逐,从而以事件—过程动态透视了当时社会结构的真实运作(孔飞力,2012)。朱晓阳、应星等国内学者也较好地将延伸个案法应用于具体研究。其中,朱晓阳指出应对延伸个案法进行批评性使用,并将事件(个案)、行动者、结构与社会秩序较为完满地结合在一起。他提出将"'延伸性个案'视作一种个人或集体行动的'条件信息'。这种条件信息以及其他历史时间下的结构性和或然性条件的交汇会影响特定行动者行动,并从而影响村落社区建设之'现实'"(朱晓阳,2004)。这给本书以极大的启发意义,以往有关医疗实践的概念信息往往是作为特定空间内被定义和记录的"条

---

① 国内关于这一研究方法大致有两种译法,如朱晓阳(2004)和应星(2009)等人所译的"延伸个案法",另有卢晖临、李雪(2007)和严文强(2009)等人所译的"拓展个案法"。亦有论者认为这两种译法在意义上有一定侧重:延伸个案法更强调历时性,将当前个案视为历史长河中的一个片段;而拓展个案法则强调宏观与微观的结合,即透过微观反观宏观,通过宏观俯视微观(张晓红,2010)。

件信息"而延伸，已经影响了目前特定行动者的行动。但与朱晓阳研究中已经"完结"的事件不同，本书现有"条件信息"的延伸并未真正完结，且对未来行动或者结构的影响则是未知的，这也是本书需要着力解决之处。

二　深度访谈

在调查资料的收集方面，深度个案访谈也是主要方法之一。个人的叙述被认为"在社会研究中具有最核心的重要性"，因为语言能够"对有关世界的任意一面的几乎无尽的变化提供描述、解释和评价"（Ritchie & Lewis，2003）。通过面对面的个案访谈，可以深入了解事件发展的整个过程和细节、当事人的看法、行动，以及获取对事件的"理解的理解"[①]，以此来剖析其头脑中的"结构"。其中，笔者将使用"焦点团体"的研究方法来收集针对某一项事件的集体话语表达，这一点会在第二章和第三章中有所展示。除了个案深入访谈之外，在医疗机构的参与观察也是极为必要的，这既是对被访者所说的内容的一个印证，也是对通过深度访谈所获得的资料的拓展与深化。

因为本书的田野调查地点就是"小城"，书中所展现的所有一手资料都来自这座历史悠久的中原县城。同时，本书是通过"历程性展示"来描摹和提炼有关当代中国基层医疗实践的样态和隐秘，时间跨度是从中华人民共和国成立之初到2010年之后，这就不可避免地要面对无法参与观察"过往事件"的现实困境。因此，针对个体访谈资料的佐证式补充，参与观察只能局限于"当下"，而既有的"文字资料"就成了这方面补全的必要途径。

由此，除个案访谈与参与观察之外，本书还利用了小城当地的档案、县志、厂志、院志等相关文字资料，以求对访谈资料形成有益补充。当然，作为一个围绕家乡展开的社会学研究，长时间的感受和耳濡目染所获得的经验是短时间的"掠夺式调查"所无法比拟的。在这样的体验中，

---

① Nader 和 Laura（1965）指出法人类学与法社会学的研究应该从对法、规则的关注转向对纠纷过程的关注，即从"规则中心"转向"过程中心"，深入研究社会生活中的人及其行动。

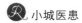

笔者可以更为容易地理解当地的社会场景①，从而"真实"地展现事件之间的逻辑。在将事件（个案、纠纷）置于场域变迁的同时，建立事件与社会秩序之间的联系也是必不可少的。在这个方面，笔者似乎拥有"天然的优势"。

---

① Comaroff 和 Roberts（1981）指出，对某一纠纷的理解和阐释需要对其全部社会背景进行深入了解。

第二章　乡里乡亲：小镇上的医生与街坊(1952—1989)

从道士到钢铁战士，
只是因为一件东西，
信仰。

——题记

　　小镇位于小城西南方，邻近洛阳城南，向西10余公里便是闻名中外的"龙门石窟"，境内的南部丘陵坡地与中部、北部平原田地大约各占一半。小镇地域面积83.3平方公里，下辖行政村29个，总人口8.7万人。在小城中，小镇属于面积、人口均超过平均水平的乡镇单位，其中的"上村""下村"都是人口超过两万人的大村。小镇人性情淳朴却也民风彪悍，历史上一直是半农半商，不少人混迹洛阳甚至远走"西面"(西安)。改革开放以来，小镇受到东面邻镇"铁箱产业"的影响，不少收获第一桶金的"村落能人"也投资铁箱、防盗门生意，加之近年来郑西高铁竣工、高校开辟新校址，现在的小镇已经成为洛阳新开发区的一个"街道"，小镇人也变成了"城里人"。本书的故事要从革命年代的"公社卫生院"讲起。

第一节　"公社卫生院"的建立：政治运动与群众路线(1952—1980)

　　作为本书第一个公立医疗机构的调查场域，笔者在田野之初就对小镇

"卫生院"抱有兴趣。随着调查的深入，笔者慢慢发现"镇卫生院"在历史上的曾用名是"公社卫生院"。这是集体化时代词汇的遗留，但是小镇人极为认同。直到现在，40 岁左右的小镇人仍不假思索地称其为"公社卫生院"，而不是现在更加大气的"龙门医院"。虽然很多小镇人下意识地保留了这种集体记忆的称谓，但大都不清楚这个"公社卫生院"的出现与中华人民共和国成立之初国家防疫的动员事件有过一个交点。这个交点就是1952 年发生的"反细菌战"。这件事是新中国与集体化时代的民众共享的一个集体记忆。

自1952 年 2 月开始，类似的描述开始在《人民日报》上以滚动序列的方式频繁发布。

一月二十八日，敌机在伊川东南之金谷里、外远地、龙沼洞、龙水洞一带上空散放为朝鲜居民所从未见过的三类小虫：第一类状如黑蝇，第二类状如跳蚤，第三类状如壁虱（又像小蜘蛛）。（《人民日报》1952 年 2 月 22 日）

二月二十一日，敌机又在铁原一带的我军阵地上空投下大批纸包、纸筒，内装跳蚤、蜘蛛、白蛉子、蚂蚁、蝇子等类小虫。二月十三日，敌机有在金化地区我军阵地上空撒下苍蝇、蚊子、蜘蛛、跳蚤等类小虫。（《人民日报》1952 年 2 月 23 日）

三月六日二十一时，美国飞机一架入侵我青岛市郊，撒布细菌毒虫，敌机过后，青岛市东郊太平角及沙子口等地居民发现大批突然出现的苍蝇、蜘蛛和小甲盖虫、蚂蚱、土蜂、蚂蚁等毒虫。（《人民日报》1952 年 3 月 15 日）

进入1952 年 3 月，当"细菌战"的空间界限延伸至中国境内时，浓浓的"防疫动员"氛围已通过广播和报纸等媒介弥散开来，吸引着大批民众的视线和听觉，酝酿已久的民族主义情绪开始被点燃而喷涌出来。传播学创始人哈罗德·D. 拉斯韦尔在探讨战争中的宣传技巧时曾经意识到，宣传者面临的主要问题在于选择最适合及其所需反映的社会建设，宣传的首要目标在于激起对敌人的仇恨，因为这些敌人破坏了集体的自尊和道德标准，是实现整个国家珍贵理想与梦想的绊脚石（转引自杨念群，2013：436）。在面对"细菌战"威胁时，激发与引导民众复杂的情感，使之具有民族主义的政治内涵并朝向规定的政治方向发展，显然是要经过一个"制度化"过程的。中国共产党通过两个步骤完成了这种"制度化"：第一，建构自上而下的防疫体系并不断完善，1952 年 3 月 14 日，政务院第 128 次会议决定成立中央防疫委员会，第二年，带有战时色彩的"爱国防疫委员会"更名为"爱国卫生运动委员会"（简称"爱卫会"）；第二，将防疫模式从情感激励型的国家民族主义形式转换到与日常生活节奏密切相关的常规性卫生运动，1952 年 12 月，第二届全国卫生会议确立了卫生工作"面向工农兵""预防为主""团结中西医"三大原则，后又增加"卫生工作与群众运动相结合"一条原则（杨念群，2013：487—488）。因此，作为"爱国卫生运动"源头的"反细菌战"，不仅为我们提供了一幅由地方权威、公共卫生人员、党的组织者和一般公民集体塑造的"1952 年事件"的运动图景（Rogaski，2002；Weathersby，1998），也向我们提出了一个更深层次的考问：在"反细菌战"从一场短期的民族主义的情感与行为表达转化为一场具有稳定特性的社会变革运动的过程中，"群众路线"固然起到了核心作用，但如何完成从战争年代"群众路线"向和平时期"群众路线"的过渡？这个问题可以从小镇"公社卫生院"的建立中获得某种启示。

一 "诉苦"的舞台和"除虫剂"的发放（1952—1968）

1952 年年初，当"细菌战"刚刚波及人们日常生活的时候，极度的恐惧与极度的忽略构成了两种极端情绪。"极度的恐惧"来自人们无法在日常生活的常识中安置"细菌威胁"这个话题，何况这个威胁来自邪恶的美帝，普通民众只能通过报纸、广播获取"细菌等同于炸弹"的原始印象；"极度的忽略"来自蚊子、苍蝇、鼠类等带来的"细菌为何惧"的朴素认知。要平衡这两种心态，就需要通过有效的途径使"细菌战"的信息变得"常规化"，使得普通民众能够通过日常感知能力与"战争防疫""非战争防疫"建立联系。

> 52 年的时候就是（宣传）老鼠（鼠疫），公社墙上都贴着照片（海报），上头有外国当兵的（美国兵），也有老鼠的照片。有人要是

抓住几只老鼠，就会说"抓住了几个当兵的（美国兵）"。接下来，就是忆苦思甜，解放前这儿是个唱戏的台子，就在公社卫生院这块地方上，村里让上去"讲真事儿"，说说之前旧社会不讲卫生不好，现在解放了要讲卫生……啥事儿都能兜出来，不讲卫生能说到被地主欺负……到 54 年、55 年，仗都打完了，咱们这儿春天夏天有虫灾（蝗虫），说（诉苦）还说（诉苦），这片儿（公社卫生院）就改成发虫药（除虫剂），打打防疫针啥的……**（李旭斌、李宝库、李文华①）**

通过访谈这几位老人，笔者了解到小镇"公社卫生院"的前身是"诉苦"的舞台和发放"除虫剂"的场所。固然，他们并没有提及"群众路线""爱国卫生运动"，但是我们仍然可以从他们的言语中辨明几个信息：

其一，"群众路线"的具体实施需要一套完善有效的动员技术。在战争年代下，"诉苦"就是一种重要的方式（郭于华、孙立平，2002），"诉说过去的坏、向往今天的好"，但是诉苦往往会放大规定内容的边界，这是以情感动员的方式铺衍成大规模的群众运动的一种渠道。裴宜理（2001）曾指出，在中国革命成功经验的解释性模式中，共产党与国民党在社会动员方面的最大差异表现在共产党显然比国民党更善于实施大量的情感工作。

其二，"群众路线"在战争年代防疫行为的社会动员中具有一种"政治的想象"。将"老鼠"与"美国大兵"放在一起设计出来的海报隐藏着当时美国与中国的关系，并利用一种"颠倒的想象"将细菌与美帝、防疫与御辱等同起来，包括"细菌""病毒""软弱"等不好的事物都是美国人通过战争丢给我们的，卫生防疫与强身健体已经不再是个人行为而成为现代民族国家在世界面前树立起强大自我形象的一个重要步骤（杨念群，2007）。这种"东方主义"式的臆测和联想可以转变为激发民族主义情绪的有力工具，既是一种自上而下的社会动员机制，也是一种自下而上的能量反馈渠道。

其三，"群众路线"在"战时"与"非战时"的策略存在显著差异，"群众路线"的概念具有强调群众自己所理解到的眼前利益的倾向（邹谠，

---

① 这三位受访者是小镇内村落的老人，均年过八旬。中华人民共和国成立之初，作为公社办事员经历了那个特殊的年代。

2002：129）。"诉苦"只是战争时期的应时性策略，发放"除虫剂""打防疫针"则是与春耕、夏收等农业生产周期密切结合并兼顾民众基本卫生保健的实用性手段。但是，如果仅仅单独强调群众自己所理解的眼前利益的重要性，却未必与党的长远革命的根本利益相符合。如遇到这种情况就需要使用"制度化"手段使两者保持一致。正如邹谠指出的，"群众路线"本身并不能成为建立西方自由民主的基础，因为群众的概念与公民及公民身份有根本不同，群众概念的出发点在于把个人看成属于社会各个部分的个人，他们并不拥有抽象的法律或公民权利，他们只拥有具体的社会经济权益（邹谠，2002：130）。因此，在"群众路线"的表述内涵中，民众利益的表达只有在国家社会变革政治目标框架的限定下才变得有意义。由此，我们可以理解，在"反细菌战"及后续的"爱国卫生运动"中，"群众"尽管从医疗对象转而被预设为运动的"主体"，但是这里的"主体"却在某种意义上处于被启蒙的状态。而爱国卫生运动最终得以实施，也以利于行政机构与地段卫生组织、形形色色的非正规组织以及交叠互动的空间分层网络的控制才得以完成，而不仅仅是在民众自发的情绪调动下的行为。因此，"群众"自发行动实际上是空间政治规训与调控下的一种结果（杨念群，2013：500）。

基于这种认识，政治运动固然成为中华人民共和国成立初期"战时"与"非战时"社会动员的国家策略，但"群众"与"国家"之间通过"让渡自主—提供庇护"所形成的"庇护—服从"关系如何形成一种"在地化"的医疗保障制度、"群众"的自发行为与空间政治的"规训调教"是否存在多样化的关系结构都需要进一步厘清。从建制发展的角度讲，"反细菌战""爱国卫生运动"及后续的"农村合作医疗"既是同一历史时期的建制内容，也体现为一种建制延续，而后者使"公社卫生院"真正成为1949年后"三级保障网络"上的基础环节。

二 合作医疗的产物（1968—1980）

中华人民共和国成立之初，广大农村地区严重缺医少药，人民健康指标属于世界上最低水平的国别组（World Bank，1997）。为了扭转这种局面，政府一方面投资于预防活动，另一方面整顿已有的卫生工作队伍，建立基层卫生组织。到20世纪60年代中期，中国绝大多数地区的县、公社和生产大队都已建立起医疗卫生机构，形成了较为完善的三级预防保健网，实行合作医疗制度（朱玲，2000；黄树则等，2009；王晶，2015）。在整个20世纪70年代，属于初级保健水平的合作医疗体系普惠了众多农村民众，被誉为"以最少投入获得最大健康收益"的"中国模式"（World Bank，1993：210—211）。小镇上的"公社卫生院"正是在这个背景下建立起来的。

> 咱们这儿（卫生院）跟周边乡镇比建得不算早，前后脚，也就是68年、69年吧。那时候已经开始"文化大革命"了，咱这一带都是学人家山西，这片儿（卫生院旧址）原来是乡"革委会"的地方，一喊（动员），（大伙）都拼命干，也就是两三个月吧（就建起来了）……后头的戏台子还留着，前头临街建了一溜儿平房，八九间吧，大门修了修……到79年，前头这排平房加盖了几间，后头的台子也拆了，建成宿舍，你小时候不就是住在那二楼上，呵呵……（**刘华峰、李小平、华占江**[①]）

> 其实，（卫生院）刚建成那几年，说是医院也不是医院，算是"赤脚医生"的集散处和"闹革命"的地方。俺们（赤脚医生）在县里培训完在这领药箱，（药品）不够了再来领，平时也就两三个老中医在这，大病弄不了，都是常见的小毛病，俺们（赤脚医生）有啥不会的，问问他们几个……大队里头也都有卫生室，（农民）有病了先到卫生室，不中了再来这边。感觉那时候的人比现在结实，头疼脑热都不是事儿，妇女们身子不得劲儿（舒服）也不耽误干活……也比现在的人厚道，俺们虽说是最出力的，但是心里头很美，基本上不落埋怨，（民众）也真离不开这儿（卫生院）……那时候"闹革命"，后头的台子（戏台）和前头这几间平房谁都来耍，有时候开开会（批斗会）、有时候扯扯（聊聊天）、有时候公社给大队队长们布置任务。（"文化大革命"）结束之后，才开始像个医院了。（**李文华、李文建**[②]）

[①] 这三位受访者是小镇左村的前任村主任、村支书和会计，当年亲自"督战"了公社卫生院建设，现都已年近八旬。

[②] 李文华、李文建是堂兄弟，是小镇左村当年的"赤脚医生"，现已年过八旬。

这里还是要对"合作医疗"进行分析。中国的合作医疗制度是随着农业合作社的兴盛而逐渐发展起来的。1955 年，山西省高平县米山乡在合作化过程中最早建立了集体医疗保健制度，合作社社员可以免费享受预防保健服务，在本社保健站看病享受价格优惠，其筹资来源有二：一是社员缴纳的"保健费"；二是合作社从"公益金"中提供的补助（钱信忠、张怡民，1999：1000）。1968 年，毛泽东做出了"合作医疗好"的著名批示，各地为了贯彻最高指示，采取行政命令和政治动员的方式推行合作医疗，这一制度也随着人民公社的建设热潮在全国推广开来。由此，自愿性的社区医疗转变为强制性的集体福利（顾昕、方黎明，2004）。

典型的合作医疗实践可以说是一种社区医疗筹资计划，即由社区组织筹资、社区成员参与的医疗费用保险计划（Jakab & Krshnan，2001；Hsiao & William，2001；Liu et al.，1996），属于"小额险种"的一种。事实上，世界上众多社区医疗筹资计划的组织者都在为如何找到低价（低于市场）医疗服务提供者而发愁。一般而言，公立医院和民办非营利医院是他们的求助对象。但是，改革开放前中国合作医疗没有碰到社区医疗筹资计划这一经典难题，并非由于其组织和制度有任何高明之处，而是因为计划经济体制本身就是一种能够把一切人民生活基本必需品（包括基本医疗服务和药品），都维持在低价供给水平上的制度（顾昕、方黎明，2004）。当时的人民公社一般由 4—5 个生产大队组成，一个生产大队一般不到 1000 人，合作医疗大部分是在一个生产大队范围内实行基金的统一收集、统一使用、统一管理（人民卫生出版社编辑部，1975）。因此，"公社卫生院"的运行在很大程度上依赖于社队财务的支持，而赤脚医生直接隶属的大队卫生室则几乎完全依靠集体经济维持（朱玲，2000）。

通过上文的访谈，笔者了解到大部分小镇居民对改革前的合作医疗还是比较满意的，主要原因集中于几个方面：第一，看病低价甚至免费；第二，药品价格低，基本药品能够买得起或者通过某种草药完全免费解决；第三，医务人员服务比较热情，特别是赤脚医生，至今仍为人津津乐道；第四，医疗卫生预防工作做得好，大部分村民对于一些基本保健常识还是比较熟悉的；第五，村落卫生状况相对得到了改善。固然，这是一个整体性的判断，我们还是需要从以下两个方面入手展开细化分析：

首先，农村合作医疗中的结构体系与医患信任。改革开放前，中国农村地区的三级预防保障网络是按照县、乡（公社）、村（生产大队）的行政层级设计的，从事具体乡村医疗实践是隶属于大队卫生室的赤脚医生与隶属于公社医院的公社卫生员，但他们之间的分工与任务比重是明显不同的，公社卫生院所承担的社会角色也不是单纯的医学性质。从上面的访谈资料中，我们看到"公社卫生院说是医院也不是医院，只是乡镇府的一个地方""公社卫生院会召开公社会议、批斗会议""赤脚医生到公社卫生院主要是请教问题、领取器械、补充药品""（'文化大革命'）结束后，公社医院才开始真正像个医院"。这些说明，改革开放前，小镇卫生院是一个承担了多重社会资源分配的复合场所，医疗保障只是集体化时代社会分工与社会建设的一个面向。同时，大队卫生室和赤脚医生在基层医疗保健中扮演了更加重要的作用。这两方面特征透视出中国农村合作医疗制度在1976年之前主要是以生产大队为平台开展起来的，1976年之后才开始转为公社、大队联办，这一举措在扩大集体自筹医疗基金的同时也提升了公社卫生院在医疗实践中的权力比重。同时，在"赤脚医生"与农民的关系方面，已有的研究部分证实了在中国传统农村的社会背景下形成的完全不同于西方现代社会的医患关系模式（房莉杰，2013）。在互动过程中，"赤脚医生"会用很好的服务态度、浅显易懂的语言对待患者，并尽量照顾到患者的个人情况；而农民正是凭借这些来评价一个医生的好坏（张开宁，2002）。正如杨念群所言，"在中国农村，邻里乡土关系是医患关系的主轴，这与城里'西医'主宰下的现代医患关系有相当大的区别"（杨念群，2013：545）。尽管当时的"赤脚医生"已经开始使用部分西医的知识技术，但是医患之间的关系结构仍是建立在传统意义上的"熟人关系"，而非西方医学背景下的"抽象角色关系"。正是在这个意义上，我们看到"（那时候的人）比现在的人厚道，俺们虽说是最出力的，但是心里头很美，基本上不落埋怨，（民众）也真离不开这儿（卫生院）"。因此，卢曼（2005）笔下"以一套稳定的社会机制为基础的制度信任"在这一时期中国农村的医患关系中并没有完全体现，反而是建立在熟人关系之上的"人际信任"成了"赤脚医生"与"普通民众"共享的社会资本载体（Shapiro，1987；Coleman，1990：304—312），而这一点也成为农村合作医疗制度克服"逆向选择问题"的保障之一。

其次，农村合作医疗中的健康观念与政治规训。改革开放之前，国家为了更好更快地建设社会主义，以政治动员的方式最大限度地使用了民众的"生产性身体"。"不论是从国族建构的角度，或是从资本主义生产需要的理性计算的角度来思考，对身体进行了一个工具性的计算和一个科层化的组织和动员，已经成为一个无可避免的历史趋势"（黄金麟，2006：14）。如果我们将其中的"资本主义生产"替换为"社会主义生产"，那么用这段话来概括当年小镇人所遭遇的集体化生产方式，是再恰当不过的。这也可以理解李文建、李文华两位老人口中"那时候的人比现在结实，头疼脑热都不是事儿，一喊（动员）都干""有时候妇女们不得劲（舒服）也不耽误干活"的含义，这与帕森斯的病人角色模型产生了直接的冲突。在这一模型中，"病人"被免除了"正常"的社会角色，而且他会积极寻求技术上的帮助和与医生合作以求恢复健康（Parsons，1951；考克汉姆，2012）。在上文的访谈资料中，我们看到民众固然"离不开公社卫生院""赤脚医生自诩为最出力的人"，但是无论是国家还是家庭都没有将病人当作"病人"来看待。更为重要的是连患者自己都没有免除自己的社会角色，因为他们清楚，一旦称病歇息，将会丧失工分，由此就会影响年终的生产成果分配。而且，这也是为了避免疾病给家庭造成额外的开支和负担（姚泽麟，2010）。从这个角度讲，改革开放前，集体化时代对"病"的界定呈现出社会建构范式凌驾于医学范式的特征，小镇人的身体已经"被建构为"国家建设的"生产工具"，合作医疗所倚重的"社会资本"也不单纯是一种社会关系的资本效应而带有明显的政治烙印，民众对赤脚医生的道德期待同时被政治话语附着，走进医院、求助医生的人数明显低于改革开放之后。与上一点分析相呼应，杨念群在描述毛泽东时代中国农村的医患关系时指出，"在制度安排与人情网络的双重规训下，赤医对自己的道德约束自然会随之加强……政治话语的刻板干预和制度的约束机制在表面上支配着中国农村的日常生活，可在农民的实际行动中，政治的刻意宣传往往会还原为一种朴素至极的传统的'付出—回报关系'……这套循环关系不完全是'政治动员'的结果，也不是靠'阶级情感'的速成驯化刻意达至，而必须在古老乡土文化秩序的复杂运作中才得以再现"（杨念群，2013：542、544—545）。这些都从侧面说明了社会主义新时期医患相惜的社会原因，"病"不是那么好得的，虽然"乡土秩序"仍旧非常稳固，但医生与患者都被置入了一个更大的时空话语中完成了"螺帽式角色"的形塑。

第二节 两个新人:复员军医和医大学生(1980—1985)

在田野访谈中,小镇居民普遍认为改革开放之前,尤其是"文化大革命"时期留下最好的遗产就是"社会风气",这自然与当下的判断形成了鲜明的对比。一些国外研究也认为"文化大革命"时期中国文化系统多元交杂:有务实的马克思主义、多层面的儒教传统,和地方主义的民俗相互组合、相互影响,但是没有西方意义上的自由和政治系统(Madsen,1984;Shirk,1982)。在改革开放初期,社会风气还没有发生"一夜巨变",但社会建制已然表现出了"变"的迹象。直到1983年,小镇的合作医疗制度逐渐解体,强制性的集体福利又转回自愿性的社区医疗。由于当时中国正处于市场化改革的初期,在建立政绩合法性(康晓光,1999)驱动下,经济建设成了执政党和各级政府的最重要任务,小镇的社会环境也发生了显著的变化,"公社卫生院"不仅更名为"小镇卫生院",更着力引进更加专业的医务人员。

从上一节中,我们看到,"小镇卫生院"的建设是整个小镇公共空间建设的重要步骤,也成为民众感受社会风气的重要场域。但是在名目上,小镇居民始终保留了"公社卫生院"在乡镇空间和人们记忆中的地位。这是一个饱含历史建制色彩的时代称谓和集体记忆。景军在研究大川时由"什么力量使平时平静而又常规化的事件最后成为历时性的仪式"的考问,引出了有关"集体记忆"的思考(Jing,1996)。景军认为,涂尔干提出了"集体欢腾"(collective effervescent)的说法,试图证明文化创造力是植根于集体的热情、共享的情感、统一的利益当中的,进而否定了文化创造力是少数人的特权的时髦观点。同时,景军指出了涂尔干观点中存在的问题:"如果说在欢腾的时期社会或集体通过统一的仪式展示着文化的创造与更新,那么在平静的时期,在行为有序而又常规化的时期,又是什么力量把人们绑到一起的呢?"他认为哈布瓦赫(Halbwachs)成功地解决了这个问题,集体记忆使得对过去事件的回忆活在日常生活中,完成了对历史的仪式性重演,使得在一段时间之后出现对群体身份的狂热典礼(Jing,

1996：14—15）。

其实，这里包含了"集体记忆"与"个体记忆"两个概念，以及引申出的"社会"与"个人"之间的关系。在当代一些主要社会理论家的视野中，个人和社会的关系往往是其理论的核心问题。在社会记忆研究领域中，这个问题更类似于一个实践问题，如郭于华（2003）对骥村女性的记忆研究，方慧荣（1997）对西村农民土地改革时期社会生活记忆的研究，Schwartz（1991）对不同年代美国人记忆乔治·华盛顿的不同特点的研究，Lira（1997）对 1990 年智利转向民主政治之后，人们对过去记忆的转变的研究，等等。其实，社会记忆并不是一个"无范式的研究领域"，自哈布瓦赫以来，社会记忆研究在很大程度上被规制于"集体记忆研究"的框架之中，这一点与涂尔干强调的"社会事实"是相似的，即"集体记忆"具有社会控制力量（Halbwachs，2002：77—78）。在个体记忆与集体记忆的关系方面，哈布瓦赫认为，"对同一个事实的记忆可以被置于多个框架之中，而这些框架是不同的集体记忆的产物"，同时，"集体记忆的框架把我们最私密的记忆都给彼此限定并约束住了"（Halbwachs，2002：93—94）。因此，我们看到，哈布瓦赫（2002：86—8）对于现实的约束力量是有所批判的，"现代社会佯装尊重个体的个性……社会也仅仅在表面上听任个体自由"①（Halbwachs，2002：86—88）。因此，有学者认为，我们需要重新反思社会记忆的权力观和社会决定论的问题，从个体记忆的微光中来寻求社会决定论与能动个体之间碰撞出的弹性的"物"与"力"（刘亚秋，2010），从"当事人对过去经历的叙述，不仅可以获得先前的经历，同时也可以获得他们对那段经历的理解"（卡拉奇，1999/2001）。

笔者通过这些理论描摹，既想将本书的两位主角"石大夫"和"任阿姨"②推介出来以了解那个年代医生的职业选择，也想进一步挖掘合作医疗解体之后小镇医疗实践中的"诸多隐秘"。

---

① 这一点类似于韦伯对现代社会"理性铁笼"的批判。哈布瓦赫一方面强调记忆的集体性，另一方面又论述了个体记忆的复杂性，以及他对个体记忆"臣服于"集体记忆框架之下的社会事实的担忧（刘亚秋，2010）。

② 笔者的姓名中包含了父母的两个姓，这里仅作昵称化名。

一 "自我意义"的生成：受过苦，我们是有担当的一代人

"代"的概念是与实践的延续性以及人类社会的生存绵延联系在一起的，它唤起的是一种历史感。按照曼海姆（Mannheim，1975）的观点，一代人共同经历的具体事件，使得他们进入一个"代内单元"。他们会以不同的方式积累不同的材料，并形成不同的理解。但不管如何，他们有一点是共通的：那就是他们经历的那些事件往往会积淀在意识的最底层，并形成他们最坚固的观点（王汉生、刘亚秋，2006）。在下面的访谈中，石大夫和任阿姨正是通过"代"的记述，将个人经历与国家历史相连，从而使自己获得了一个明确的社会记忆和历史定位。

> 咱家是在建国前不中（家道中落）了。可是也有好处，我当时才能走（当兵），不然肯定得划成地主。其实，那个时候也只有当兵，到部队上去学点东西、减轻家里的负担。1972年春天，到的"一军"。当时部队都好写黑板报，我字写得好，让军长相中了，提到军部卫生所，学着当医生。73年年初，到上海第二军医大学习，回来我就是军部卫生所所长。后来，我有一次问俺那老军长，你咋让我当医护兵呢？那老头儿当时说的话我现在都记着，"我也是从农村出来嘞，农村兵啥最重要？吃饭最重要！这么多人当兵为啥？大部分都是奔着部队能吃饱来的。要想一辈子吃饱饭得有一门手艺，当医生起码一辈子都有饱饭吃，干得好还能吃得好。但是，医生这活儿不是谁都能干的，得有眼巧，大老粗管啥用？你出黑板报弄得不赖，看着也透灵，就给你提出来了。"
>
> 学医苦，苦得很。在军医大，俺们那时候是工农兵学员，一边学着文化课，另一边上着专业课，大家都非常努力，不到三年（就毕业了）。按现在的标准绝对算是速成，不会像现在本科学医都得五年……在部队，医生明显（被）高看，俺们属于技术人员。但是客观说，那时候也只是基本保障，医生一般不会因为治疗效果背包儿（受埋怨）。因为啥？当兵的大部分也都是普通老百姓，有地方看病就已经不错了，并且都是免费。这样一来，卫生所在部队也算是个小办事

处了，各种关系也都好处理……我当兵的津贴从新兵6块钱到复员前45块钱，每个月剩下生活费，全部都寄回老家，贴补家用。

当时复员，一是不愿意去越南，二是家里负担太重。80年退下来的，刚开始是在洛阳地区医院，后头咱乡卫生院缺人，考虑离家近一些，就回来了。**（石大夫）**

咱们这边是书香门第。中华人民共和国成立后，（家庭成分）划成地主，当兵、入党、推荐上大学都没咱的份儿，只有劳动。

恢复高考第一年，77年，我考到新乡医学院，那时候叫豫北医专。当时分是超了，（但是）第一年，老觉得政策是不是哄咱们的，（地主成分）报个低点儿的（学校）试试。我学医，一是女孩子心细，感觉适合学医，二是当医生有安稳饭吃，关键当时学医学校还有额外补助……"地主崽子"背了多少年了，家里负担重，能走就行，也就不想那么多了。

在学校，俺（那一批人）都是考上来的大学生，还是有点基础哩。我当时年龄不算大，学啥都快，三年专业学习，基础打得也扎实。那时候，你大舅在家种地，撒够吃的，（粮食）交到学校火上（食堂）当口粮，又养点鸡啥的，给我买了块手表，（学医）得用手表测脉搏之类的。平时除了吃饭、买点牙膏牙刷啥的外，没别的开销……大家都过过苦日子，抱怨少，自然很珍惜（学习）机会。

80年毕业，俺们当时全都是分配，学校征求个人意见，我说想回家，毕竟离家近，照应起来也方便。夏天到的（小镇）卫生院，离你外婆家不到30里。**（任阿姨）**

在访谈中，"石大夫"与"任阿姨"的家庭出身、生命经历、职业选择代表了中华人民共和国成立初期出生的"一代人"的典型境遇。"石大夫"是一个"旧社会"家境富庶、中华人民共和国成立前夕家境败落的"穷苦子弟"，经历了当兵、求学、提干、转业地方，从"军医"变成了地方医生。"任阿姨"是一个"旧社会"家境殷实、中华人民共和国成立后被赋予政治污名的"地主崽子"，恢复高考后考入医学院校，经历毕业分配成了一名职业医生。在"特定年代"，"穷苦子弟"与"地主崽子"被"政治标签化"，造成了他们以"复员军医"与"医大学生"的差异身份选择了"医生职业"①。项飙（2010）指出，1949 年社会主义革命成功之后，国家通过直接分配生活资源，形成了中国群众和国家的一种特有的亲密关系。这种个人与国家的关系可以称为"国家吸纳个人"（金耀基，1997：21—45）或"国家整合个人"（施云卿，2015：79），本质上是中国传统个人与国家之间相互包容合一的状态的延续（杨宜音，2008）。进入 20 世纪 80 年代，"供需见面与兼顾个人意愿"是"吸纳型"国家—个人关系在主体就业中的具体体现，彰显了国家的绝对权威及其全能主义（赵晔琴，2016）。从生命历程角度观察，我们发现，石大夫与任阿姨在发生交集之前有几个共同的特征：

第一，"受苦"。他们都经历了苦难，一个是"穷苦"，另一个是"穷苦"加"政治污名"；

第二，"国家转型"。20 世纪 80 年代，国家意志开始从革命斗争转向社会建设，百万裁军与恢复高考决定了他们一个"被复员"，另一个"被就业"；

第三，"单位"。改革开放后的"小镇卫生院"是一个典型的"单位末梢"，是"单位制"在基层社会的触角，他们相识的身份是隶属于小城卫生局的"单位人"；

第四，"担当"。石大夫与任阿姨的身上都有对家庭责任与职业精神的担当，即艰苦岁月的经历锤炼与完善了自我，"不怕吃苦""务实肯干""缓解家庭负担""救死扶伤"成了他们骨子里的身份认同。

二 "意义的回馈"：治病，这是个积德的行业

改革开放以来，中国的农村合作医疗所依附的政治动员式的集权体制、人民公社制度和计划经济条件下的医疗服务递送的组织体系与制度环境，均已消失。早在 1979 年元月，时任卫生部副部长的钱信忠就明确提出要"运用经济手段管理卫生事业"，"要按客观经济规律办事，对于医疗

---

① 关于改革开放之后，尤其是 2000 年以来中国"医生群体"的专业选择，呈现出三个"三分之一群体"：第一个"三分之一群体"是受到了父辈从医职业的家族影响进行的选择，类似于古代医家的"代际传承"；第二个"三分之一群体"是源于自身对医学的浓厚兴趣进行的选择，其中知识论与经历论并重；第三个"三分之一群体"是不明就里的选择，即随性而为。这里的"时代差异"带有代际比对之意，本书会在第四章有所分析。

卫生机构逐步试行用管理企业的办法来管理。要让他们有权决定本单位的经费开支、核算、仪器购置、晋升晋级、考核奖惩"（新华社记者，1979）。此言论奠定了改革开放之后中国医疗体制改革的基本方向：几乎所有的医疗服务提供者都从原来几乎完全依赖政府拨款的公立医院，转型为以服务换取收入的组织（顾昕、方黎明，2004）。在农村地区，医疗服务的递送体系亦呈现出"民营化"趋势，从1985年以来，以私人或私人合伙形式开业的村级卫生室一直维持在50%左右（中国卫生年鉴，2002），即便是很多合作医疗时代由集体经办的村级卫生室也多被私人承包。无论是公立还是民办，所有医疗服务提供者均已按项目付费的方式向病人收费。在激励结构发生变化之后，各级卫生机构和卫生从业人员都不再有主动降低医药成本的动力，供方诱导下的过度消费问题也开始在乡村医疗部门出现（朱佩慧、李卫平，2002；朱玲，2000）。由此，在市场化转型的背景下，中国的医疗服务体制改革也面临着一个世界性难题：医疗筹资和医疗服务递送如何协调甚至整合，以提高低收入人群的医疗可及性？（王绍光，2005a；2005b）在这种结构性变迁之下，小镇卫生院的"新人们"如何践行他们的"担当"？小镇的医疗实践发生了什么样的变化？这些变化是否印证了上述的这种"趋势"？笔者想通过下面这段对话进行基本事实的澄清（**华建设**①**、石大夫、任阿姨**）。

笔者：80年代初，咱们卫生院总共有多少人？

华建设：七八个人吧。我比他俩晚来一年，当时治事儿（技术好）的就俺们仨。任大夫常见病就不说了，妇科、小儿科顶呱呱。老石哥能治精神病，会头上穿线，农村好多疯病（癫痫）都来看过。另外，一个护士、两个老中医、一个看大门的。当时还有一个赤脚医生，后来个人开诊所了。80年代初，卫生院的病号不是非常多，我们也不是非常忙。

笔者：你们当时工资是多少，平时怎么分工的？

石大夫：我在部队上当过卫生所所长，又是党员，过来就是头儿（院长）。护士小刘兼管挂号，三分钱一个号，小孩、妇女找你妈，开

---

① 华建设，小镇本地人，毕业于洛阳医专（现为河南科技大学）。1981年到小镇卫生院工作，现在是改制后"龙门医院"的院长。

口（外伤）找你华叔，常见病俺们仨都能看。那两个老中医当时年龄也大了，平时不管事儿，过来也就是坐坐。药品一部分是财政上拨的，一部分是院里自己进的，基本上对半吧。俺们的基本工资都是通过乡上给的，83年，我一个月39（元），你妈妈35（元），老华也是35（元），护士小刘30（元）。（如果）有超的（额外收入），我们几个平分。除了工资和常用药品外，县卫生局就不再管了。

笔者：80年代初，村里的卫生室、镇上的私人诊所跟咱卫生院之间是什么关系，你们是怎么看病的？

任阿姨：啥关系？反正不是竞争关系。当时老百姓看病其实并不难，不舒服了先去村里包药，不中了再来镇上。其实到现在，普通百姓看病还是看（重）两样，哪儿便宜去哪儿，哪儿治（技术好）去哪儿，他们信谁就找谁。之前的"合作医疗"也没啥玄乎的，就是一个基本保障，国家不再管了，或者说管得没那么宽了，（但）人还是会得病，无非是多跑跑腿。关键是，俺们这些人不坑人，那时候当医生都不坑人，没有你说的过度医疗和医患纠纷。一个感冒发烧，能用土办法喝姜汤、发发汗就不吃药，能吃药都不打针，1块钱以内得治好。女人的不舒服，告诉她们点常识，再配上点粉剂和药片，半个月也就两三块钱。碰上外伤，只要不是伤筋动骨，（伤口）处理干净、缝合好，用上几天抗生素，一个星期不到5块钱。生孩子是大事，当时在家接生的还很多，来医院是条件相对好的，（提前）三五天观察，生完再住个三五天，也就是100块钱以内。小孩儿头疼脑热、有食气（积食）最好办，三甲散一包才1毛钱，一次最多开10包，捎带着按摩肚子，告诉家长喂萝卜水通气、多吃家常饭、多跑动，最多2块钱就能解决。（如果遇到）大病，不敢耽误，直接推荐到洛阳。那时候看病成本确实低，没有药物滥用，但是效果很好。

笔者：当时不是已经医疗体制改革了吗？

华建设：政策不是一下子（就能）落实嘞。老百姓没钱，但是人家不傻。我们当时不是图挣钱的，一来没那个意识，都是周围村上的，时不时都碰上了，图啥呢？二是当时的药物成本都很低，好一点的青霉素、氯霉素要8毛一支，很多时候都是病人说起来才会用。80年代初期，谁没病都不会轻易上医院，既然来了就不能再难为人家，包括镇上的私人诊所、村里的卫生室跟咱们关系都很好，他们也指望咱传技术哩。那时候的人都念情（人情），治好了他（就会）想着你的好。俺们的收入是不高，也就是（满足）日常开销，但是日子很美。为啥？有东西呀。（患者）都是老农民，别的没有，自家地里种的菜、小米、麦仁、大豆，有啥送啥，他们吃不完、也卖不完。过年的时候，他们恨不得牵两头猪来，呵呵……这也算是隐性福利。

笔者：你们当时就没碰上什么棘手的事情吗？

石大夫：有！1984年春上，到现在我也说不清楚为啥，突然脑膜炎流行。当时镇上已经有5万人了，3月份一天都能抬进来十几个。"流脑"是急性病，病情进展快，治不及时人都不中了，小孩儿还特别容易（留下）后遗症。第一个病人我现在还记得，南坡的一个小伙子，抽搐、脖子僵直，刚开始我以为是癫痫，但并没有其他并发症。我当时就怀疑是脑膜炎，先给他打了一针甘露醇减轻颅压，（病人）立马意识清醒了，但还是呕吐。我一看（判断）是对的，全院所有青霉素、磺胺类药物全拿出来了，俺们几个配合得也好，一个星期治好了，花了200多块，费用在当时算是很高了。他爹妈当时都哭晕倒走廊了，孩子还没娶媳妇，怕不中了。出院的时候，他一大家子都来了，说啥得送面锦旗、摆一桌。从那回开始，"流脑"算是治上手了，病人多的时候，一人找个铁钉敲到后院的树上挂吊瓶，最快三五天就能好，一个人也就是五六十块钱。那三个月，俺们几个脱了几层皮，累呀，但是一个人也落下了将近300块钱。所以，当医生，真的是心细、胆大，还得有善良之心。**这是个积德的行业。**

从某种意义上讲，"记忆"是无法直接认知的，但可以借助于"叙述"来解读。从"当事人对过去经历的叙述，不仅可以获得先前的经历，同时也可以获得他们对那段经历的理解"（卡拉奇，1999/2001）。从中，我们可以通过这些"社会文本"的痕迹去发现某种一致性的"解释框架"（哈布瓦赫，2002）。同时，社会叙事中有关"意义"的追求是与自我认同的需求联系在一起的。查尔斯·泰勒在探讨现代社会自我认同的根源问题时认为："'框架'是自我认同形成的一个必不可少的要件。要清楚地表达一个框架，就要阐明是什么形成了我们所要回应的意义。当我们试图说明，某种形式生活确实有价值，当我们把尊严置于某种成就和地位中，或当我们以某种当时规定我们的道德责任时，我们发现自己就是在表达这种所谓

'框架'的东西", "我们是靠表达而发现生活意义的, 而发现生活意义依赖于构造适当的富有意义的表达"(泰勒, 1989/2001)。在上段访谈中, "积德的行业"构成了一个主要的"表达", 它所含的"意义体系"提供了中华人民共和国成立初期出生、改革开放初期进入职场的医生们的自我认同的"框架", 延续着他们在道德空间和历史脉络中的"核心自我"(卡拉奇, 1999/2001), 即通过在有意义的社会生活中找到位置, 以及在社会关系结构中寻求到赞誉和公认, 个体与群体获得了一种认同感, 一种身份。

在此, 我们也必须要承认, 石大夫、任阿姨这一代人的自我认同与改革开放之初的中国农村医疗实践有着非常紧密的联系。从中, 我们可以透视出另外一套意义系统:

第一, 小镇卫生院的"新人们"与社会一般伦理价值相联系的意义系统, 它多指向主体自身的道德规训, 甚至是合作医疗时期"赤脚医生"的道德延续。这一点直接指向了医生的"职业伦理"。一般而言, 伦理指的是人与人形成的各种关系, 而道德则是指在这些关系中个体的角色规范(朱贻庭, 2018)。因此, 医生的职业伦理既包括为何从事该职业的意义和价值, 亦涵盖了如何从事该职业的规范, 尤其是医生与患者及其他人互动、相处的角色规范和行为准备, 其中已包含了道德的意涵。中国共产党自创立之初就有"塑造新人"的意图(Cheng, 2008; 应星, 2009; 余敏玲, 2015), 这种"同志关系"替代"朋友关系"的伦理塑造是以集体主义为核心的(Vogel, 1965; 汤森、沃马克, 2003), 医生的"共产主义战士"形象亦成为这个时期的典型(姚泽麟, 2018)。随着集体化时代的结束, 传统的道德与伦理观念便卷土重来(Chan et al., 2009; Madsen, 1984; 杨善华、孙飞宇, 2015), 大有"回到过去"之势。上述的访谈资料似乎也印证了这一点。由于小镇卫生院的医生们生活在农村的社会空间之内, 在医疗实践领域仍旧与一般农民存在着广泛的互惠行为: 医生及时救治农民的疾病、挽救他们的生命, 农民会在自己能力范围内以"实物"的形式进行额外回报。这种乡村社会内部的互动规范与梁漱溟所描述的伦理社会并无二致, "伦理社会所贵者, 一言以蔽之, 尊重对方……所谓伦理者, 无他义, 就是要人认清楚人生相关系之理, 而于彼此相关系中, 互以对方为重而已"(梁漱溟, 1987)。在 20 世纪 80 年代, 农村社会将"小镇医生"放在了一个受尊重的位置, 而"小镇医生"也以兢兢业业、无隐瞒、无私弊的医疗服务作为回报。同时，在具体的治疗手段上，医生们沿用了"中西医并用""土方洋方兼具"的实用办法，既规避了"过度医疗"的盈利意图，也维持着"乡土互惠"的良性医患关系。这种良好的互动现象一方面说明了改革开放之初基层社会的医疗秩序仍旧是与社会生活秩序高度依附的，传统社会的伦理原则仍然发挥着作用；另一方面也说明了现代西医所倡导的"权责体系"被杂糅进了一个更加复杂的社会生产系统当中，"负责任的医生"与"有资格的病人"延续了中国本土的界定标准，笔者认为这一点彰显了"革命话语"的某种延续。

第二，小镇卫生院的"新人们"与国家历史转型的建设意志相联系的意义系统，它所指向市场经济催发出"医患"之间身份转变的迹象，甚至会遭遇自我阐释与他者阐释困难的征兆。进入 20 世纪 80 年代，市场化改革开始进入医疗实践领域，中国农村的合作医疗基本解体（顾昕等，2006；葛延风等，2007；周其仁，2008）。"小镇卫生院"的社会功能开始"纯净化"，不再是一个临时防疫、赤脚医生药品发放与政治运动舞台的复合场所，逐渐回归了"基层医院"的本我角色。这种回归暗含了旧有社会建制的松动和转型。固然，从上面的访谈中我们并未印证改革开放之后有关"低收入人群医疗服务的不可及性""供给方的药物滥用""医患关系紧张"等医疗筹资与递送模式变化之后出现的"诸多问题"，小镇中的普通民众享受到了基本的、可支付的医疗保障。但是，"以服务换取收入"毕竟已成为了 20 世纪 80 年代初期公立医院医疗实践的一个典型特征。如果深究其里，我们可以对上述"第一点意义系统"进行深入理解："小镇卫生院"里的医生们并非没有执业的"道德风险"，农村社会的医疗实践也并非无懈可击，而是改革开放初期的社会建制还没有激活诸多"问题"的产生要件，同乡同宗的地缘关系、未破产的基层医疗保障网络、小镇卫生院的空间覆盖、初入职场的操守规训、医疗药品的利润空间等要素保障了"医患相惜"的关系延续。在"脑膜炎流行"的几个月中，小镇医生用自己的技术和劳动维护了普通民众的生命健康，但"按项目付费"的医疗模式毕竟使他们获得了人均 300 元的额外收入，这起码说明了改革开放之后公立医院开始拥有获利的额外空间，医生收入也不仅限于政府提供的基本工资。只是这种利润空间被农村社区延续着的"道义互助"氛围所包裹，隐而不彰。如果社会环境继续提供医生职业"意义转移"的可能性，医生与患者在新的历史语境下就会重新确立自我形象和在更宏大的社会结构中的自我定位。因此，时空情境下的"转置逻辑"或"逻辑转置"应该成为后续行文的基础。同样地，我们也需要对"患者"的健康观念与就医感受予以佐证式关注。

三 "意义的共识"：有病尽量看，他们是有"德行"的顶梁柱

现代社会是指"社会生活或组织模式"的转变过程（吉登斯，2000），而"健康问题"亦成为医疗领域现代化转型的一个关注要点（姚洋等，2007；罗芙芸，2007；韩俊等，2007），并且有关人们的"健康观念"和"保健选择"呈现出"结构化"之下意识理解与行动表达的双重意义。Schulman 和 Smith（1963）曾讨论过美国一个西班牙移民村庄村民的健康观念，并将"健康观"定义为村民对何为健康状态的理解，但并未体现"民众如何达至健康"的行动展示。20 世纪 20 年代，林德夫妇（1928/1999）在中镇考察现代化过程时提及了当地居民健康行为的变化，其展现了现代与传统的保健行为并存且相互斗争的历史画面，着重肯定了现代化进程对民众健康行为的促进作用。在国内研究中，曹锦清等人（2001：399）对浙江陈家场的考察指出，在集体化时期，农村医疗条件的改善并没有同步带动村民卫生习惯的改变，而后者在改革开放之后则迅速完成了"自发性清洁"；姚泽麟（2010）在对绍兴醴村的研究中发现，革命年代下的"工具性"健康观日渐淡化，改革开放以来民众"新健康观"形成的主要动力是现代化所带来的经济发展和生活水平的提高。

在走访小镇的过程中，笔者听到有关"革命年代"医疗保障的评价并不差，但怀念的也并不多，更多的是关于物质匮乏带来"吃不饱饭"的痛苦回忆。在农业集体化时代，"健康"在小镇普通民众眼中并不具有崇高的价值，经过革命洗礼与政治动员后的"身体"失去了自主性（黄金麟，2006），成了"挣取工分""维持生计"的工具，以"捱"度日是常见的疾病观念，"健康"确实表现为了一种"工具"（姚泽麟，2010）。进入 20世纪 80 年代，除了极个别人口众多、地理位置偏僻的农村家庭外，小镇人的"肚子问题"基本解决。同时，由于毗邻洛阳市区，"小镇"在 80 年代初就已经出现了家庭作坊式的小型乡镇企业，随之出现了阶层分化。在

改革开放初期，小镇人以"捱"度日的疾病观念逐渐过时，但"为达致健康而采取的具体行动"或者"为什么走进医院"，却因人而异。在本节中，笔者将通过"滚动式"的个案展示来回答这个问题。

肖庆峰20世纪70年代初进入洛阳玻璃厂接替父亲当工人，1979年因为工伤回到小镇老家经营小卖部。当问及他在玻璃厂上班每月的开支时，他说到了看病问题："看病全部报销。厂里面有医务室，单子给你开好，医院是定点的，看完厂里来结账。"回到老家之后，肖庆峰较之于小镇普通农民还是有一定的优越感，"咱穿过工作服，跟他们（普通农民）不一样，虽然退回来了，每月还有工资和小卖部收入"。因为工伤伤及胯骨，天气变化就会有明显的疼痛，当问及20世纪80年代初如何看病的时候，他回答："我只要不舒服就来（卫生院），不来不中，疼起来睡不着，老石哥会按摩、会针灸，（治一回）最多2块钱，看病没啥压力。比起来，还是当时在厂里面好，（看病）报销呀！"（**肖庆峰**）

医疗费用可以报销，这对于体制内工人来说是有非常大的吸引力的。对于肖庆峰老人来说，"看病是一项不得不的行动"，并且"看病开销压力不大"。改革开放后，继续务农和开始经商是小镇普通民众的两项主要选择，对于他们来说，看病又意味着什么呢？

石小洪原是小镇中村里的宰牛屠户，1981年在镇政府隔壁开了一家牛肉汤馆，早上三点起来熬汤，下午两点收摊，至今已经干了快四十年。"我最早是给队里养牛嘞，当时牛比人金贵，牛不下地我的工分就没了。81年开汤馆，一个月能挣小三百，但是累得很，半夜都得起来"。当问及自己的健康问题时，他说道："85年有一回差点栽到锅里，到卫生院一看是'椎间盘突出'，在你爸那儿治了将近两个月。后来还是不在意，出力人能干都不歇着。年龄大了，一身病，觉得不值，钱再多也不如身体好。现在我一个月体检一回，啥（营养品）都吃，多活几年。"（**石小洪**）

杨红卫原是小镇南坡村的治安队长，年轻时候学过武术，身体素质好。1979年开采南坡的石材建了一个石子厂，很快成了当地的万元户。但是石子厂是粉尘企业，属于污染行业。杨红卫明白粉尘对身体有害，尤其伤肺，但因为利润高并没有在意。"1984年，干了五年，房子也盖好了，手里也有了几万块钱。当时老是咳嗽，卫生院看不了，你爸带着我去洛阳检查，一看是阻塞性肺气肿。人家大夫直接说'你要钱还是要命，再干就是矽肺'，当时我腿都软了。回来跟你婶婶一商量，生意还干，合伙当老板，雇了几个人，自己不再出力了。后来，石子厂不干了，改行干铁箱厂。"当问及自己的就医经历时，他说道："当时虽说心疼钱，但也怕死，从洛阳回来在卫生院陆陆续续治了半年，你爸妈人真不赖，中间也劝过我，要不然我肯定是肺癌，早就不中了。"**（杨红卫）**

赵清娣是镇中心小学的民办老师，丈夫务农兼修理汽车。因为自己的老父亲是西安高校的校工，自己小时候享受过公费医疗的待遇，在健康意识上始终与小镇上的大多数村民不同。"咱收入也算不上高，但是从来不让自己的身体受委屈，包括我这俩孩儿跟你叔叔。有好的就吃，不舒服直接找你妈。当时，学校一年有一回体检，就在卫生院。到现在，俺们家人一年至少体检一回。"当问及为什么会与众不同的时候，她说道："我小时候在城里待过，大学里面的人都是这样。"**（赵清娣）**

D. Houstaud 和 Field（1984）在法国的一项调查发现，"在上层和中产阶层中，健康被认为是增强活力、享受生命的物质，是有教养的体现，而较低社会阶层则认为健康是继续工作的能力。较低社会阶层认为健康是达到目的（工作）的手段，而上层则认为健康本身就是目的（活力和享受）"。这种较低社会阶层所具有的"工具性"取向的健康观已为许多研究所证实（Shilling，1993）。在改革开放之初，"工具性"色彩的健康观仍旧主导着小镇人的思维，与之前不同的是，这个时期的"工具性"已经从服务集体转向了经营家庭。20 世纪 80 年代初期，小镇的普通民众考虑最多的是如何尽快富起来，"健康的价值不在于其实质的、理想的状态，而在于健康是一种可行使的实际功能"（考克汉姆，2012：92），是养家糊口的必要工具与手段。随着物质生活的改善，人们不再进行"被动治疗"，开始"制造健康"，以"捱"为核心的自然筛选机制逐渐失效，"命最重要""健康最重要"的观念逐渐流行。"体检""保健品""日常锻炼"等健康生产选择开始进入小镇民众的日常生活。当然，"利用预防保健服务对于下层民众是一种奢侈消费，是发达社会的中、上层人们的行为模式特征"（Dutton，1978；考克汉姆，2012：96—99）的观点并不能武断地套用于小镇，很多富起来的农民企业家仍旧保留了过去粗犷的生活方式，很多老人仍旧认为体检是多此一举的事情，相反，类似赵老师这种拥有"前卫健康观"的人也不在少数。总之，任阿姨口中的"80 年代初期，谁没病都不会轻易上医院"是一种常态，诸多受访者口中的"日子好了，有病尽量看，他们是有'德行'的顶梁柱"也是一种常态。

第三节　小镇医疗实践的日常：多元化的
　　　　医生与交互着的关系（1985—1989）

根据本书一开始就承诺的"整体性"解释方法，笔者想了解的是时空情境中流动的"物"与"力"的交互关系在医疗实践中的现实映射。在前面的论述中，本书着重从"生命意义"与"技术意义"两个层面对小镇的医疗活动及医患关系进行了描述。正如杨念群认为，在医疗社区覆盖自然社区的过程中，人们的生活节奏和求医方式被纳入了纪律化的医疗空间，既彰显了现代性侵入的"革命意义"，也重塑了产婆与阴阳生等传统角色的"文化意义"（杨念群，2006/2013）。这里，我们还是需要在改革开放之后基层医疗实践呈现样态的基础上放大一下观察的视野：其一，**"多元化的医生"**。"卫生院"是"植入"小镇公共生活的"国家单位"，"私人诊所"是改革开放后出现的"民营诊疗机构"。这两种兼具道义性职业与经营性生产（Popkin，1997；斯科特，2007；李丹，2009：30—73；黄宗智，2000a：1—12）的"乡镇医生"的"文化意义""社会角色"以及"医医互动"需要在农村社会空间中进行重新定义。其二，**"交互着的关系"**。在"社会—经济—文化"的情境联结中，以"报"（reciprocity）或"互往性"（mutuality）为核心的社会规范和基本道德不仅可以产生慷慨性、等价性的"互惠关系"，也可以催生消极性、抵触性的"破坏关系"（Malinowski，1940；Levi - Strauss，1965：61—70；Sahlins，1972；Scott，1985/斯科特，2007；朱晓阳，2011：73）。在方圆不足10公里的小镇公共空间里，医生与患者（或者应该更严谨地称作"村落百姓"）之间不间断的人际运作（continuing human work）所产生出的关系互动（Kipnis，1997）同样呈现多重相貌，在"施救者""帮扶者"之外，医生也可能会扮演"裁判者""惩戒者""安抚者""调解者""求助者"等丰富的"文化角色"。因此，笔者在这部分继续对20世纪80年代后期的小镇生活进行描述，着重挖掘小镇医疗实践的"日常化"所勾勒出的"人"与"事"及所透视出的社会结构的"流动性"与"解构性"。

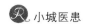

一 郑氏诊所：背靠大树好乘凉

改革开放之后，小镇人的社会流动主要有三种渠道：第一，通过高考"考出去"，经历过高等教育之后进入国家单位从事技术性工作，比如教师、工厂技术人员、公务员，等等；第二，通过经商"富起来"，这其中一部分人的"生意经"是在计划经济制度的"夹缝"和"泥土"中长出来的，"投机倒把"和"社会流民"的经历与身份使他们非常适应改革开放后的社会环境，另一部分人则是在改革开放之后才开始从事副业生产，这些人经营着属于自己的肉汤馆、小卖部、小五金店、修车行、小饭馆以及借助原有的村办企业发展起来的印刷厂、保险柜厂、面粉厂、磨具厂等，这些"下海经商"的小镇人有很多直到现在仍保留着土地，只是"租种给他人"或就地建厂，自己则成为经济条件相对优越的"自雇者"（self-employed）（Steinmetz & Wright，1989：979；吴晓刚，2006）；第三，通过打工"混下去"，这些人基本属于出卖自己的劳动给雇主以获取工资收入，同时兼有农业收入，其中不乏勒华拉杜里（1997）所言的"牧羊人心态"，抱持宿命论、混着苦日子。从社会流动的方向上讲，小镇的人口流动呈现出一定的"逆向性"，由于地理位置的原因，改革开放前从小镇"走出去"的人很多，改革开放后也有不少"退回来的人"，诸如上文提到的"离厂工人"（肖庆峰）与"校工子弟"（赵清娣），这些人多少都掌握了一些社会技能，至少自我感觉是"见过天儿"的。本节标题中"郑氏诊所"的主人就是到过越南前线的"退伍军人"郑世年。

> 我是1978年当的兵，刚到部队就开始打仗了。当时，部队急缺医护兵，学了点儿简单的包扎和伤口处理就拉上去（前线）了。因为打过仗，83年回来的时候乡政府帮忙在临街盖了处房子，就是现在这个位置。84年开的诊所，接着干医生，一直到现在。**（郑世年）**

早在1980年，国务院就批转了《卫生部关于允许个体开业行医问题的请示报告》（卫生部，1980），破除了1949年后长期限制和禁止个体行医的政策规定，实际上即是承认了城乡医生个体开业行医的合法性（葛延风等，2007：150）。其后，中国政府不断地在各种法律法规中确证了此种合法性①。正如上文提到的，1985 年以来，以私人和私人合伙形式开业的村级卫生室一直维持在50％左右（《中国卫生年鉴》编辑委员会，2002），即便是很多合作医疗时代由集体经办的村级卫生室也多被私人承包。关于1985 年前后小镇"私人诊所"的情况，郑大夫这样介绍到：

> 我 1984 年开诊所的时候，镇上已经有两家了。当时都是临街的平房，前面看病，后面住人。一直到 95 年，镇上（私人诊所）就这 3 家。除了基本（治疗）工具之外，啥（诊疗）仪器也没有，技术只能说比原来的赤脚医生强点儿……（能够经营个体诊所），主要是因为这（退伍）身份，受点（政策）关照。除了镇上，村里面的卫生室也有不少私人承包的，大部分都是（经济）条件好点的赤脚医生转行干的。**（郑世年）**

笔者发现，20 世纪 80 年代中期小镇上的私人诊所都是通过政策关照与社会关系获得资源发展起来的。除了郑世年之外，另外两家私人诊所也是以退伍军人的身份获得了政府在房屋划界、行医执照审批上的照顾，并借助同乡、家族、同学的私人关系获得技术传授上的资源优势。同时，没有了集体农业的收入，很多赤脚医生完全离开了卫生服务行业，有些则基于自身的经济条件开始私人行医（Liu et al.，1996；Feng et al.，1995）。村落内部的卫生所固然受到了市场化的冲击，但并没有彻底瓦解。在 1985 年前后，小镇上的私人诊所之间没有很激烈的竞争关系，"生意好坏"完全基于本人及家族以往的德行口碑和行医技术。

> 在农村开诊所都是当地人，到现在镇上也没有一家外来人开的私人诊所，（外来人）开不成。为啥？老百姓不认。我是全指着你爸妈，因为咱家（诊所）跟卫生院是斜对门，有弄不成的（情况）我就跑去找他俩。刚开业的时候，我连伤口缝合的标准都不知道，在部队能缝上不漏肉就中，都是你爸一手教我哩。到后来，常见的小毛病都能看了，大的（棘手的病）还是不中。当时，咱的生意是这三家里头最好

---

① 针对改革开放之后中国政府颁布的有关"个体行医"的法规、政策，参见姚泽麟（2017：48—49）。

的，一个月能挣200块钱。因为老百姓都知道，说是我看病，其实是石先儿跟任先儿指导着嘞，呵呵……另外两家（经营情况）也都差不多，（因为）当时就这三家。**（郑世年）**

De Glopper（1972）描述了中国台湾鹿港经济活动中同乡、同学等私人关系对于建立社会信任、拓展交易方式的重要作用。如果说，郑氏诊所是靠着小镇卫生院的"两位新人"的帮扶发展起来的，并在同行竞争中获得了相对优势。那么，小镇卫生院和私人诊所之间是如何共同提供医疗服务的，它们之间的关系是什么？郑氏诊所在经营之初是否遇到过医患纠纷？

当时不存在"谁抢谁的食吃"，各干各的，老百姓看病愿意上哪儿就去哪儿。关键还得看人。当时卫生院跟诊所的收费都很低，药品的进价基本上是透明的，都是**用常用药看常见病**。感冒发烧他们1元钱咱也1元钱，甚至8毛钱咱都看，大的（病）都弄不了，也不敢弄。所以，利润主要是错（差别）在治疗上哩。卫生院是公家的，诊所是咱个人的。你爸妈在卫生院八点上班、五点下班，中午还再歇一会儿，咱是全天开门，半夜有人来我也起来看，出诊都是常事。技术咱比不上人家（卫生院），但是咱态度好。我这边挣1元钱能落1元钱，你爸妈挣1元钱可能还落不到5毛钱。包括现在看病也都是靠熟人，人家来一回以后不再来了会中？其实，84年刚开业的时候都没想着能挣钱，只要能顾住（基本开销）都中。干（个体）诊所不能怕出力，得学会维护人。老百姓其实也不懂啥（药物）危害，（效果）快都中。按照现在的说法，当时的抗生素是（使用）过量了。再加上，咱这一块儿（经济发展）还算是好的，那时候普通老百姓日常看病都不觉得很贵。**（郑世年）**

当笔者问到20世纪80年代郑氏诊所是否遇到过医患纠纷、有没有人来闹事的问题时，在场的石大夫和郑世年不约而同地提到了一件啼笑皆非的事情。

呵呵，有过一回！88年吧，当时已经开了几年诊所了，常见病

（处理起来）都没什么大问题，我也想玩点儿高级嘞。你爸会治精神病，就是用穿线打通头部督脉，我看过几回。后面他也教过我，包括手术线我也提前准备了。88年冬天，我碰到了一个烦躁型（精神病），是个老头儿。当时我就凭着感觉穿开了，穿到一半，病人突然吐白沫、脖子僵直。我脸都吓白了，怕给人家治死喽，赶紧跑到卫生院找你爸。老石哥过来一看是线穿反了，人家家人一边哭，一边喊着要打我。你爸赶紧抽线、打激素，（生命）体征稳定下来了……后面在咱家输液了半个月，赔了人家500块钱。因为（病人）是隔壁村的，后面也没再说啥。以后我再没碰过这种病，吓死我了……

这事儿完全是你个人惹出来的，胆子太大了。（**郑世年、石大夫**）

从上面郑世年和石大夫的访谈我们得知，20世纪80年代在小镇上经营"私人诊所"的医生类似于中国传统社会中所谓的"业余医生"（杨念群，2006：370）。通常认为，这样的业余医生有三点好处：一是随叫随到；二是用药简单、花费少；三是不付现款也能治病。但随着共产党取得政权、国家卫生行政体制深入基层社区之后，这种"业务不精的便民医生"随之消亡（姚泽麟，2010）。但吊诡的是，改革开放之后，这群人又回来了。并且，在20世纪80年代中后期，小镇卫生院与私人诊所之间没有明显的竞争关系，郑世年只是因为自己的冒失行为发生了一次医患纠纷，并得到了相对妥善的解决。这其中的原因有几点：

第一，乡镇卫生院与私人诊所在改革开放初期的功能定位差别不大，空间分布也相对合理。双方都没有能力与动机去触碰高风险病症，都是"常用药治常见病"。直到1995年，小镇上的医疗机构始终维持在一家公立医院、三家镇中心私人诊所和各村的卫生室，服务5万余人。这样的医疗服务供需比例使得公立医院与私人诊所之间并不存在"争夺病源"的现象。

第二，卫生院医生的"道义性职业"与私人诊所医生的"经营性生产"之间呈现"身份"与"行为"的匹配。卫生院医生利用"体制内身份"获得了相对体面的社会地位和稳定的职业收入，私人诊所医生利用"自雇者身份"付出了辛苦但也获得了相对丰厚的经营性收入。改革开放初期的"体制内医生"还没有强烈的"不公平感"和"谋利动机"，"私人诊所医生"在没有获取稳固的"经济优势"和"技术保障"之前仍然需要"依附前者"（无论是全部依附还是部分依附），以保证自身诊疗活动的延续。但是，这种"依附"和"延续"都是通过私人关系得以确立并巩固的。因此，治病救人的"职业道义"与谋利自雇的"经营生产"在市场化初期被更为宏大的"互助风气"所包裹。这里的"互助"固然体现为"医医互助"，但即便是"私人诊所医生"也秉持着"治病救人"的基本操守，从而实现了两种"执业医生"的理性互动和"医患关系"的整体和谐。

第三，改革开放之初的乡镇医疗市场仍旧是一种"医生市场"，也就是"供方市场"。小镇居民的健康观在温饱问题解决之后固然发生了一定的变化，但仍没有充足的物质保障和理念支持进行自身保健，也没有相对全面的医学知识进行诊疗甄别，"效果快"是当时农村患者就医选择的初衷。这也决定了20世纪80年代的乡镇普通民众没有获取到足够的社会资本和社会资源进行"医学抗争"。因此，平和、保守的"顾客群体"与道义性、逐利性相对平衡的"医生群体"共同保障了医疗市场的稳定。

总之，20世纪80年代中期以来，随着人民公社制度的瓦解和家庭联产承包的实施，"家庭"逐渐脱离了村落生产大队的依属关系，重新作为一个独立的生产经济单位，农村社会出现了结构性转变（吴毅，2002；徐勇，1997）。在这种背景下，小镇上的"私人诊所"正是以"家庭作坊"的形成进入了医疗服务市场，与"乡镇卫生院""村落卫生室"共同提供基层医疗服务。从本节的实证分析来看，"公立医院"与"私营诊所"在农村合作化医疗解体之后呈现出"差异互补"（比如诊疗病类、看病时间、人文关怀、就医费用）的服务供给格局，满足了小镇居民的基本医疗保障问题。与合作化医疗相似的一点是，"社会资本"作为一个重要的制约性变量在改革开放初期保证了"国家医生"与"民营医生"在空间共存、技术传递中的良性互动，这里体现出的"医医相护"并不是基于医疗行业内部的规则包容、沉默共谋与君子协定（Freidson，1975、1960；Millman，1997；童童、赵万里，2014），而是基于熟人社会相对纯粹的人情联络。从"市场化"角度讲，波兰尼（2007）著名的"双向运动"论述在20世纪80年代的小镇还没有出现，普通民众的收入水平与就医成本并没有出现大的落差，相对稳定的社会关系网络也抑制着市场经济的"脱嵌性"，使得"市场释放与保卫社会"的悖论张力停留在一个较低的水平，医患关系整体和谐，医患纠纷只是作为"典型个案"偶尔出现。这一方面说明了改革开放之后小镇的市场经济需要一个从量变到质变的发展过程，另一方面也说明了改革开放之初乡镇医疗服务行业的某些特质①适当抵御了市场经济资本逻辑的肆意入侵。这些都提醒我们，包括"看病贵、看病难"在内的诸多社会问题并不是一蹴而就出现的，对某种社会现象的理性分析仍旧要辩证地、全面地进行。

二 杨氏家族：没钱拳朝外、有钱拳朝内

改革开放以来，小镇人开始改变"地里刨食"的生存模式，从作坊式的家庭副业到规模化的乡镇企业，小镇的经济结构发生了重要变化。相应地，小镇人的家庭关系与家族结构也发生了改变。本节标题中的"杨氏家族"是依托于集体化时代社队企业转型私营的大家族，但这个家族经历了改革开放之后的兴盛与内讧。

费孝通先生在1948年对"所谓家庭中心说"表示了怀疑，从文化人类学角度对传统社会中国人的"私性"展开了阐释。他认为，中国人的骨子里并不是"顾家"的，即便是在家庭内部，家庭成员之间也未必存在一种区别于西方式的日常亲密关系，这是中国人自私与含蓄的结果（费孝通，1999：396）。阎云翔采用了历史人类学的视角描述了当代中国家庭代际关系中的"孝道衰落"，并进行了"外围式解读"（阎云翔，2016：160—234）。20世纪中叶以来，现代民族国家政权建设的路径由"权力的文化网络"向"权力的组织网络"（强世功，2003：100—110）的转向，

① 关于"改革开放之初乡镇医疗服务行业的某些特质"，仍旧是传统乡村"熟人社会"的结构特征在医疗实践领域的映射。"熟人社会"是费孝通（1998）对中国乡村社会性质的经典概括，包括苏力（1996；2000）、强世功（1997；2001）、赵晓力（1997）等人也以"熟人社会"为起点，论述现代性的法律和制度在乡村社会的实践过程和后果，以彰显基层社会控制机制的变迁。贺雪峰（2003a；2003b）、吴重庆（2014）等学者围绕这一经典理论模型将改革开放之后的中国农村定义为"半熟人社会""无主体熟人社会"，以对社会流动增加、就业多元化、经济分化、农村异质性增强之后的农村社会的特征进行概括。无论是"半熟人社会"还是"无主体熟人社会"，村民仍然沿袭着熟人社会的行动逻辑。这一点在改革开放之初的小镇医疗实践领域同样得到了印证。这里，笔者仅从"医医相护"的角度对这一特征进行了分析，下文会从更加广阔的视域出发来展现乡村社会的变迁，以及变迁中的"医生"所扮演的社会角色。

既改变了国家与个人之间的关系（黄宗智，2000b：194；王铭铭，1997：25—26），也使得宏大的"国家意志"与具象化的"领袖意志"被建构为社会主义新时期的信仰标准——强调忠于国家而不是父母，动摇了传统父母的形象（Yang，1961：196），"孝道"被政治化。改革开放之后，市场逻辑代替了道德逻辑，使家庭的代际关系从道德转向物质，"孝道"被功利化（参见阎云翔，2016）。这两次转向奠定了当代中国"个体化社会"的基础，家庭代际的情感传递与行为模式变得"不中不西""不伦不类"（萧楼，2010：119—123）。从费孝通到阎云翔，他们对家庭在社会中的重要作用是充分肯定的，但是对于家庭在何种程度上以及何种方式上承担"道德传承""发展隆旺""老有所养""姻亲联结"等社会功能却时有怀疑。这一点需要在"文化意义"上深入挖掘：首先，传统社会中的家庭功能是在"家族"① 视野之下发挥作用的，家庭行为是在传统伦理规则（这里最重要的标准就是"三纲五常"）的管束与支持下做出集体决定（刘修明，1983）；其次，国家拥有介入家庭孝道的历史传统，在中国帝制时期，国家法②的主要部分就是对于伦理的强制性规定，并以刑罚的形式加以调整（瞿同祖，2007）。中华人民共和国成立后，这些体系被摧毁，但新的体系在市场化之后又发生了剧烈变化，这其中最重要的变化可能就是"差序格局出现了理性化的趋势"（杨善华、刘小京，2000）。

"杨氏家族"的兴盛与内讧可以彰显市场经济取代计划经济、国家撤出对农民日常生活许多方面的直接控制之后代言国家意志的乡村干部与村民之间的关系，以及透视更加宏大的国家与基层社会之间关系。基于这种思路，笔者通过"焦点团体"③ 方法对"杨氏家族"进行资料收集，"以

---

① 家庭为社会团结的最小单位，限于同居共产的亲属；宗族是家庭的扩充，包括父族同宗的亲属；家族则更由宗族扩充，包括父族、母族、妻族的亲属。宗族为同姓，而家族未必为同姓，盖包罗血亲与姻亲二者（孙本文，1947：71）。

② 滋贺秀三（1998）说，中国虽然拥有从古代就相当发达的文明的漫长历史，却始终没有从自己的传统中生长出私法的体系来。中国所谓的"法"，一方面就是刑法，另一方面则是官僚统治机构的组织法，由行政的执行规则以及针对违反规则行为的罚则所构成的。滋贺寻找中国的"私法"，但是在"中华帝国"体系内，国家是通过伦理而不是契约建构，国家法的首要目的是调整伦理关系，因此伦理化的法律体系显然就是中国古代法的特征。

③ "焦点团体"（Focus Groups）指代了一种质性研究方法。区别于传统的座谈会、无结构式访谈等形式，焦点团体是围绕特定问题来组织相关人员展开具体访谈的方法，以获取相应的实证资料（参见克鲁杰，2007）。这里，笔者选择了9位小镇村民对"杨氏家族"的故事展开访谈。

小见大"地透视市场化对小镇社会结构以及对家庭（家族）结构产生的影响，并展示"乡镇医生"在介入"家族纷争"、治疗"脏病"、调解"养老问题"中所扮演的多重角色。

"杨氏家族"是紧邻镇中心的中村里的一个大家族，"族长"杨振雄老先生兄弟两人，弟弟杨振英早年入伍、后留在了西安军分区，自己从"文化大革命"初期就开始担任中村生产大队队长，直到 1985 年病逝。杨振雄有三个儿子，杨大奎、杨二奎、杨三奎均是 20 世纪 50 年代生人，现在都拥有属于自己的乡镇企业。关于"杨氏家族"的故事要从 20 世纪 70 年代的"中村砖厂"讲起。

> 他们家（政治）出身好，老二是军人，参加过抗美援朝，加上家（家族势力）大，男孩子多，（这样）杨振雄才能当上队长。71 年学"大寨"搞集体化生产，中村建了个砖厂，社员免费用，也能卖到洛阳。当时，村里杨红兵一家跟杨振雄不对付（不合），占着砖厂的地方盖房子，老百姓也觉得不合适，但是人家杨红兵家（家族势力）也大。76 年，趁着"反击右倾翻案风"，老杨以霸占集体土地的名义狠狠斗了一回杨红兵，大奎当时是民兵连长，带人给他家房子拆了，又让杨红兵挂着牌子游街……因为俺村（中村）大部分都姓杨，说起来都是一大家子嘞，杨红兵盖房子也确实是输理了，这根钉儿一拔，老杨在中村彻底站住了，没人敢再吭一声。那时候砖厂说是村里的，但基本上算是人家老杨家的，老百姓也得到好处了。**（杨庆武、杨庆斌[①]）**

很明显，集体化时期的小镇中村是一个以村落为界、统一生产和核算的生产大队，这种结构框架类似于沃尔夫称为的"封闭的共财性农民社区"（Wolf，1957）。在国家政权建设的过程中，中国共产党通过建立科层系统和发动政治运动的方式对村落社区进行了制度化渗透，中村的"集体化"在"文化大革命"时期达到了顶峰。正是这两方面因素促成了杨振雄借助国家的力量以集体主义规范的名义对冒犯社区规范的杨红

---

① 杨庆武、杨庆斌与杨大奎兄弟是没出五服的堂兄弟，也是此处"焦点团体"的访谈成员。

兵实施了"政治惩罚"①。经过这一事件，村办"砖厂"的实际所有权落到了杨振雄一家手中。这也说明了政治运动中以国家背景出现的政治暴力是以村落内个人或家庭间关系为依据的，实际则是地方的行动者按其个人行动事项所用（朱晓阳，2011：147）。由此，集体化年代下国家渗透农民社会的过程实际上是国家与农民社区相互渗透的过程（Shue，1988）。当然，从社区的法的层次上来讲，"杨氏家族"改革开放前的"拳头向外"同样彰显了集体主义与传统伦理的联系，中村内部两大"杨氏家族"的争斗是以杨红兵家"输理的"侵占集体用地表现出来的，杨振雄所实施的"政治惩罚"是以分疏性网络和"报"为核心的，是一种村落集体主义②（Village–bond collectivism）的"私罚行为"（朱晓阳，2011：148）。

　　"文化大革命"结束后，国家为了保持地方干部对农民的控制，科层化建制的生产大队在1983年改称为"村支部"，人民公社则改称为"乡政府"。进入20世纪80年代，杨振雄仍然把持着中村的党政大权，1985年他去世后，由大儿子杨大奎接任村支书。"杨氏家族"也非常自然地将"村办砖厂"转为私人经营，原来领取"工分"、获得实物优惠的村民变成了给杨家打工的、赚取工资收入的"他雇者"。在有关市场化改革后基层社会的研究中，有学者甚至将乡—村干部合谋搜刮农民的现象比作民国时期的国家"内卷化"（Lam，1999），这种夹杂着迫切发展地方经济、巩固基层代理人物质利益的功利取向被一些学者用"统合主义"的框架来解释（Ruf，1998；Schmitter，1974）。这其中的典型案例就是改革开放之后的大办乡镇企业活动。但是，乡镇企业的扩张是否会经常引起农民对地方干部的谴责，这一点在笔者对小镇的走访中并没有得到印证：一方面小镇20世纪80年代中期各种乡镇企业蓬勃发展，乡镇干部与私营业主之间的

① 在集体化时代，与儒家思想和村庄伦理相关的乡土逻辑并没有发生改变。由于集体化时代明确了熟人社会的自然边界、强化了其社会边界的基础，从而加强了情面原则和歧视原则的强度（陈柏峰，2008：39）。熟人社会还可以有效利用国家发动运动的机会，对那些走极端者以"革命"的名义加以处罚，皖北李村解放前曾作恶害死同村村民的大地主李玉廷之死就是这样（韩敏，2007：121），云南小村的马文鸿、黄崇道等人也因20世纪30年代犯下过失在中华人民共和国成立后的"清匪反霸"中遭受到了惩罚（朱晓阳，2011：109），村民们认为这是公平的。本书这里进行"杨氏家族"兴盛过程的交代一方面是对既往研究进行回应，另一方面是对医疗实践深嵌的"国—社"关系进行分析。

② 西方犯罪学经常用"社群主义"概念来做不同社会社会控制的比较研究（参见Marshall，1978；Braithwaite，1989）。

关系越发暧昧；另一方面普通民众并没有产生过多的日常抵抗（Scott，1985），所谓的"抵抗"更多地表现为经营者之间的家族斗争。有关这一点，在"杨氏家族"的兴起中得到了充分说明。

> 81年，杨振雄想扩建砖厂，看上了乡政府后头的一块地，（面积）有30亩。这片地①过去（集体化时期）一直是俺们左村的，但是也不种（进行农业生产），一直荒着。77年乡里收回去了。当时左村也想搞个砖厂，俺们找杨振雄谈，他提出来扩建之后可以让俺们村的人到厂里打工，工资还可以高一点，但不同意俺们单独建厂。乡里面的意思是鼓励发展，只要能建好，咋弄（怎么合作）不管。俺们还是想单独搞，毕竟这地方过去一直就是俺们村的，最后谈不成，打了一架，大奎、二奎都挂彩了。这一下乡里有把柄了，说俺们左村破坏经济发展，把地批给他们了。实际上是顺水推舟，背地里（乡政府）还是向着中村老杨……82年，中村砖厂扩建，（规模）大了一倍，生意好得很。老杨还是够意思的，让俺们村人到厂里打工，工资也不低（这样一来）俺们村人也没啥说的。那个时候，大奎已经当家了，到86年吧，"杨百万"都喊上了，当时算是咱乡最厉害的了。**（刘华峰、李小平、华占江）**

从上面访谈中，我们看到"杨氏家族"延续着集体化时期"拳头向外"的策略扩建自家砖厂的具体过程。这里，我们还是需要比对一下集体化时期与改革开放初期国家在地方社会的权力基础以及与农民的关系。弗里曼等（2002：371—382）认为，在农业集体化时期，国家加速对地方社会的控制变相巩固了乡村干部对农村和农民的掌握和把持。在这个过程中，上级官员、乡村干部与农民之间呈现出一种有层次的"庇护—依附"关系，乡村干部总是会利用策略为村民截留更多的剩余农产品，上级官员则以政治忠诚和服从为条件保护着乡村干部的这种"小动作"（Oi，1989；周雪光，1999；纪莺莺，2012）。这个过程既导致了"组织性依附"转化为农民对地方精英的个体依附（孙立平等，1994），也使得这种"庇护—依附"关系成为当时国家与社会之间一个重要的联结纽带（周雪光，

---

① 中村和左村分别位于小镇镇政府的正北和正东，这片空地在乡政府东北方，介于两村之间。

1999）。改革开放之后，以阶级斗争为核心的政治运动开始远离农民的日常生活，宽松的政治环境给以乡镇干部为代表的地方精英提供了以牺牲社区利益为代价寻求自身利益的较大空间，基层社会的斗争形式与惩罚形式出现了变动（朱晓阳，2011：160）。从本书的实证资料来看，中国基层社会的"庇护—依附"关系在市场化之初仍旧发挥着作用，小镇"杨氏家族"的兴起映射出了影响基层权力关系的两个重要的"传统要素"——**社群主义的道德观与绩效主义的合法性**。

在小镇左村三位前任村干部的表述中，反复出现了"俺们左村""人家中村"的表述，这种表达固然带有以"村际""村界"为标准的属地差异，但也带着一些"社群主义村落"①（communitarian village）的含义（Ruf，1998：157－160）。"杨氏家族"改革开放之后的"扩厂事件"，始终围绕着农民实践的道德辞令，中村"拳头向外"打击左村秉持了基于"属地原则"的村落集体性道德，扩建成功之后又非常大度地允许左村村民到砖厂务工更是秉持了以"报"为核心的地方团结原则（parochial solidarity）。这种社群主义的道德观在改革开放前后并没有发生根本性改变，甚至在政治话语退出民众日常生活之后产生了越发重要的影响，这也成为杨振雄一家能够统领中村民众的一个重要原因。同时，"扩厂事件"中乡政府及中村、左村民众对"杨氏家族"的政治庇护与民间认同的另一个重要原因在于——"砖厂生意确实好"。国家重心转向经济建设给基层民众带来物质回报的同时，也迫使基层政府面临更大的绩效考核压力。这两方面因素使得基层社会地方精英的很多"前历史"得以掩盖甚至被忽略，因为"中国政治制度没有宗教思想的支持，它的正当性（legitimacy）是从解决各种实际问题的能力而来，不能解决实际问题的政府和政治制度，就失去正当性"（邹谠，1994：234）。这种绩效主义的合法性（康晓光，1999）的驱动力量在改革开放初期表现得尤为突出。因此，"杨氏家

---

① 按照布雷斯维特（1989：84—86）的定义，社群主义的特征是：其一，高度交织的相互依赖性；其二，相互依赖是以相互间的义务和信任来体现的；其三，以集团性的忠诚，而不是以个体方便来解释相互依赖性。可见，布雷斯维特笔下的"社群主义"的内涵与费孝通笔下的"熟人社会"非常接近，带有一种以"报"为核心的伦理共通性。这里，需要明确的是，布氏对社群主义社会的理解是基于涂尔干的解释框架，其否定了任何"特殊存在"的可能性，以一种理想化的"集体意识"来论证中国集体化时代以及改革开放以来的农村社会显然有失偏颇。因此，对"社群主义"的理解需要强调其"地方性层次"，而非生硬地建构其与"宏大结构"的联系（朱晓阳，2011：153）。

族"的兴起至少说明了一点，中国农村社会的地方精英能否充分动员镶嵌于地方组织和社会网络中的社群主义情绪，以及能否利用绩效主义来巩固自身的合法性地位是其获取经济利益与政治庇护的重要保障，这一点可以成为理解改革开放之初中国基层社会权力关系的基础。

在"杨氏家族"兴起的过程中，"脑膜炎流行"和"杨父之死"这两件事使得乡镇医生与这个红火的家族发生了社会联系。

> 1984 年脑膜炎流行的时候，（中村）砖厂工人也有不少得病的。当时是春天，属于生产旺季，大奎来卫生院找我想想办法。因为中村离镇上很近，我让他在砖厂腾了一间空房，算是临时病房，小刘直接到厂里给他们扎针，不让砖厂的病人来回跑，有空我也过去看一下，这也算是帮大奎的忙了。这事以后（彼此）就很熟了，大奎也经常到卫生院来坐坐，包括他家二奎媳妇生孩子也是在卫生院。
>
> 1985 年年初，杨振雄脑出血，卫生院治不了。俺俩托人给老头儿转到洛阳地区医院。命是保住了，但是身体一直不好，估计跟年轻时候心气高、（身体）透支得太厉害有关系。从洛阳回来，动不动就来卫生院输液，也是觉得咱人不错，（杨家）疙疙瘩瘩的事他都说。85 年冬天，老头儿不在了。其实那个时候啊，他们家已经有（分家）苗头了，大奎他们几个（在处理杨振雄后事上）表现得也不好……（**石大夫、任阿姨**）

以上的访谈浅显地揭示出乡镇医生的"社会意义"，石大夫与任阿姨利用自身的职业声望和私人关系尽可能地给"杨氏家族"提供生产帮助和生命关怀。固然，这是医生的日常执业行为与社会系统相融合的表现，但也彰显出医生在社区空间的人际互动中所扮演的"平衡角色"。同时，在上段话中，"分家的苗头"映射出"杨氏家族"内部分裂的迹象。在有关民营企业的研究中，学者们普遍强调家族关系与企业经营相结合会对企业的治理结构、经济目标、战略选择以及企业绩效产生重要影响（Chrisman et al.，2010；Kraus et al.，2011），这是中国几千年家族传统的社会心理积淀在企业经营行为中的具体展现（储小平，2000）。这其中，由家族意图（family intentions）衍生出的发展认知与权力结构成为影响民营家族企业发展的重要维度（李路路、朱斌，2014），这一点直接反映在"杨氏三

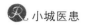

兄弟"的分家上。

> 1985 年杨振雄一不在，（分家）这事儿成明的了。当时，大奎是砖厂的法人，管着年底分红，二奎管生产，三奎管销售。最早是二奎提出来单干，准备跟我合伙干石子厂，让大奎分 10 万块钱给他……说到底，（他们之间的矛盾）还是钱的分配问题。86 年，大奎已经是"杨百万"了，三奎在外面跑市场，活钱儿多，老婆儿（杨振雄老伴）也向着他，二奎夹到中间不愿意。86 年年底，趁着杨振雄周年（祭奠），二奎跟大奎都说以前自己的功劳，心里不美（不平衡），喝完酒干了一仗，闹翻了。最后也算是"家丑外扬"了，大奎给了二奎 10 万块钱，但是不让二奎用以前的（客户）关系。（因为）石子厂跟砖厂的客户差不多，俺们这边的生意也受影响，93 年俺俩就转行干铁箱了。91 年吧，大奎跟三奎也闹翻了，还是（因为）钱的事儿，最后他俩把砖厂处理了，一人搞了一个铁箱厂……其实他们家的事不算新鲜，只是（发生得）早，家业大，老掌柜一不在，都免不了分家。这几年这种事越来越不稀罕。**（杨红卫）**

家族在"外敌侵入"的情况下往往会高度团结、一致对外，但当内部出现纠纷却没有适当的解纷机制的情况下，"家族反目"就在所难免。"分家"成了"杨氏家族"改革开放之后"拳头朝内"的开始。从社会控制的角度讲，滋贺秀三（2003）曾对家族共产制下的家产维持与继承以及围绕家产的个人权利展开论述，指出家族通过垄断生产资料和生产成果、控制个人财产对个人有极大的约束力。林耀华（1989）同样表达出家族对社会关系网络的控制对个人发展产生的制约作用。从上面的访谈中，我们可以看出，"家族"作为连接个人与国家的纽带，其发挥的社会控制作用在改革开放之后主要体现在社会关系网络对个人发展的制约上，但这种"制约"已经不再是儒法结合下对越轨行为实施的"礼教惩罚"（瞿同祖，2007），更多地表现为由传统家族主义与现代理性主义的相斥而引发的"族内分化"。伴随着市场经济的发展，物质利益替代了道德情感，社会联结机制从"机械团结"向"有机团结"的过渡使得家族成员间的初级关系网络呈现出"内部分裂"，同时以外部人际交往为载体的次级关系网络"日趋巩固"，中国社会开始步入缘"分"时代（刘正强，2013）。这里，笔者想着重表达的是，改革开放之后，国家力量对民间社会的渗透越发"悬浮化"（周飞舟，2006），其无力、也无心再继续承担既往"全能型控制"的宏大角色，这一方面降低了社会控制的效度、纵容了民间纠纷的滋长，另一方面也为多元社会主体预留了更多介入人情互动、参与社会关系再生产的可能的社会空间。其中，"医生"就扮演了一个特殊的"中介角色"。

> 他家富起来之后，最可怜的就是杨振雄的老婆儿（老伴）。他这仨孩子都不算是很孝顺，尤其是三奎，他最小，他妈最护他了，分家之后一直住在他家。但是，他跟他媳妇老觉得自己（钱）得的少，对老婆儿照顾得也不好。后来他们哥仨闹得厉害，都想让他妈把杨振雄走前儿留下的私房钱拿出来贴自家。1987 年，老婆儿搬到左村侄子家住了，图清静。（**杨世宽**①）

麻国庆（1999）谈到中国的分家是"分中有继也有合"，作为经济的家是分了，但是作为文化的家是永远都分不了的。"继"一则表现为"继人"，即对老人的赡养义务，一则表现为"继宗祧"，即对祖先的继嗣业务。所谓"合"是指本家与分家、分家与分家之间的种种文化上的约定。他认为，"从生产与资金的互助、生产工具的共有和合作、同宗过继子嗣和同族土地买入的优先权，到红白喜事中与诸分家之间的协调、互助等礼仪活动"都证明文化的家分不开。萧楼（2011：第五章）也证实了分立家庭和财产关系并没有阻碍原家族成员在经济上更加紧密的合作，即Cohen（1976）指出的联合大家庭的"终极期望"（ultimate aspiration）。但从本书的案例中，我们看到杨氏家族的"分家"不仅表现为经济层面的割裂，更表现在"继人问题"上的文化衰落。从代表性的角度讲，本书选择"杨氏家族"作为改革开放之初北方农村家族的典型案例进行"深描"是带有"超前风险"的。从普遍意义上讲，2000 年以来，中国农村地区表现出了商品逻辑带来的对于老人的伤害（谭同学，2007）。但是，"杨氏家族"早在 20 世纪 80 年代中期就已经完成了原始资本积累，杨振雄的老伴在物质上没有遭受匮乏之苦，但苦在"被遗忘""被折腾""被冷落"，这种日

---

① 杨世宽，小镇中村的老会计。

常生活中的"冷暴力"会给丧偶老人带来无限的孤独与寒心，市场经济带来的道德危机胜过了财富效应带来的物质保障。穆光宗（1999）区分了"孝"与"养"，"有孝之养"是以融融亲情为依托的，"无孝之养"则仅有物质支持，而后者正是"孝道衰弱"的表现。同时，中国传统文化内含的"正德厚生、臻于至善"所引申出的"报"（reciprocity）在解释"杨氏家族"后续的故事中颇具讽刺意味。

> 镇上就那么大，当医生有些事情也绕不开俺们。人一有钱，就开始学孬，都是自己作。1988年，三奎出去要染上脏病，回来给他媳妇也传染上了。他俩在家肯定是干架了，前后脚来卫生院找俺俩。三奎输理了，来卫生院也是扭扭捏捏的，一口一个哥叫着，说着这事太丢人，媳妇喊着要离婚，生怕别人知道。我当时就给他说，"这都是你有钱不知足，对你妈不好，报应来了。你爹要是活着，不给你腿打折。你既然有钱出去要，你去洛阳看吧"。头几回他来找我，就是没给他看，他一直求着咱别往外说。八几年还没有很多性病专科，他有钱也不好找地方。再者三奎输理了，既不敢犯犟，心里头也怕。但是，三奎媳妇是无辜的，咱直接给人家做治疗，没什么大事。**（石大夫、任阿姨）**

在中国传统社会，"报"是作为中国社会关系基础的思想（转引自费正清，2014：323）。在"报"的伦理中，面子是一个重要概念，它意指个体的社会地位或名誉是通过个体成功地表演自己的符合"报"的社会角色后获得的（朱晓阳，2011：79）。同时，"面子"也分为两种：一种是社会性的"面子"，另一种是道德性的"脸"（Hu，1994）。二者的不同之处在于，社会性的"面子"，取决于他人的评价，是一种带有"舆论性""他律性"的面子；道德性的"脸"，不仅是一种外在的行为裁决，更是一种"自律性"的自我裁决，即"廉耻感"。生活于社区性环境，在社会关系网络中保持"面子"是一件很重要的事情，"面子"也成为关键性的社会控制手段，其实质是"礼治"的德化约束。在"杨氏家族"兴旺之后，三奎"得脏病"是一件不能公开的丑事，这既涉及"杨氏家族"的社会地位和道德声誉，也是影响家庭关系的"不齿之事"，其中的关键就是"怕丢面子"。作为德技双馨的小镇医生，石大夫与任阿姨在这里就扮演了德化规训的"裁判者"与"惩罚者"的社会角色。

> 三奎这事儿拖了有一个星期，最后我让他把大奎跟他妈都叫来，把事情摊开说说。因为三奎不孝顺，老婆儿中间来看病也找你妈哭哭啼啼地诉过苦，俺们也觉得不合适。他们仨到卫生院，三奎直接跪下了，哭着说自己不对，以后一定对老人好……大奎上来给他扇了两耳光，老婆儿一边抹眼泪，一边骂他。
>
> 我当时就给他哥俩说，"三奎之前来找过我，我一直不给他看，因为我感觉他事儿做得不对。咱都是街坊，老头儿（杨振雄）活的时候咱们关系都不错。我钱是没你们多，但是老百姓都认理，你们哥俩对老婆儿咋样，村里、镇上都有议论，三奎媳妇也喊着要离婚，丑不丑？三奎的病我肯定看，不会往外说。但是你们俩得有个态度，不能只认钱，不管老婆儿，也不能在外头胡来。我这回给你看好了，以后再出这种事，外人知道，人家咋看我嘞？尤其是大奎，咱都是家里的老大，得带好头"。一说完，老婆儿哭得更厉害了，捎带着大奎一起骂，我的话说到她心里了。这回之后，老婆儿的日子清静不少，三奎也学规矩了。（**石大夫**）

林德夫妇（1928/1999）在研究 1890—1925 年美国小镇米德尔顿（Middletown）的时候刚好是美国工业化兴起和收音机、汽车进入家庭的时候，社会变化非常迅速。尽管从跨文化比较的角度看，养老问题、离婚增多、家族关系紧张都可以归结为市场化带来的"社会解构"，以往稳定的社会关系因为受到职业、金钱背后的生活方式侵扰而生发裂痕（萧楼，2011：117）。从本书"杨氏家族"的案例中，我们看到，极力摆脱传统伦理束缚、拒绝履行道德义务的个人虽然通过"努力争取"获得了物质欲望的满足，但并没有获得真正独立、自主、自由的个性，一旦发生越轨，他们仍会被"拽回"到传统的规范领域。其中，扮演"教谕者"角色的并不是家族内部的"长者"，也不是代表国家权力的政府官员，而是基于自己的专业诊疗技术与德性口碑获得地方话语权的乡镇医生。在这个过程中，乡镇医生发挥的社会功能超过了医疗功能，石大夫、任阿姨通过强化孝道的社会责任、训诫越轨者、调解家族成员关系，实际充当了缓解传统与现代的张力、促使熟人社会内部社会关系再生产的中介角色。固然，在小镇的日常生活中，乡镇医生的这种功能发挥、角色扮演并不是常态，但依赖于地缘—血缘的支持网络和村庄道德理念，他们对于维护社会秩序、修复社会关系网络确实产生了重要作用。

第四节　小结

本章内容从 20 世纪 50 年代小镇"公社卫生院"的成立讲起，集中展现了集体化时期与改革开放之初北方农村医疗实践的变迁历程。如果以"两个新人的出现"为时间节点进行前后比对的话，我们发现，乡镇医生的执业行为与农村民众的就医选择在 1980 年之后发生了明显的变化。但整体而言，这一时期的基层医疗实践仍旧**深嵌于乡村熟人社会的关系结构**之中。

中华人民共和国成立之后，国家对乡村社会秩序进行了"政治化"重构。村庄政治生活的重构过程可以用"翻身"（韩丁，1980）来概括。翻身的实质是国家重新界定民众的主体地位并赋予其新的社会行动标准，以穷苦百姓为主体的普通村民获得了国家尊重，其本质仍旧是革命年代下形成的"阶级斗争"和"群众路线"在国家基层政权建设中的一种表达。同时，集体化时期的村庄是一个集政治、经济、文化为一体的基层组织，其基本政策是"三级所有、队为基础"。这里的"队"包含了"生产队"与"大队"两层意义：生产队常常是一个自然村的规模，构成了中国农村社会进行共同生产、集体核算、收益分配的基本单元，这是一个互动频率非常高的熟人社会；大队类似于几个自然村形成的"片儿"（集体化时代，一个大队往往就是一个行政村；在有些人口较少的村庄，一个大队甚至囊括了几个行政村），这既是上级下达行政指示、分配农业任务的基本单位，又是办理公共事务、兴办公益事业的基本单位，构成了一个互动频率略低于生产队的熟人社会（陈柏峰，2008：38）。而原本带有军事意义的"镇"被改称为"人民公社"，虽然后被改回了"乡"或"镇"，但诸如"公社""社员"等称谓仍作为集体记忆在小镇得以保留。

在政治话语主导集体生产的年代，"合作医疗"是国家在农村卫生服务领域建构"福利政治"的主要路径（刘鹏，2006）。在这个过程中，

"公社卫生院"虽被定性为农村"三级医疗保健网络"的中枢环节，但其并不是一个纯粹意义上的"医疗服务机构"，而是一个集药品发放、临时防疫、革命动员、群众诉苦的多功能复合体。小镇的医疗实践主要集中于村庄内部，普通民众以"工具型健康观"从事集体生产、获取工分，"赤脚医生"在人情互惠和国家意志的双重驱动下为村民提供基本的医疗保健服务。固然，传统的农村合作医疗存在"入保强制性""干群不平等""制度稳定性"等问题（朱玲，2000；顾昕、方黎明，2004；代志明，2010），但高度集权的、全能型的政治经济体制和国家与社会关系共同营建的"外部制度环境"保障了这一制度的整体平稳运行（邹谠，1994；Tsou，1986）。本书的经验研究也印证了这一点。因此，从中华人民共和国成立后到改革开放前，中国的农村医疗实践带有明显的国家统合的政治色彩：民众经历了科层化的革命动员并受到了集体农业的制度限制，"病"不是随便就能得的；"治病"在社群主义道德观与集体主义经济分配的双重制约下被赋予了"革命团结"的政治意义，"医患纠纷"隐而不彰。

进入 20 世纪 80 年代，小镇民众从人民公社体制中解放了出来，不再为集体生产，而是在市场化推动下从事多种经营，民营经济蓬勃发展。在这种背景下，合作医疗制度失去了赖以维继的经济基础和组织保障，农民从"强制性医保"转向了"自主性就医"，"赤脚医生"也大多转行（少部分承包了村级卫生室），公社卫生院在"后革命时期"开始回归"公立医院"的本我角色，不断吸纳优秀的专业医务人员，逐渐成了乡镇医疗实践的主要场域。同时，"复员军医"开始在镇中心经营"私人诊所"。小镇的医疗服务市场呈现出了"公立为主、私营为辅"的供给格局。

在改革开放之初，小镇的医疗实践主体具有高度的地缘关系属性，医生与患者之间的互动主要表现为嵌入社区性关系网络的人情互动。这其中，私人诊所医生需要依靠"体制内医生"进行技术传授，而这"两类医生"均本着"回馈乡里"的道义理念在执业。因此，金钱并不能完全体现此时医疗实践的中介价值，以"实物往来"为形式的超额回馈更具有现实意义。在这种互动格局中，"治病"不仅是医生治疗患者的病痛，更是一种社会关系建设，人文关怀与科学理性在医生执业中高度融合；"看病"则是患者基于医生的德行口碑进行人际交往和自我关怀的方式，医患之间家长里短式的言语传递使整个就医过程表现出高度的生活化。同时，随着改革开放之后政治氛围的宽松和物质条件的改善，小镇民众的健康观呈现"去工具化"色彩，

"有病就看、效果快"逐渐成为农民居民就医选择的初衷，医患之间的接触次数日渐增多，但"医患纠纷"仍旧是非常个例。"医方主导"的权力格局和"医学抗争"的条件缺位保证了医疗服务市场的整体稳定。可以说，20世纪80年代中国农村医疗行业的市场化程度、乡镇医生的属地来源、医患在诊疗活动中的行为选择等因素都决定了以"人情"为核心的乡土逻辑有效抑制了以"资本"为核心的市场逻辑的肆意入侵。因此，这一时期中国的农村医疗实践是乡村"熟人社会"的一种延伸性表达。[①]

总体而言，根据对"小镇卫生院"的实地考察，笔者发现：在整个20世纪80年代，小镇医疗领域的变化体现出了"国家撤退"的特征，农村地区医疗服务的递送体系呈现出了"民营化"趋势，普通民众失去了基本的"医疗福利"，就医需要"自付"；但是，"按项目付费"的激励结构并没有一夜见效，供方诱导下的"过度消费"问题在医改之初并没有在农村地区显现出来，民众的就医选择与医生的执业行为仍旧是以农村熟人关系为基础的，彼此共处和谐。固然，伴随着市场经济的发展，小镇的社会结构与家族结构发生了重要变化，但并未真正改变村庄内部的人际关系规则，亦未能触及权力体系背后的社会支持网络和道德秩序。因此，在面临"杨氏家族"的内部分裂时，公立医院医生可以借助自己以往的德性口碑所建立起来的话语权以及专业的诊疗技术，在训诫越轨者、强化孝道责任、调和家族关系上扮演"惩罚者""调停者"的角色，实际是发挥了缔结熟人社会内部社会关系再生产的社会功能。从更宏大的意义上讲，改革开放之后，基层政权的"悬浮化"（周飞舟，2006）带来了社会秩序规制的真空，现代意义的"基层代理"并不能仅仅依靠受政绩合法性驱动的地方官员和受经济利益驱动的私营业主，而秉持朴素德化理念与现实规训能力的"现代士绅"可能会发挥更重要的作用。即便这种作用是零星的、短暂的，但对于转型期的乡村社会来说仍旧意义重大。医生，在这种时空架构里，也许会是一个可能的角色选择。

1989年夏，石大夫与任阿姨离开了小镇，进入了小城一家国企的附属医院。我们本书的故事即将发生第一次转场。

[①] 笔者在此处使用"执业"而非"职业"就是对这种高度嵌入熟人社会的"职业行为"的一种谨慎描述。

第三章 社会主义"小社会":作为 国企职工的医生与患者 (1989—2000)

昨夜雨疏风骤,

应是红肥绿瘦,

知否知否?

万紫千红只怕秋。

——题记

　　20 世纪 80 年代是本书经验研究的真实起点,也可以说是当代中国社会发展进程中的一个划时代的时刻。在其后至今的近四十年中,中国社会的一系列变化都与之有关,如革命意识形态的退潮、社会流动的加剧、基层控制体系的改变、城市经济发展的转型,等等。这些变化对中国社会产生了重大影响。本书写作的一条主线是通过基层医疗实践来透视中国社会的变迁,具体通过"两个新人"职业历程的变化进入不同的历史时期、不同的医疗场域展开描述。经历了近十年的小镇生活,1989 年夏,石大夫、任阿姨"调入"小城县城里的一个国企卫生所(后改称为"职工医院""社区医院"),继续自己的医生职业。这是本书写作的第一次"转场"。在 1989—2000 年这段时间里,石大夫与任阿姨从隶属于县卫生局的"乡镇医生"变成了隶属于原邮电部企业的"城市医生",这种身份变化是"单位制"下的国家控制体系与社会联结机制的时空延续。同时,在提及"国企单位"时,包括笔者在内的很多人可能都会下意识地感到某种悲情,它暗含了一种国家权力,却释放出终归要被淘汰的落寞。本书此处的"国企"就是这样的宿命,但也催生了后续的"转场"。其中,国家的政治结构、制度结构与个体行为模式的互构正是国家与社会关系的时代彰显。正如赵文祠在《一个中国村落的道德与权力》一书中所提及的,"要辩证地看待中国基层社会的权力结构,即国家深受传统中国社会的影响,而社会亦被国家所改造。国家和社会都不是西方模式(现代)政治组织或(传统)乡村社区,两者都极具中国特性,是一种独特的、不断变化的、包含昨日和今天中国文化之各种成分的混合体。"(Madsen,1984:47)因此,在本章中,笔者继续通过个体的生命历程来观察和分析20世纪90年代的县城"国企医生"及其执业诊疗行为,并对"体制内生态"与"单位内部权力结构"的变迁进行描述。

第一节　单位:一个神奇的存在

一　"单位制"的起源与劳动力控制

如果说当代中国的组织和制度极富"特色"的话,"单位"应该是一个表征这种特色的最重要特征之一。这不仅因为在资本主义市场经济中,而且在其他社会主义再分配经济社会中,都不存在相似的组织和制度(李猛等,1996;刘建军,2000a:11)。将"单位"作为分析中国社会组织和制度的基本单元,始于华尔德(Anderw Walder)(1987/1996)对中国企业中的工作与权威的研究,国内一些重要的研究成果主要是围绕"国有企业"的单位组织展开的(路风,1989、1993;李猛等,1996;李路路,2002;李路路等,2009a;李路路等,2009b;李汉林,1993、1995、1996、2004、2008;田毅鹏,2007、2005、2016;等等)。[1]自单位研究发端之时起,便遵循着"组织""制度""体制"等不同的研究视角和路径向前推进。不过,对于"传统单位体制"的成因,国内研究形成了两种比较有影响的解释,一种是强调制度形成的路径依赖效应,另一种强调制度形成中所受到的资源约束因素(李路路等,2009a)。新制度主义学派侧重制度变迁中的路径依赖,这派学者将单位制度的建立归因于民主革命时期

---

① 国内有关"单位制"的研究非常多。在此,笔者仅罗列几个代表性学者,后文会有具体展开。

"根据地建设经验"的移植以及受到中国传统的宗法家族文化和苏联模式的影响，"典型单位制"萌芽于中华人民共和国成立初期、成型于"文化大革命"时期（路风，1993；田毅鹏、刘杰，2010）；另外一派学者从中华人民共和国成立初期资源约束角度对单位体制的形成进行了解释，单位体制的产生，主要是"为了适应社会资源总量不足，即可用来实现社会有效调控的因素（包括物质性资源和文化资源、价值资源、智力资源、权力资源等社会性资源）不足这一状态下实现现代化的战略需要"（王沪宁，1990、1995；刘建军，2000a、2000b），就必须"通过国家对各种资源的强提取和再分配来满足现代化的要求"，单位制的形成正是为实现这一战略目标设计的一种"组织化手段"（李汉林，1993）。这两种解释路径都强调单位制与中国独特的社会主义制度环境紧密相关，单位体制的形成是两种机制共同作用的结果（李路路等，2009a）。作为这两种解释路径的确证与补充，田毅鹏及其团队针对东北老工业基地"典型/传统单位制"的起源、形成、制度结构、政治意涵的研究，提出了"单位社会"的建立，是新中国为了克服"郡县社会"的散漫特征和涣散性弊端而进行的社会重建，是作为现代民族国家建构强大社会整合能力的新的社会模式（田毅鹏、刘杰，2010；田毅鹏、吕方，2009；田毅鹏，2016）。因此，作为一种社会秩序基础，"单位制"彰显了国家扮演的全能主义的父爱角色，以单位体系为核心的"总体性架构"发挥着重要的社会动员和社会整合机制（吕方、梅琳，2016；田毅鹏、李珮瑶，2014；田毅鹏、吕方，2009；田毅鹏、刘凤文竹，2015）。因此，"单位社会"终结[①]的直接表现是其高效持久化的能力缺失，其根本原因是传统的单位组织所赖以存在的"国家—单位—个人"社会管理体制发生了巨大的变化，逐渐被一种新的"国家—社区、社会团体—个人"社会管理体制所替代，其本质仍旧是现代民族国家进行社会建设的现代化抉择（田毅鹏、漆思，2005；田毅鹏、吕方，2009）。

　　就国外研究而言，单位制度的起源和发展与国家对劳动力的控制有着密切的关系（Frazier，2002；Bray，2005；Naughton，1997）。国家实际上是以行政命令的方式代替市场原则，对劳动力进行安置，而单位就是其中

[①]　有关"单位制"是否终结在学界存在争议（具体参见李汉林，2004；曹锦清、陈中亚，1997；田毅鹏、漆思，2005）。

的一项重要制度安排（Whyte & Parish, 1984; 华尔德, 1987/1996; Bian, 1994）。起始, 国家利用单位制来缓解或解决失业, 但逐渐地, 单位转变为"满足社会主义建设需要的、对劳动力的理性分配"（Bray, 2005: 113）。

1953 年, 中央政府命令单位不准开除任何一个富余人员。即使单位用不着这些富余人员也不能解雇他们, 由此造成了"只能进、不能出"的局面。而对个体来说, 这样一种制度保证了他们的终身雇佣（Bray, 2005: 114）, 即我们所说的"铁饭碗"。这正如华尔德评价的, 在这样的体制下:

> 劳动力不是一种随时可以从公司中分离出去的生产因素, 雇佣劳动力并不根据公司的生产需求而变动, 公司的需求也不根据市场对产品的需求而变动。劳工不能就工资和就业条件进行讨价还价, 工人和经理也不被看作分离的两方。工资级别和就业条件是由上级机构来制定的。就业本身转化为福利, 因而它自身也就变成了一种价值。许多社会福利是通过工作单位来发放的, 因此, 这一制度中便缺乏一种最大限度地减少劳工人数的导向。（华尔德, 1996: 12）

此处, 如果我们将此段中的"公司"替换为"国有企业"或"事业单位", 将"工人"扩展为"单位人", 将"经理"替换为"单位领导", 便是中国改革开放之前单位内部人事关系的真实写照。

铁饭碗与"编制"密不可分。政府部门正是通过编制的分配来控制公立医疗机构的人员数量（Brodsgaard, 2002）。Bray（2005: 114）在研究单位制时指出, 在计划经济时代, 编制将"单位的预算与人员额度紧密相连, 而人员额度是由单位计划部门决定的"。在这个系统中, "财政拨款是根据单位的编制来下拨的"。如果一个单位雇用了超过编制额定的人员, 那么这些人员的经费就由单位自己解决。这一制度至今在很大程度上还有效, 因为单位人员的诸多福利待遇仍由国家财政支持。所以, "编制"的一个重要意义是由国家直接介入单位内部的人事权力。对于任何一个"单位人"来讲, 他们的雇佣关系仍然牢牢地掌控在国家的手中。不过, "国家雇员"也因此获得了安全稳定的就业。就如华尔德（1996: 12）所说, 就业本身变成了一种福利, 至今仍是如此。

从国内外研究来看, 自 20 世纪 80 年代单位研究发轫之日起, 单位研究便带有某种否定性取向。作为"新传统主义"的首倡者, 华尔德（1987/

1996）提出这一概念工具将 1949 年以来中国的单位制与斯大林的极权主义模式相区别，但仍旧带有西方学者"社会趋同论"的意识形态色彩（李路路等，2009b）。而大陆的单位研究从其诞生之日起，实际上就是与批判计划经济体制直接联系在一起的，从而成了一个"标签化议题"，其批评者贯穿整个社会阶层（田毅鹏、刘杰，2010）。笔者认为，这种判断忽略了"单位社会"在中国社会发展中所发挥的特殊作用，它曾经寄托了中国人强烈的乌托邦情节，也给笔者留下了难忘的成长记忆。固然，在市场经济转型的过程中，"国企改革"往往意味着"国企破产"，但诸如"北京首钢""上海电气""洛阳一拖"等国家大型重工企业至今仍旧发挥着重要的战略功能和社会功能。如何对"单位制""单位社会""单位体系"进行理性、客观的判断，是需要智慧和耐心的。在本章的开篇位置，笔者对"传统单位制"的起源、内涵及其对劳动力的控制展开描述，一来是奠定理论分析基础，二来也是为后续研究提供一个可能的"证伪空间"。作为一家已经破产改制的老国企，本书的"黄河摩托车厂"拥有其无法替代的共和国印记。

二　黄河厂：新中国第一家摩托车制造国企

黄河摩托车厂（下文简称"黄河厂"），原名为邮电部直属 538 厂，是我国"三五"期间在中部地区规划的中型轻工业工厂，属于第一批"三线建设"① 的项目之一。"黄河厂"始建于 1968 年，1975 年竣工投产，2004 年改制更名为"洛阳普天黄河摩托车有限公司"，现属中国普天信息产业集团子公司。作为新中国第一家摩托车制造国企，"黄河厂"由周恩来总理亲自定名，显示了国家进行工业建设的民族自信。建立之初，"黄河厂"主要生产两轮摩托车和战备三轮摩托车，是国家邮电及通信用途摩托车的定点生产基地，1979 年"黄河摩托车"在对越自卫反击战中获军功奖章。1985 年，"黄河厂"引入日本技术，开发出"黄河川崎 250"系列，一度成了最受国内消费者欢迎的摩托车品牌②。20 世纪 90 年代中期，"黄河

---

① "三线建设"是中共中央和毛泽东主席于 20 世纪 60 年代中期做出的一项重大战略决策，是在"中苏分裂"后日趋紧张的国际局势下，为加强战备，逐步改变我国生产布局的一次由东向西的战略大调整（陈夕，2014）。

② 以上描述根据《厂志》整理。

厂"逐步开始市场化改制,与重庆宗申摩托车厂展开合作,并"扶持"①
了一大批小城乡镇摩托车企业。

"黄河厂"是本书田野调查的第二个"子场域",也是笔者从童年到
中学成长、生活的地方。"黄河厂"位于小城县城的最东面,分为生产
区和生活区两部分,生产区占地面积 300 亩,生活区占地面积 260 亩。
在 1980—2000 年这整整二十年时间里,"黄河厂"是小城最大的国有企
业,拥有城镇户籍职工及家属将近 3 千人,如果包括周边农村户籍的
"临时工"及家属则超过 5 千人。在其最辉煌的 20 世纪 80 年代中期到
90 年代中期的十余年时间里,"黄河厂"平均年产 15 万台摩托车,销售
范围覆盖整个中国内地,并作为出口产品远销南美洲和中东地区。在
1990 年前后,甚至一度出现了"一车难求"的疯狂现象,很多外地消费
者不惜打地铺睡在工厂门口等待"空子",拥有一辆"黄河摩托车"是
那个年代极为体面的事情。

从空间布局上讲,"黄河厂"是小城县城最东面、坐南朝北的一个
"大矩形",一堵东西走向的"柏林墙"② 将这块"蛋糕"分成南北两块,
南面是生活区,北面是生产区。"矩形"的西面是一条南北向的、连接生
产区与生活区的"通道",平时最壮观的场面就是早晚上下班的时候,这
条"通道"里的职工及家属子女恰似游行的人群。讽刺的是,2010 年工
厂破产之后,为了揭露"买断工龄"的内幕、争取自己的利益,破产职工
们正是从这里走出去集体上访的。就"黄河厂"生产、经营的分布来看,
北面的主厂区靠近临街的一排店面是成品车辆的销售部和维修部,生产区
由一条五十米宽的大路分为东西两半,东面部分主要由工厂保卫处、行政
楼、工程设计楼和三个独立组装车间构成,西面部分是两个发动机生产车

---

① 这里的"扶持"是打了引号的,这一点涉及国企衰落的原因。有关"黄河摩托车厂"的市场
化之路,本章后文会有详细说明。

② 此处,笔者用"柏林墙"比喻生产区与生活区的界线,一来为了形象表达,二来为了现实描
述。准确地讲,"黄河厂"在辉煌与衰落之间经历了近十年的"温水期",表面看起来"不温
不火",实则一直在倒退。1995 年前后开始市场化改革,到了 2007 年"黄河厂"已经破产倒
闭。近十年来,"黄河厂"最大的变化就是生产区与生活区界线的模糊,再也没有了热闹的生
产氛围和生活氛围,北面的"生产区"被一块一块地卖给房地产公司,原厂职工"走出去"
的越来越多,更多"社会人"开始涌进生活区居住,"柏林墙"早已被推倒。整个"黄河厂"
北面的生产区现在变成了小城县城东面的高档住宅区,与南面生活区的老旧住宅形成了鲜明
对比。因此,笔者在此写作"黄河厂"的故事是在进行一种"悲情的怀旧"。

间、三个零配件生产车间，在主厂区的东南角是防腐车间、喷漆车间、零配件仓库、成车仓库和厂区医务室。厂区中间的这条宽敞的大道正是为了便于大型车辆运输成车和原材料设计的。20 世纪 90 年代初，"黄河厂"开始资产重组，以车间为单元合并建立了三个"分厂"，后加入了生产三轮车和配件经营的"五七厂"。因此，"黄河厂"在 90 年代中后期实际变成了四个拥有部分独立生产经营权的"分厂"。

在笔者的成长记忆中，90 年代的北面生产区是我们这群"80 后"厂院孩子的"禁地"，如果谁翻过了这堵"柏林墙"进入主厂区一探究竟，则能让我们钦佩好几个月。和许多大中型国企一样，"黄河厂"是国家计划经济时期宏观体制的产物，它不仅是一个生产和经营的组织，也是一种行政单位和生活单位，是一个多种社会功能的复合体。这种复合体集中体现为"生产与生活高度合一"的社会地理格局（田毅鹏、李珮瑶，2014），"黄河厂"中间的这条"柏林墙"并没有影响"单位大院"空间载体的统一性，"黄河厂"的职工和家属在 20 世纪后二十年里始终能够体验到强烈的"单位办社会"的氛围。

区别于生产区的"禁地"印象，"黄河厂"南面的生活区是笔者这一代人成长的乐园。生活区的西北角是两栋连体建筑，靠近"通道"的是"黄河厂"的两层接待饭店，也是过年过节发放职工福利和举办趣味运动会的地方。紧邻饭店的是"服务公司"①，这个带有鲜明市场化称谓的五层建筑实际是计划经济时代的"厂属综合大楼"，其中的第一层和第二层就是原来"厂卫生所"的门诊和病房，第三层是类似于"职工俱乐部"的活动中心，每逢节假日就会举行麻将比赛、跳棋比赛、象棋比赛等，第四层是"技术学校"，这是那个年代解决职工子女就业安置②的重要场所，第五层是"厂招待所"。正对"服务公司"，原是一块有半个足球场面积的空地，夏季的周六晚上，这块空地就变成了一个露天电影院，搬板凳看电影是"黄河厂"职工至今难忘的集体文化生活。紧邻"空地"东侧，是原来的"厂幼儿园"，石大夫、任阿姨从小镇来到"黄河厂"的一个重要原因

---

① 当笔者 2016 年再次走访生活区的时候，"接待饭店"等待拆除，这幢"服务大楼"的第一层保留下来两个房间作为"退休安置办公室"，临街房间作为商铺出租，其余则全部闲置。

② 关于"单位制"下的职工子女"接班进厂"的相关描述，参见田毅鹏、李珮瑶（2014）。

就是有这个"幼儿园"① 的存在②,"幼儿园"的正北面则是外来商贩经营的露天菜场。另外,在生活区的东南角是职工澡堂和锅炉车间。除此之外,整个生活区就是职工住宅,除了1995年、1998年新建的两批六层住宅楼外,至今"厂院"还保留了许多苏联建筑风格的三层"筒子楼",每栋楼有三个开放的单元,每个单元正中是楼梯,每层正对楼梯口是公厕,楼梯两侧各两户,每单元一楼"把边"的住户都扩建了自己的厨房,有些楼前甚至被职工开辟出了自家的菜地。曾经年少,这块近300亩的"生活区"的每个角度都留下了笔者和小伙伴们的足迹。

在笔者的记忆中,"黄河厂"是一个完全自给自足的"熟人社会"。我们对其的口头称谓是"厂""院儿""俺们是摩托厂的""这是俺们厂里人",这种口语化的日常表达不仅带有一种身份归属,更隐藏着一种优越感。科尔奈(1986:281)在分析经典社会主义体制时,曾着力强调制度条件的重要性,他认为"一定的社会关系和制度条件产生一定的行为方式、经济规律和正常标准。这些不可能被国家的决策所取消。"从基层社会的角度来看,单位组织在实践层面,稳定地与城市地域空间结合在一起,形成了城市中一个个封闭的"共同体"③。这里的共同体是关系共同体与生活公共体的结合。单位,为社会成员之间的交往、互动提供了制度化的形态,并且作为一个没有陌生人的城市共同体,单位空间是一个全息的社会空间,社会成员之间对单位空间形成了强烈的认同感和归属感(吕

---

① 在笔者年幼时,无数次对着"幼儿园"的牌子发呆,内心的发问是为什么不叫"育英园"?这明明是培育祖国英才的地方。更多的时候,幼儿园对幼时的笔者是一个斗争的场所,曾编顺口溜"爸爸妈妈去上班,把孩子送到幼儿园,很哭很哭没人管",偶尔的成功逃学也免不了一顿"暴打"。最让笔者印象深刻的是,每周五下午被强制性睡觉到放学,一排排睁着眼睛、盖着被子不能说话的儿童无处释放自己内心的小宇宙,而幼儿园阿姨则像"牧羊犬"一样坐在床边打毛衣、聊家常。"黄河厂"的幼儿园在20世纪90年代后期就已经不存在了,后变成了一排小饭店,现在这里变成了另一块"空地",等待房地产开发。

② 关于石大夫、任阿姨为什么选择从小镇医院进入"黄河厂医院"以及如何实现了"工作调动",在本章后部分有详细介绍。

③ 按照滕尼斯(1999:译者前言:2—3)的说法,"共同体社会是一个持久的和真正的共同体,是一种原始的或者天然状态的人的意志的完善的统一体。……共同体是建立在有关人员的本能的中意或者习惯制约的适应或者与思想有关的共同记忆之上的。"其实,单位共同体是建立在一系列真实的制度体系的基础之上的,诸如工资制度、福利制度、党政双重体制、奖惩制度、福利分房制度、厂办大集体制度、子女接班制度等。正是依靠上述制度体系,才能构建出单位共同体赖以存在的社会物理空间和关系空间(田毅鹏,2016)。

方、梅琳，2016）。同时，单位的封闭性自然带来"排他性"。从摇篮到坟墓的社会福利保障体制使得单位人充满了一种优越情节，人们也不愿意轻易离开单位空间（田毅鹏，李珮瑶，2014）。因此，在笔者看来，作为单位组织的"黄河厂"，不仅是个人谋求生计的职场，更是国家赶超式现代化的组织载体，举凡生活中衣、食、住、行、保、教、养、医等公共事务，都是由单位组织来提供。当然，以单位为中心的公共性，实际上是由单位组织扮演"微观国家"的角色，代表国家来回应社会成员的社会需求。

这里需要明确的是，个人受到"单位"全面关照的前提是"正式职工"，这仍旧是上一节最后的"编制问题"。"黄河厂"在改制之前一直隶属于原邮电部（后改为"工信部"），破产后仍属于部委下属的国有企业。因此，在20世纪八九十年代能够"进厂"是一件非常"难办"的事情。下面，是"黄河厂"的一位元老职工进行的描述：

> 1985年到1995年，是咱厂最红火的时候。那个时候，我们去（邮电）部里面开会都是趾高气扬的，一点不输给大城市国企厂的人，因为咱效益好。当时，"黄河车"的质量和技术在亚洲仅次于铃木，主要是民用，（服务）军工已经很少了。（小城人）提起"摩托厂"都眼红，咱生活质量就是好，收入不算高，但是福利真好……自然，想进厂的人就多。那个时候涉及生产、设计的（人员）非名牌大学生不要，咱可不光生产，幼儿园、医院、技校、饭店、澡堂、锅炉房，最红火的时候有将近十个下属单位……托关系、走后门、办假亲属证明，啥办法都有。（很多人）只要能进来，哪怕看门都愿意。**（郭宏①）**

从上面的描述中，我们可以清楚地得知，"黄河厂"作为小城20世纪后二十年效益最好的"单位"，拥有诸多"子部门"。"部门编制"就等于是一个"身份"（citizenship），按照 T. H. Marshall 的定义，身份是"一种地位，在那上面附着一系列的权利和责任、特权和义务、法定的特权或禁

---

① 郭宏，1970年进厂，是"黄河厂"的老技术员，在20世纪90年代担任过改制后的"一分厂厂长"。

止，这是为社会所认可并为国家权力所规定和推行的"（转引自华尔德，1996：47）。我们看到，不同类型的编制（或没有编制）在收入、就业期限、社会保险、劳动保护、住房、户口等方面都各自得到公认的权利。"换句话说，上述的每个方面都由法律保证了某种身份的人有权享有某种生活方式。"（华尔德，1996：47）这是社会分层的重要指标。笔者认为，"编制"是华尔德所讨论的中国社会中的个体对单位的"依附关系"进行的最好诠释。在"黄河厂"最红火的时候，很多人想尽办法"挤进来"就是为了获得一份安全感。

这里，笔者还是想介绍一下本书的两位主角石大夫、任阿姨的"调动经历"：

按照现在的话说，俺俩80年代初到（小镇）卫生院属于人才引进，都是受过正规教育的医生，编制属于县卫生局的事业编制，（但是）那个时候叫分配工作。到1988年，（在小镇）待了快十年了，（觉得）不能一直在下面（农村），一是考虑你要上幼儿园了，当时镇上没有幼儿园，二是县卫生局老是拖欠工资，60块钱的工资拿到手还不到40块钱。（这样）就考虑着来县里，中间也托关系打听，看看哪个单位效益好。80年代末，"调工作"是大事，到现在（体制内）最难解决的还是编制问题。当时，县里面有自己直属医院和托儿所的只有电厂、摩托厂两家，都是国有企业，但是摩托厂属于邮电部，（当时）效益好得很。

你二舅1983年分到了河南日报社，那时候需要写专栏，宣传改革开放新形势，老家这么好一个国企正好对口。88年年底，《河南日报》大篇幅报道"黄河摩托车厂"，厂领导高兴坏了，部里面开会也是点名表扬。借着这个事情，你二舅向厂领导提出来能不能调两个医生过来，正好家里小孩需要上幼儿园。领导当场就同意了，厂里直接跟卫生局沟通档案关系，不到一个月就办好了。89年夏天，厂里面派车搬家，刚开始是租房子，厂里补助。90年，厂里在生活区澡堂对面建立一排小平房，将近20户吧，都是刚调过来的年轻人，临时住，那时候北京正办"亚运会"，这排平房就叫"亚运村"，呵呵……（不论）到哪儿，刚开始都苦，（但是）在那破平房里住着，咱也觉得有底气，（因为）咱是部属单位呀。工装、幼儿园，那时候不是所有

单位都有的……（石大夫、任阿姨）

从上面的这段访谈中，我们似乎感受到了"被单位吸纳的阶级"（张静，2012）。在社会分流中，最基本的一个分化是脑力劳动者与体力劳动者的差别，但是这一职业差别并非仅仅是劳动方式和分工的不同，更代表着社会身份的不同。例如清末的科举制改革，虽然废除了旧式学历和知识的现实功用，但没有改变"科举功名"的社会承认和身份资格。这其中，"教育"就扮演了社会结构的门卫角色，控制着流动的社会身份分类及其再生产。在新中国成立之后，社会的分流与人们的利益被"再组织化"了，"单位"具有了等级差异的含义，这类似于等级化的组织机构掌控不同的资源，它们形成了组织化的利益群体，甚至对政治和决策都能够产生影响，这是中国特有的现象（张静，2005、2012）。因此，单位的"政治属性"就非常明显地体现在其对社会成员"等级差异"的划定上，进而构成了一种新的社会身份分类及其再生产的社会筛选机制。在对石大夫、任阿姨的上述访谈中，"单位编制"是一个贯穿始终的门槛性指标，"获取编制"的隐喻在于是否享有政策特权、享用再分配的资格——进入体制内部，有稳定工作、福利保障、社会声望、资历可积累的调动，等等。当然，这里的"获取编制"是非正式关系网络与国家正式权力在工具性互惠和义务性互惠的基础上实现的生产网络的建构（汪和建，2009）。其中的"隐性差距"更直接地表现为"工装与幼儿园的吸引力"。

2018年春节，笔者翻出了当年幼儿园时的"黄老照"，并发送了一条有关"单位儿童"的六一感慨和阶层流动的朋友圈。在此予以展示，权且作为"黄河厂"兴衰的背景性介绍：

【"单位儿童"的六一感慨】"黄河厂"就是这里的"单位"，计划经济下的中型国企。幼儿园、澡堂、医院、免费电影、夏凉冬补……这些成为当时"社会人"羡慕的福利。那时候"厂幼儿园"最重要的活动是"庆祝六一儿童节"，各种排练，家长负责给孩子们化妆，各种涂，穿海军衫，不仅因为过节，更因为这是"摩托厂"的幼儿园……其实，我们是不得不"玩"，不知道是我们热闹了，还是我们"被热闹"了。现在想来，放声唱歌，涂非整齐划一的红脸蛋，穿参差不齐的儿童装，才是最美好的记忆。

【"单位儿童"的阶层流动】后三张集体照，我现在只对一半人有印象，知道大体去向，其余一半我已经叫不出名字了。想来，我是幸运的。因为"单位"是工厂，这里面的孩子多半是工人子弟，少有技术员和领导家的娃儿。因为，医生在新中国成立后被统筹定义为社会主义服务员，被划进了技术人员的队伍，也决定了我区别于工人子弟的"读书因子"。初中之后，这群从小"一起奔跑"的兄弟已经出现了分化——学生与社会青年。让人暖心的是，这群当时的"校园霸王"放出话来，俺们不读书，但俺们要保护读书的，提供给我们这些"学生"免受骚扰的童缘关照。2012年，我去北京读书前，碰到了其中一个，一根烟，寥寥数语，已经不知道该怎么聊下去……2007年，厂破产。"生产区"被推平，就地建高楼，破产职工被买断工龄，全部推向社会。为了生计，这些"落魄贵族"被迫放下身段，包地种葡萄、开出租车、加工机车零件、站柜台……曾经令人羡慕的"厂里人"成了市场浪潮中被拍在沙滩上的一群人，照片中伙伴们的境遇也少有优越，现在仍旧混迹于县城的居多，偶有读完硕士的也多半是勤工俭学，能留到二线城市安居乐业已经远超父母的心理预期。无论混在哪里，"单位儿童"大都没有超出父辈同时代的社会地位，个别完成"向上流动"的伙伴，读书是最重要的流动渠道，其次被理解为"命好"——与私营业主联姻、学了冷门专业、跟上了好领导……朋友们，（只能）看看照片，相见不如怀念。

在笔者走访"黄河厂"的过程中，曾经享受到再分配资格的企业职工现在更多地表达出"不满""不公""愤恨"等负面情绪，甚至有对国家体制进行激烈抨击。这其中很重要的一个原因是，这些当时的"社会精英"（当然，这种措辞很多是"自诩式表达"）长期受到单位的制度庇护，当有可能依托单位享受优厚的福利保障时，他们绝没有"走出去"的勇气和决心（当然，"编制"也限制了他们），就像"温室里的花朵""温水里的青蛙"一样。当他们意识到"厂"已经不可能再为他们提供"相对优势"的底气时，他们不得不"走出去"，却发现自己已经失去了竞争优势，其感受到的不仅是物质收入的差距，更带有"相对剥夺"的精神折磨。这一点与老舍先生的小说《茶馆》中的"松二爷""常四爷"的经历非常相似，"大清未必好，但没了大清，旗人就没了铁杆庄稼"。在这个"个体经历转型"的过程中，"黄河厂"的很多人放下了"国企职工"的身段，四处打工，有些也获取了稳定的经营收入，但更多的人像极了"松二爷"，既没有一技之长，却始终在抱怨、闲逛，反复提及自己的"当年勇"。因此，笔者在走访调查社会分配体制"是否公平"的看法时发现，"单位人"当前社会地位的高低并不是他们对分配体系所持态度的关键，他们所持的态度更多地与他们个人过去的历史和对未来的预期有关。"黄河厂"就是这样的典型。但笔者不禁发问，这种"落差"究竟是如何一步步发生的？如果说，国企改革就是要改变不适应市场经济的企业负载关系，导入现代企业制度（李鸿、潘晓，2006），那么，国企职工在企业改制或者企业衰落中又扮演了怎么样的角色？组织、制度与个体行动之间的关系该如何界定？这其中有没有富含社会学意义的"节点性时间"和"典型性事件"？当然，笔者此处的发问仍旧是基于对本书第二个田野场域进行的背景式深挖，对这些问题的回答还是要通过"国企医院"中的医疗实践予以揭示。

第二节　国企医院的"工作场景"：医患的 体验与观察者的解释（1989—1997）

　　上一节的分析提示我们，"单位"作为一个组织化的多功能复合体，塑造了一个与传统社会和现代社会差异明显的制度化生产、生活环境，从而为"依附"于它的个体提供了再分配的集体福利与行为约束。我们可以把这些看作"国企职工"生命历程中的社会结构性因素，这些因素与他们生命周期中的各个不同时机（timing）相关联，构成了影响他们日常生活与主体抉择的社会背景。然而，"结构二重性"理论指出，结构作为规则与资源，既是行动的媒介，也是行动的结果；结构兼具约束性与能动性，"内在于"主体实践当中（吉登斯，1998：23）。因此，真正要使这些社会结构性因素发挥作用，还必须要有一个"国企职工"自身对这些因素进行的感知和体验，并把它们内化为自身行动的"惯习"的复杂过程。围绕本书的主题，下面我们就来讲述1989—1997年这个时段发生在"国企医院"里的故事，进而考察这些结构性因素是怎样显现在国企职工的工作、生活的日常感知之

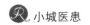

中的。即改革开放中期小城国企医院的医疗实践分析。

一 重要的"配角":"厂卫生所"的人员构成与功能定位

1949 年之后,在中国医疗卫生事业中,占有投资最大、人力最多,取得成绩最大的是医院建设。到 1983 年年底,全国城乡与厂矿的医院有66662 所,比 1949 年增加了 24.6 倍,医院工作人员约占全国卫生技术人员总数的 80%(黄树则等,2009a:37)。通过将医生"收编"进入公立医疗机构的方式,新中国实现了医生的国有化。表 3—1 显示了 1949 年至1980 年全国范围内医疗机构和设施的数量变化。

表 3—1 　　　　　　　中国卫生资源的增长（1949—1980）

机构类别	1949	1956	1960—1963	1980
医院	2600	n. a.	n. a.	65009
疗养院	65	n. a.	n. a.	440
门诊部	775	n. a.	n. a.	99643
传染病预防站	154	1260	n. a.	1066
妇幼保健院（所、站）	90	4560	n. a.	2559
药物控制单位（Pharmaccutical Control Units）	n. a.	n. a.	n. a.	1159
研究机构	3	6	100	295
公共卫生站	n. a.	600	n. a.	1159
医院床位	80503	328000	724827	1982000
高等医学院校	22	29	98	109

资料来源:根据 Hlliler & Jewell（1983:140）整理制表。

同时,新中国确立了公立医疗机构之间清晰的关系界定,这就是城市的三级医疗保健网络（如表 3—2 所示）:初级为街道卫生室和工厂保健站,主要承担本地段内人口的初级保健任务,以低端医疗预防工作为主要形式;二级包括区级综合医院、专科防治所、保健所、企业职工医院,这一级的医疗机构在三级医疗保健网中起到了承上启下的作用；三级包含了省市级综合医院、教学医学院和各企业的中心医院，主要承担医疗教学和科研工作、处理的是疑难杂症和大病、重病病人（Whyte & Parish，1985：64 – 65）。本书这里的"厂卫生所"就是改革①前城市三级医疗保健网络的初级构成部分。

表3—2　　　　　　　　　　改革前城市三级医疗保健网

级别	医疗机构	服务覆盖人群范围
初级	单位诊室或社区诊所	一个小单位或一个社区
中级	大型单位的诊所或区级医院	一个大单位或一个区
高级	市级或省级医院	一个300万人口的城市，或3300万人口的省份

资料来源：Henderson & Cohen（1984：90）。

　　作为"黄河厂"下属的二级单位，"厂卫生所"自1968年建厂之初就存在，最早是一间位于生产区的、60平方米的"厂医务室"，两名医生俨然是国企里的"赤脚医生"②，负责简单的外伤处理和头疼脑热，其后引进了三名医生和一名护士，也陆续增加了体检和日常保健项目。1981年，随着"黄河厂"生产效益的提高，职工数量迅速增加，生产区的"厂医务室"仍旧保留，但是在生活区建立了"厂卫生所"。1997年，"厂卫生所"经历了一次搬家，位置从生活区里的"服务公司"搬至了"柏林墙"的最东侧，不仅建筑面积扩大了一倍、名字变成了"黄河厂职工医院"，其服务对象也更多地面向社会群体。这里，笔者从石大夫、任阿姨"调入国企"的1989年讲起。

　　20世纪80年代末90年代初是"厂卫生所"人员调入的高峰期。这些"新人"大多是恢复高考之初经历了正规医学教育、有过职业诊疗经验的"3040群体"，他们"调入"的动机大多是看中了"黄河厂"的部属背景和配套福利。当然，与改革前或20世纪80年代初"进厂"的老职工相

---

① 这里的"改革"意指"市场化医改"。
② 笔者此处使用"赤脚医生"仅为突出"黄河厂"建厂之初医疗服务保障的基础性特征。较之于农村的"赤脚医生"，"厂医务室"的医生也都是受过中等医学教育，有过诊疗经验的正规医生。

比，这群人中除了个别的"家属安置""毕业分配"外，大部分人还是通过"关系"进来的。即便这样，"业务能力"仍旧是他们能够"进厂"的前提。石大夫、任阿姨就是这波"调入潮"中的成员。根据"厂卫生所"的工资明细和访谈记录，笔者整理了1989—1997年这段时间"厂卫生所"固定人员的相关信息（参见表3—3）。

表3—3　　　　　截至1997年"厂卫生所"的固定人员信息

姓名	性别	文化程度	年龄	进厂时间社会经历	工作分工	工资收入	现状
薛清风	男	高中毕业	1940年生	1976年援疆军医复原安置	所长、外科	1989：90元/月 1997：600元/月	2000年退休后买断工龄、现赋闲在家
李荣昌	男	高中毕业	1952年生	1980年从洛阳地区医院调入	副所长、肛肠科	1989：80元/月 1997：550元/月	2004年与段西风、刘要章三人合股经营"黄河医院"
肖文路	男	大专毕业	1951年生	1979年从小城邻县医院调入	放射科、推拿	1989：80元/月 1997：550元/月	2007年买断工龄、现赋闲在家
段西风	男	大专毕业	1962年生	1987年从小城部队医院调入	中医、骨科	1989：70元/月 1997：450元/月	2004年与李荣昌、刘要章三人合股经营"黄河医院"
刘要章	男	大专毕业	1963年生	1985年从洛阳地区医院调入	骨科、外科	1989：65元/月 1997：400元/月	2004年与段西风、李荣昌三人合股经营"黄河医院"
武森礼	男	大专毕业	1951年生	1985年从小城邻县医院调入	内科、药房	1989：70元/月 1997：500元/月	2007年买断工龄、现赋闲在家
石大夫	男	本科毕业	1954年生	1989年从小镇医院调入	药房、神经科	1989：70元/月 1997：570元/月	2004年内退后买断工龄、现经营诊所
任阿姨	女	大专毕业	1957年生	1989年从小镇医院调入	小儿科、妇产科	1989：70元/月 1997：530元/月	2004年内退后买断工龄、现经营诊所

姓名	性别	文化程度	年龄	进厂时间社会经历	工作分工	工资收入	现状
刘自良	男	本科毕业	1935年生	1970年从兰州军区医院调入	外科、泌尿科	1989：120元/月 1995：600元/月	1995年退休后买断工龄、2015年去世
熊万里	男	高中毕业	1940年生	1980年从小城中医院调入	骨科、外科	1989：100元/月 1995：550元/月	1995年退休后买断工龄，2010年去世
万瑞清	女	本科毕业	1940年生	1973年从洛阳地区医院调入	耳鼻喉科、妇产科	1989：90元/月 1995：550元/月	1995年退休后买断工龄、2015年去世
赵黄花	女	高中毕业	1950年生	1978年从小城邻县医院调入	内科、妇产科	1989：90元/月 1997：500元/月	1996年退休后买断工龄、现赋闲在家
闫培红	女	专科毕业	1955年生	1983年从小城邻县医院调入	针灸、理疗	1989：75元/月 1997：460元/月	2006年内退后买断工龄、现赋闲在家
胡荣	女	专科毕业	1959年生	1991年部队家属转业安置	化验室、护士	1991：90元/月 1997：390元/月	1997年离职、现赋闲在家
姜广建	女	高中毕业	1957年生	1987年厂销售员家属安置	化验室、护士	1989：65元/月 1997：460元/月	2004年内退后买断工龄、现赋闲在家
郭小裴	女	专科毕业	1964年生	1995年从洛阳铁路医院调入	化验室、护士	1995：310元/月 1997：470元/月	2007年买断工龄后随家人经商
丁艳丽	女	高中毕业	1965年生	1993年卫生学校毕业生分配	护士	1993：190元/月 1997：470元/月	1998年离职后随家人经商
彭斯睿	女	专科毕业	1970年生	1993年厂技术员家属安置	B超、心电图	1993：170元/月 1997：430元/月	1997年离异后回武汉经营美容院

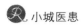

姓名	性别	文化程度	年龄	进厂时间社会经历	工作分工	工资收入	现状
毕淑华	女	高中毕业	1955年生	1980年李荣昌家属安置	打杂	1989：65元/月 1997：510元/月	2000年内退后买断工龄、现赋闲在家
王红	女	初中毕业	1965年生	1986年工人家属安置	会计	1989：60元/月 1997：410元/月	1997年转入"五七厂"、后买断工龄，现赋闲在家

　　从上表中我们看到，"厂卫生所"的诊疗分工相当细致，药房、内科、外科、小儿科、妇科、妇产科、中医科、泌尿科、肛肠科、耳鼻喉科、放射科、检验科、化验室的科室设计相对齐整，包括B超、心电图、放射等当时较为先进的医疗器械在20世纪90年代初就添置完善，这些科室涵盖了基础医疗保障的服务项目。从空间布局的情况看，"服务公司"的一层是七个门诊科室、一个药房、一个中医理疗室，二层是十间病房和一间化验室，放射科设在"服务公司"东侧的两间平房里。从医务人员的结构上看，截至1997年，当时的"3040医生群体"的就业选择主要是"体制内单位"，这些人构成了改革开放中期"厂卫生所"的中坚力量，其后出现了医务人员的离职和转行。

　　从医疗服务的供给格局上讲，从20世纪80年代末到90年代中期，以公立医院为主体的医疗机构占据了小城医疗服务供给的垄断地位。这些公立医疗机构可以分为两类：一类是卫生局直属的公立医院，包括"黄河厂"西隔壁的小城县医院（20世纪90年代的"县医院"包括了防疫站，2011年，防疫站改制为了"疾控中心"）、县城西面的小城中医院、县城中部的小城职业病医院和妇幼保健院。直到现在，这四家公立医院所拥有的医疗资源在小城中仍占据绝对优势。另一类是不归卫生局管理的"单位医院"，以至少15个固定执业医生为标准，90年代小城县城里的"单位医院"只有电业局医院、"黄河厂"医院、磷肥厂医院，这三家"单位医院"由所在单位直接管理，其服务对象主要是"单位职工"及其家属，但也面向"单位外人员"提供诊疗服务。"黄河厂卫生所"是90年代中期小城中拥有病房床位和医务人员最多的"单位医院"。2010年以后，这些

"单位医院"大多脱离了原来隶属的国企和事业单位，变成了"社区医疗服务中心"，"黄河厂卫生所"也由"职工医院"变成了私人合股的"黄河医院"①。直到1995年，小城还没有一家完全意义上的私人医院，零星散布于县城街道的私人诊所有近一半是"中医诊所"，"西医诊所"大多是"常用药看常见病"的专科门诊，主要是由单位离职或退休的医生经营的妇科、小儿科和肠胃科。90年代，这些"边缘化"的私人诊所除了常用的医疗器具之外基本没有像样的医疗器械，很多病人都是在公立医院做完检查后"慕名"到这些私人诊所做进一步的治疗。在这样的县城医疗服务供给格局中，"厂卫生所"实际扮演了一个重要的"配角"角色。

下面是笔者与"厂卫生所"的两名退休医生的对话（**薛清风、肖文路**）：

笔者：90年代厂卫生所的基本情况是什么？

薛清风：从技术和规模上看，1995年前后厂卫生所（的实力）跟职业病医院差不多，（但是）跟县医院、中医院比不了。一直到（1997年）搬家前，咱们还是县城里实力最强的（单位医院）。医生加护士有十七八个，大部分都是科班出身，技术不比县医院次（差），（病房）固定床位有33个，最忙的时候住过60多个人，二楼（病房）走廊都住满了。

笔者：咱们当时的优势是什么？

肖文路：优势……主要有这几个：一是咱技术好，科室很齐，大夫们（诊疗技术）都过关，用的药也不差，（常见病治疗）不光职工们放心，很多外头人（社会群众）也来看病。二是咱服务态度好，（厂卫生所）主要是服务职工，（在）一个院儿住着、一个厂上班态度肯定好，当时俺们都排夜班，（病人）半夜来咱也给人家看，对社会上的人也是一样。三是（诊疗）收费低，（卫生所的）日常开销，包括进药、（购置医疗）器械和俺们的工资，都由厂里出，俺们只管看病，不用想着赚钱……职工看病免费，89年每回（看病）只收5分钱挂号费。对社会上的人，药品和治疗费加15%的利润，（但是）跟县医院、中医院比，咱们收费还是低。（这样）咋会没人来？……这边

———————————————

① 关于"厂卫生所"的市场化改制，下一节会有详述。

就是（医疗检查）设备简单，很多（病人）都是从县医院做完检查，再来咱这边做治疗嘞。

    薛清风：其实还是"大锅饭"，亏损是厂里的，盈利也是厂里的。医院本身就是职工的福利，（单位的）主要利润也不指望咱们，自然没压力。俺们的工资都是死的，随政策和工龄提。其他（形式）的补助主要看（生产）效益。俺们只用看好病，服务好群众就行了。

    上段访谈佐证了两个信息：第一，20 世纪 90 年代初期"黄河厂职工"的医疗保障是比较优厚的，职工与其直系亲属无须缴纳保险费，只需付极少的挂号费（葛延风等，2007）。下面是一位曾经的单位人的回忆："在那个年代，有单位的职工称为'公家人'，他们每次去看病，先到单位的保健站，如果看不了，保健站的大夫开出手续，职工领取一份'三联单'后，机关干部凭公费医疗本，企业职工凭劳保医疗证，到大医院就诊。'三联单'每一联都填有个人信息和单位的编号，大夫在每一联盖上单位的'红戳'，职工看完病，大夫会撕下一联留底，然后医院直接找单位报账。个人就掏 1 毛钱左右的挂号费。"（刘洪清，2009）这里，"保健站"类似于"厂卫生所"，都属于城市三级医疗保健网的初级单位，其中的就医费用与上段访谈中的信息基本一致，说明了"单位制"下职工医疗保障的优厚待遇[1]。

    第二，"厂卫生所"彰显出其在小城医疗服务供给中"重要配角"的空间价值和社会地位，也透视出了这种"配角"[2] 的产生条件和运行机制。从理想类型上讲，20 世纪 90 年代前期的"厂卫生所"俨然是社会主义体制下医疗服务供给的"模板"，医生们秉持社会主义的建设热情，在没有盈利动机的前提下为国企职工和社会群众提供优质的基础医疗保障。这其中的"生产机制"体现为两点：其一，"单位社会"是一个全息的熟人社会，国企医生的人文关怀"被包裹"进道义性、互助性的人情网络之中，这一点与上一章中小镇医患关系的"伦理保障"并没有根本性差异，其产生机制只是由基于血缘、亲缘缔结的同乡关系变成了由业缘、职缘缔结的

---

① 关于"转院"等其他医疗问题，下文会有详细分析。

② 这里的"配角"是一个双关比喻。"厂卫生所"不仅是"黄河厂"的下属单位，也是 90 年代小城医疗服务供给的构成单元。之所以"双关"，是因为其本身就是"城市三级医疗保健网络"中的初级机构。

同事关系，但这两者都是一种日常性的"亲密关系"。其二，单位是一个层次性的功能复合体，"黄河厂"的生产建设与福利保障之间存在前主后次的功能差异，生产建设为福利保障提供了物质前提，医疗服务的收支情况与医疗服务机构本身的发展、与医务人员的收入和福利完全无关（葛延风等，2007），这就使得国企医院成为一个基本依赖国家投入、没有资本盈利动机的福利性机构。因此，在这种体制下，国企医生的执业行为获得了基本的生存保障，也暗含了计划经济体制对医疗技术人员的"职业限制"。这两方面因素的共同作用保证了"平和期"医患关系的整体和谐，这里的"平和期"主要得益于"单位"在国家计划中的战略性地位和在社会竞争中的功能性优势。因此，"厂卫生所"的这种"模板形象"是需要特定条件予以保障的，一旦受制条件和生态环境发生变化，国企医院这种"无忧无虑"的生存状态自然会发生改变。

当然，上述的这些分析是从国企医院和国企医生的角度进行的相对宏观和粗略的描述，在接下来的三个小节中，笔者将从"医生的职业自主性""患者的就医选择""工伤的制度化处置"这三个方面对20世纪90年代"单位制"下的医患关系、医生执业行为以及单位体制内的人际运作（human work）所暗含的权力结构进行分析。即通过对这一时段基层医疗实践的论述，来探寻隐藏其后的国家与社会之间的关系。

二 职评、跳槽、转院与批假：国企医生的职业自主性与科层制权力

职业社会学将医生与律师视为最典型的职业（profession），两者都必须经过较长时间的专业训练，掌握比"外行"更多的专业知识，取得执照，并有服务他人的价值取向，等等（Goode，1957）。但这些还都不是职业的核心特征，弗莱德森认为，"将职业与其他行业区分开来的唯一重要且共通的标准就是自主性的事实——一种对其工作的合法性控制的状态"（Freidson，1970a：82）。由于专业知识的掌控，医生职业能够"超然"于国家、市场的客户（即患者）之外，从而达到"自主性"的状态。无论外部力量如何影响甚至控制医生的工作条款（the term of work），诸如工作的组织方式和服务支付方式等，这个职业始终保有对工作内容（the content of work）——应用专业知识解决患者的问题——的控制（Freidson，1970a：339）。弗莱德森将对"工作条款"的控制称为经济政治上的自主性（the economic and political autonomy），将对"工作内容"的控制称为技术或科学上的自主性（the technological or scientific autonomy），其中"技术自主性"［医生的临床自主性（clinical autonomy）］处于核心地位，"只要一个职业在劳动分工中不被其他的行业来评判其表现，也不被其他的行业所控制，那么对工作的社会经济条款的缺乏控制的状态并不会改变其作为一个职业的基本性质"（Freidson，1970a：25）。

为了证明这一判断，弗莱德森（Freidson，1970a：23—46）比较了三个国家的医生职业：美国、英国和苏联。美国的医生享有巨大的职业自主性，无论是社会经济方面还是技术方面，其中很重的原因是美国医学会（AMA）非常强大，而国家对医生职业的干预相对较少。在英国，国家建立了国家卫生服务（NHS）体系，很多医生都是国家的雇员。表面上，苏联的医生在雇佣方面类似于英国，但事实上，两个国家医生职业的处境迥异。英国的医生依然有权利开设私人诊所和医院，他们可以同时在公私两种体系内执业；但在苏联，医生"似乎完全是国家的一个创造，因为他们在社会政治方面都依赖于国家"。在那里，任何形式的私人医疗机构都是被禁止的。不过，弗莱德森宣称，即使在苏联，医生都是社会主义国家的雇员，在公立组织中工作，但医生在很大程度上仍然保有对自己临床工作的控制。如弗莱德森所强调的：

> 显然，医生在经济与政治上的自主性在不同的国家有所不同。然而，看起来不变的是医生在技术或科学上的自主性，因为在任何地方，这个职业都似乎被允许自由地发展其自身的知识领域、去决定什么是"科学上可以接受"的操作……因此，职业并不是在每个地方都控制着他们的工作条款，但却控制着自身的工作内容。（Freidson，1970b：83—84）

所以，在弗莱德森看来，无论是美国、英国还是苏联，医生都"保留了根据医学知识的标准进行诊断与处方，以及由其同事而非外行来评价的权利。这自然是职业自主性的核心"（Freidson，1970a：43）。

实际上，弗莱德森构造了一个关于职业自主性的内生性概念（刘思达，2006）。弗莱德森有关国家与职业关系的论断就建立在其对经济/政治自主性与技术自主性截然二分的基础之上。他相信国家对职业的前一种自主性能够施加某些影响，但绝不可能影响后者。对他来说，职业权力必须受到社会和政治力量的认可和授权，但外部势力的作用也仅此而已。国家也许在职业的建立过程中扮演了一个关键的角色，因为它保障了职业的垄断；不过，一旦职业建立起来，国家便成了一个为职业支配提供的工具而已，其是否以及究竟如何影响到职业工作和职业的技术自主性，弗莱德森（Freidson，1970a；1970b；1984；1986；1994；2001）基本都未涉及。

　　这种内生性观点显然理想化了职业自主性的状态，因此招致许多批评。约翰逊（Johnson，1972）就集中探讨了职业与其他外部势力的关系。他认为，当对客户或消费者的需要的定义主体是国家或市场时，这便是对职业的"调节式控制"（mediation control）。约翰逊的研究代表了从职业权力的内生性观点向外生性观点的转折。于是，国家的角色逐渐受到正视。以往，国家对于职业来讲，只是一个消极的甚至是可有可无的背景（background）或"庇护者"（shield），其对职业事务的影响极为有限（刘思达，2006；Liu，2009）。但是，20世纪六七十年代以来，国家对医疗和卫生职业事务的干预日益加剧。即使在美国，政府也开始介入医疗领域以保障服务获得的公平性和控制不断上涨的医疗费用（Starr，1984；Light，1993；Scott et al.，2000）。而在学术界，埃文斯等（Evans et al.，1985）则发出"找回国家"的呼吁，强化了国家在职业研究中的分量。

　　不过，当把国家带回到对职业的分析时，我们却需要警惕这样一种预设：国家与职业之间是紧张与冲突的关系，也就是说国家干预得越多，职业的自主性就越少，反之亦然。如约翰逊所指出的，"作为一个历史过程，在职业化的故事中，国家干预经常被视为一个主要的障碍物，用来解释为什么某些行业不能获得完全的职业主义地位"（Johnson，1995：11）。他批评道，已有的关于国家与职业关系的研究都"经常被干预/自主二元对立的分析所束缚"（Johnson，1982；1995）。"如果职业被看作尽力最大化自身的自主性，那么国家就被认为是不断地通过社会，也包括通过职业延伸其控制体系"（Johnson，1982：186）。

　　通过重新检视英国历史，约翰逊否决了职业与国家的二元对立，而认为"职业是作为国家形成的一个条件而出现的，而国家形成也是职业自主性的一个主要条件"（Johnson，1982：189）。他断言，"各个职业的管辖权（jurisdiction）的建立，比如医学、精神病学、法律和会计，都由政府的问题所引起，并且从至少19世纪初叶开始，这些管辖权就是政府规划和政策的产物。在国家与社会截然分开的那段时期，初生的职业还远未获得自主性，它们是国家形成过程的一部分"（Johnson，1995：11）。之所以得出如此结论，一个重要的原因就是职业与国家常常互相依赖：不仅职业需要国家的认可、支持和保护，而且国家也需要"依靠独立的职业来保障治理的能力和治理的合法化"（Johnson，1995：16）。与此同时，对意大利（Krause，1988）、英国（Larkin，1988；Klein，1990；Lewis，1998）、德国（Light，1995）、中国（Liu，2009；徐小群，2007）的职业研究都得出了类似的结论。

基于这样的反思与批判，霍夫曼（Hoffman，1997：346）在研究捷克的医生职业时重新定义了两种自主性：法团自主性（corporate autonomy）和临床自主性（clinical autonomy），前者指"组织起来的职业群体定义有关自身工作的社会和经济条件的政治权力"，而后者则指"对工作场所中决策的控制"。她强调，临床自主性不仅是指医生对医学知识的掌握，更是指其在临床决策中不受外部势力的干扰，从而能够完整应用这些知识（Hoffman，1997）。而且，在批判弗莱德森的基础上，霍夫曼进一步指出，法团自主性和临床自主性是不能分离的，两者是密切相关和相互作用的。

在社会主义捷克，由于医生在很大程度上丧失了法团自主性，这一职业经常面临着医疗资源不足的尴尬处境，导致其面对患者时的捉襟见肘，从而无法充分应用其专业知识展开诊疗。而且，作为国家机器的一部分，医生还充当着社会控制者的角色，他们对于劳动者病假的批复是严苛的。此外，国家对于医学教育的粗暴干涉也从根本上削弱了医生的知识储备。总之，正是由于国家剥夺了医生的法团自主性及其"控制和指导知识的应用的能力"，其临床自主性亦遭到了侵蚀（Hoffman，1997：368）。

综上所述，对国家与职业关系的探究，需要我们舍弃那种法团自主性和临床自主性、国家和职业二元对立的预设，而将这些互动关系置于具体的历史和社会情境当中。接下来，笔者将围绕职业自主性的分析框架，从医生的"职称评定""跳槽""批准转院""批准病假"四个方面对20世纪90年代初期"国企医生"的执业行为展开论述。

（一）"职评"与"跳槽"：国家控制的历史延续

如上文提及的，通过将医生"收编"进入公立医疗机构的方式，新中国实现了医生的国有化。这是中国医生在身份上的根本转变：他们由民国时期自由职业的医生变成了社会主义国家的"雇员"（姚泽麟，2015a）。在民国时期，医生隶属于某个职业团体，在其中参加学术交流和职业活动，通过这种方式而与其他同行有所联接（徐小群，2007）。但在1949年后，医生更重要的身份是某个单位（即某个公立医疗机构）的成员，他们被成百上千个单位分割开来。尽管诸如中华医学会的行业组织仍然存在，但经过社会主义改造后，其出现了"去政治化"的趋势，除了承担学术交流的功能外，原有的重要职责——为医生维权和行业自律都转移至医生所属的单位与卫生行政部门。因此，这种对医生群体的单位化组织方式是对其原有的自组织模式的替代。正如 Inkeles（1954：90，转引自 Field，1991：47）所指出的，"极权主义不仅要迫使个人从属国家，而且也要使各种协会、组织和机构都要从属于国家并满足国家需要"。

进入20世纪90年代，作为单位成员的"国企医生"退出公立医疗机构的可能性仍旧很低，在单位中执业、沿着国家规定的职业路径晋升成了他们的唯一选择（Davis，2000）。下面是任阿姨关于医生"职称评定"与"离职跳槽"的一段表达：

> 医生的职称跟你们高校老师的职称有点类似，临床医生，也就是西医的执业医生分（为）助理医师、住院医师、主治医师、副主任医师、主任医师，能挂上"医师"起码是中级职称，相当于是你们的讲师，"副主任医师"和"主任医师"相当于副教授和正教授，每上一个台阶起码得（间隔）五年。医生能从业首先得从正规医学院本科毕业，一般是五年（专业学习），毕业后到医院实习一年可以申请执业医师证，类似于你们的高校教师资格证。这个时候才有资格当医生，属于助理医师，类似于助教。后头再一关一关过，除了工作年限外，现在也得发文章、参加学术会议……我说的这些都是改革之后定的，应该是1998年吧，《中华人民共和国执业医师法》出来之后是这样的。

> 90年代初，"厂卫生所"只有老薛（薛清风）、老刘（刘自良）

两个副主任医师，他俩都是从部队上下来的，打过仗、立过功，年龄也大……下边俺们这批（新来的医生）都是中级，护士都是初级。因为"摩托厂"那时候非正规医生不要，俺们都是正规学校毕业的，都有证书（医师执业资格证），也有（职业诊疗）经验，属于住院医师……从镇卫生院到厂医院，编制（的归属性质）变了，原来归卫生局管，现在归邮电部管，（评定职称）考试都是部里面出题，93年吧，组织过一次（考试），考场就在生产区行政楼，除了专业知识外，还考英语，5年以上（工龄）的都可以参加考试，基本都过了（主治医师）。（**任阿姨**）

当笔者问及"离职跳槽"或者外出行医的问题时，任阿姨这么回复：

在院儿（生活区）里的时候，都没想过要走，也不好走。九几年，（大家）都是冲着"摩托厂"这块牌子来的，看中的是这个单位，（大家）都是费了好大劲儿才进来的，中间还牵涉编制和福利问题……人都不傻，有更好的（地方），当然愿意走，一来当时也没有特别好的（外部选择），二来单位也不会轻易放人，档案在人家手里呢。像一些搞技术的（人员）当时想去南方打工，收入高呀，单位就是卡着（人事档案）不放。（如果）不要"铁饭碗"，破上了（豁出去了）当然可以，（但是）大部分人都不会主动这么干……另外，（医生的）定点执业（问题）也限制俺们，俺们的医师证书（医师执业资格证）都是要定期、定点注册的，当时是每三年到邮电部敲一次章。咱的行医地点在摩托厂医院，（如果）你到县医院上班就是违法，单位肯定不愿意……（医生外出行医）充其量也就是"走走穴"（医院会诊或家庭诊疗）、"站个台"（做手术），临时到别处帮帮忙，长时间（外出行医）肯定不行。（**任阿姨**）

从任阿姨的上述话语中，我们看到了华尔德（1996）所说的单位成员对单位的依附状态（亦可参见 Henderson & Cohen，1984）。华尔德（1996：15—16）指出，两个方面的因素决定了雇员对单位的依附程度：单位满足工人需求的程度与替代性途径满足需求的程度。前者，不仅包括货币工资，也包含了健康保健、医疗保健、退休金、住房、贷款、教育等。后者，又可分为"可得性"和"外部选择机会"两部分（即外部资源的可及性与可替代性）。可得性不仅指"其他工作空缺的存在"，而且包括"在法律上或政治上对自由选择工作的阻碍"。外部选择机会则不仅指就业机会，还指"从企业获得收入或满足其他非工资形式的需求"。如果能从外部获得的资源多且对内部所提供的资源形成有效的替代，那么雇员对单位的依附程度就小。

在 20 世纪 90 年代，"黄河厂卫生所"医生的职称评定完全由邮电部通过考试的形式来控制，同时，医生在获得"主治医师"的职称之后也不可能轻易地"离职跳槽"，这其中的原因有三个：

第一是编制问题。医生的体制内、外流动不仅是变换执业地点的问题，这实际上涉及两套福利制度和人事调动制度的衔接问题。如果是"体制内流动"，A 单位与 B 单位的隶属关系是否一致就成了一个制约条件，如果 A 医院是当地卫生系统管理、B 医院是当地卫生系统以外单位管理，从 A 到 B 的人员流动就成为"跨系统调动"，即便 A 医院也不属于当地卫生系统管理，那么 A 与 B 是否为"同系统管辖"仍旧构成了医疗技术人员流动的制度壁垒。如果是"体制外流动"，这就涉及"单位人"向"社会人"的转变问题，其中最关键的不是"人事制度"而是"社会福利制度"，如果"单位医生"变成"非事业编制医生"，那么他（她）就必须补缴之前没有缴纳的社会保险费用（费用多少则取决于此医生在公立医疗机构中的工作时间长短），也不能像其他城镇职工一样享有包括养老、医疗、失业、工伤等社会保险待遇。因此，这两种"流动"都面临非常强势的制度限制。

第二是人事档案问题。档案是一个人的历史记录，包括其背景信息、个人经历、政治思想、品德作风、业务能力、工作表现和工作实绩，等等。当涉及个人的晋升、奖励、工作调动等事项的时候，人事档案就是重要的依据。通常来讲，档案对当事人是保密的，一个没有档案的人不可能从一个单位调到另一个单位。"即使他的下家单位同意接受他，他的本家单位可以通过扣留档案的方式很简便地阻止其跳槽"（Bray，2005：115—116）。当然，上述的"编制"与"人事档案"作为外部性的制度限制并不能掩盖单位人员对"体制环境"的情感性留恋，正如任阿姨所说的，"如果豁出去不要'铁饭碗'了，当然可以，但是大部分人都不会主动这么干。"

第三点是医生定点执业的问题。医学生想要成为职业医生，根据《中华人民共和国执业医师法》规定，需符合三个条件，即执照制度的三个构成：其一是要获得卫生院校的毕业证书，也就是说医学生必须经过一定年限的医学教育，并且合格毕业；其二是要通过国家执业医师资格考试，获得执业资格证书；其三要到县级以上卫生行政部门进行执业医师注册，但只能定点注册，即只能在一家医疗机构中执业，在此之外提供医疗服务即属违法。"定点执业""定点注册"无意中并且在客观上强化了医生对医疗机构的依附，或者说造成了医疗机构对医生的控制。这种制度实际上将某一个医生绑定在了某一家医疗机构，从而限制了医生的执业自由。在《中华人民共和国执业医师法》出台之前，这一点实际是按照卫生系统内部的政策规定予以实施的。

因此，从"法团自主性"的角度看，新中国的前30年是医生职业基本被"驯服"（taming）的过程（Field，1988；1991；1993），直至90年代初期，"医生的国有化"仍未发生根本性改变，医生通过"组织起来的职业群体定义有关自身工作的社会和经济条件的政治权力"被"单位制"牢牢地控制在国家手中（姚泽麟，2015a）。这实际上延续了中国共产党1949年以来对专业主义的一种矛盾心理：一方面，社会主义的建设急需这些专业工作者；另一方面，倘若这些专业工作者拥有过多的专业自主性，将会导致他们凌驾于顾客，即普罗大众之上，他们会无视劳苦大众的需求（Kraus，2004：148）。同时，20世纪90年代初期，县域城市医疗市场"外部选择机会"的缺失，也加剧了医生对体制的"人身依附"。但是问题在于，"国企医生"在失去法团自主性之后，是如何行使自己的"临床自主性"？作为国家机器的一部分，医生是如何充当着社会控制者的角色？下面，笔者从单位医生如何"批准转院"和"批复病假"两方面予以回答。

（二）"转院"与"批假"：限制性的权利保护与选择性的权力行使

改革开放之前，中国城市的医疗保障可以称为"国家—单位医疗保障制度"（郑功成等，2002）。依托"单位制"，城市地区建立了两种医疗保障制度：劳动保险制度中的医疗部分和公费医疗制度（顾昕等，2006：76）。前者主要覆盖企业职工及其所供养的直系亲属，以及这些企业单位的退休人员；后者则针对公务员、事业单位和工作人员及其直系亲属。两种医疗保障制度具有非常多的共同点：患者无须缴纳参保费用，而在享受医疗保险时，除了挂号费和出诊费外，患者基本不用承担医疗费用，其所需的诊疗费（包括挂号费与出诊费）、住院费、手术费和普通药费均由单位负担。此外，职工在病假期间仍可领取高比例的，甚至百分之百的工资（葛延风等，2007：96）。然而，这种较高水平的免费医疗制度是一种"在职福利"（Lee，2000），是民众以单位职工的身份严格服从就诊时的"科层制调节"为前提获得的（Whyte & Parish，1985：69），由此，单位职工会试图拉近与医务人员的关系距离以期在能够报销的前提下获得更好的医疗服务（杨美慧，2009），而其根本原因仍是个体对单位的"制度化依附"（organized dependence）（华尔德，1996）。这里，"单位医生"的临床自主性与科层制权力的行使主要体现在对病人职工"转院"①　与"病假"的批准上。

　　1985 年，中国第一轮医疗体制改革②正式展开。随着改革的进行，卫生系统当中陆续出现了多种多样的"责任制"，政府和单位允许医疗卫生机构通过各种形式的服务获取更多的收入，且收入可与职工收入和福利挂钩（葛延风等，2007：153）。这种对公立医疗机构的改革逻辑的核心就是"养活医院"的主体由国家和单位变成了医院和医生本身，这个转型导致了两个后果：其一是直接后果，"单位制"的解体使得公立医院收入结构中的政府拨款比例越来越少，1998—2011 年始终维持在 6%—8% 的较低水平上（卫生部，2003；2010；2012）；其二是间接后果，就医责任的

---

①　根据 1989 年所颁布的《医院分级管理办法》，"各级医院之间应建立与完善双向转诊制度和逐级技术指导关系"。所有的医疗机构按照"医院的功能、任务、设施条件、技术建设、医疗服务质量和科学管理的综合水平"被分为三级，每一级承担不同的任务和功能。这与城市的三级医疗保健网络基本上是一一对应的关系。也就是说，城市的三级医疗保障网络与医院的三级分层之间在诊疗功能与资源分配上是基本对应的。从理论上讲，不同级别的医院提供不同层次的医疗服务，处理不同病重程度的病人，不同层级的医院之间应该是分工合作、指导与被指导的关系。大部分的门诊服务都会在初级或二级医疗机构完成，只有少量的病例需要到三级医院就诊。最终，患者的就医结构应该是一个"金字塔型"，即初级和二级医疗机构消化了大部分病患。"转院"是在下级医疗机构确实不能医治病症的情况下才出现的，并且，"转院后"的费用仍旧由单位全部负担（姚泽麟，2017a：84 - 85；朱恒鹏，2014）。这种"理想型"的制度设计是患者"有序就医"的前提，也是需要"国家—单位医疗保障制度"作为宏观制度环境予以保障的，同时，这其中就暗含了"单位医生"在制度运行中的"权力行使"。从改革开放之后的情况来看，这种制度设计在实践中严重"异化"，主要表现就是患者"无序就医"、医生"逐利博弈"，而根本原因就是"国家的撤退"与"市场化的引入"（姚泽麟，2015b）。对于这个"异化的过程"，本书后续会进行详细论述。

②　针对中国医疗体制改革的具体进程，参见姚泽麟（2017a：第三章）。

"私人化"使得限制性就医变成了无序的自由就医，中国城市医疗保障网络"金字塔"顶端的三级医院门庭若市，小医院则门可罗雀，"单位医生"的执业行为更多地受制于所在医院的等级及所带来的逐利空间（姚泽麟，2015b）。

需要强调的是，上述两段是新中国前30年与20世纪90年代末之后城市公立医院医疗保障制度的运行机制与实践描述，这个"中间过程"是如何变迁的正是本节想要回答的问题，这其中的"节点性时间"是1995年。通过下面这段访谈，我们来了解一下相关情况**（薛清风、石大夫、段西风）：**

> **笔者**：90年代初，咱们厂职工看病自己花钱吗？
>
> **薛清风**：当时咱们厂还是"全报"，（按照）劳保（医疗制度）全部报销。只要是厂里面的正式职工，包括职工家属跟小孩儿都是全部报销……1989年来医院（看病），只用5分钱挂号费，其他的费用都不出，带上本本（劳保医疗记录册）就中了。95年（挂号费）涨到了一块钱，（治疗费用）报销比例也都普遍降低了。
>
> **笔者**：那非正式职工呢？90年代初，临时工看病需要花费多少钱？
>
> **薛清风**：临时工，至少50%—70%（报销费用），这得看他是哪个车间的。我是86年当的头儿（厂卫生所所长），90年厂里各个车间跟咱们医院都签有（协议），就是针对临时工的。（报销比例）高低主要看车间的效益，像当时的三车间跟一车间，一个生产发动机，一个组装三轮车，效益好，他们车间的临时工都能全报。慢慢地，正式职工（报销比例）都越来越低了，效益不中了……但是，不管厂里面报多少，怎么看病完全是俺们医生定，这厂里面管不住。
>
> **笔者**：咱们厂职工有没有治疗过程中转院的？
>
> **石大夫**：有，但是很少。转院都是咱们这边看不了才转到大医院的，常见病都不会转院。因为，（转院之后）治疗费肯定高，又是单位报销，厂里面也说过（不要过多转院）。并且，转院也不是随便转的，病人没有挑医院的权利，（医院）中间都有（合作）关系，（转院）主要是县医院跟洛阳537厂医院。如果是急性病就近转县医院，要是慢性病就转到537，那边也是邮电部企业，规模比咱大。一般情

况下，（要不要转院）医生还是说了算嘞，有些求着转也不转，能在厂里看为啥要出去？效益好，也得按规矩办。

笔者：转院中间有没有"关系"？

薛清风：呵呵……厂领导、车间头儿，包括他们的家属转得多，普通职工转得少。93年，李厂长的爱人得阑尾炎，咱们能处理，（但是）还是转到537厂做的（手术）。当时厂里面效益好，这都不是大事。但是普通职工（随便转院）肯定不中，能免费看病就不错了……哪都有这种（不平等的）事儿。

笔者：批病假呢？当时咱们是怎么做的？

段西风：这有意思了。厂里面当时规定能够得上输液才能够请病假，头疼、感冒是不能请假，（因为）病假期间工资照发。一般病假是3天，职工拿假条跟车间主任打招呼，超过一个星期就得厂领导签字了。这个跟"转院"有点像……普通职工（病得）厉害了，我们都是按规定批的。但是有些是想借着请病假出去耍几天或者回趟老家，这种（情况）得看人了，有些工人跟车间主任关系好、跟我们关系也好，只要车间里头不说，我们直接批，有的（职工）能连着请5次，每次3天，一下能歇半个月还不让厂领导知道。这都是关系很好的，咱帮他的忙，回头他也帮咱的忙……像车间主任，过来要几天批几天，他们跟厂领导关系也都熟了。

笔者：刚才你们提到1995年，之后职工看病是不是都得自己花钱了？

石大夫：从95年开始咱厂效益明显下滑，生产摩托车的（工厂）越来越多，主要是重庆那边（发展）起来了，咱厂只是硬撑着。效益不中了，公家的钱少了，职工们的福利自然就下来了，看病（的费用）公家一半、个人一半。其实，影响最大的是95年内退下来那批人，厂里面当时"一刀切"，技术一般、年龄超过55岁的全部下来，单位养活不了这么多人了……那时候，（这些内退职工）退休工资最高的也不超过500块钱，每个月按工资的3%往医保卡里面打钱，看病自己又得负担一半，来医院的人自然就少了……从95年开始，批假跟转院的明显都少了，还是厂里面没钱了。

如果说医生的"法团自主性"是一种"外部性质"的自主性，"临床自主性"就是一种"内部性质"的自主性。那么，在法团自主性缺失的情况下，"单位医生"的临床自主性既可以部分表征其执业样态，也可以反映城市公立医院医疗实践的运行机制。针对这一问题，我们可以从上段访谈中获取两个重要信息：

第一，"黄河厂卫生所"的医生们在执业诊疗的过程中拥有较强的临床自主性，这主要体现在他们既可以自主决断病人的诊疗过程和诊疗费用，也可以相对自主地行使病人的转院和病假批复的权力。但是，这里的"单位医生"临床自主性的一个重要来源是单位赋予其的"科层制权力"。费尔德（Field，1991）曾将苏联的医生职业称作"混血职业"（the hybrid profession）。这是因为，在苏联，作为国家雇员的医生虽然没有法团自主性，但成为"科层制职业"（bureaucratic profession）的他们拥有一个不同于西方同行的权力来源路径（Field，1988；1991；1993）。西方医生职业的权力主要来自其专业知识以及病人对其情感上的依赖（Starr，1984），但是在社会主义国家——包括中国，医生职业获得了一种额外的权力，这种权力来自职业的科层化，因为医生是国家机器的一部分。对捷克医生职业的研究亦证明了这一点（Heitlinger，1991；1993；1995）。"社会主义医学在财政、工作场所的提供、医疗供给、医疗设备、顾客、工资、执业许可，以及从属的其他卫生人员的充足供应等方面，都依赖于国家。党和国家通过财政和立法或者行政等手段决定卫生服务的组织架构，以及谁应该获得这些服务，并应遵循怎样的先后顺序获得服务。"不过医生个体仍旧拥有一定的临床自主性，他们"通常在如何治疗他们的病人以及如何执业等方面保有一定的自由"（Heitlinger，1993：175）。这种对病人的权威不但来自专业知识，也来自他们所在的组织（Heitlinger，1995：214）。与"黄河厂职工"低廉的就医费用与限制性的就医自由相结合，以上论述也相对充分地说明了，直至20世纪90年代中期，中国的"单位制"在基层社会仍然拥有比较牢固的统合地位，当时绝大多数的资源还是由国家通过单位分配到具体个人，个体几乎不可能从单位体系之外获得资源，因此华尔德所说的"制度化依附"（organized dependence）（华尔德，1996）在这一时期仍旧有效。当然，这里的"制度化依附"除了进一步佐证了新中国前30年"医生国有化"的延续状态之外，也指向病人对单位的福利依附。后一点可以从普通职工的"全包式劳动保险制度""定点转院""按规定获假"的福利保障上获得证实。

第二,"黄河厂卫生所"的医生们在行使"科层制权力"的过程中,扮演了医疗资源的"看门人"与社会控制的"执行者"的双重角色。但是,这种权力的行使与角色的扮演并不是完全按照单位的正式规章执行的。在保护单位利益、保障企业生产秩序的前提下,"单位制"下的内部权力结构与熟人社会中的人情网络同样作用于"单位医生"的日常执业过程当中,这一点直接体现在"转院"与"批假"中普通职工与工厂领导、车间主任的差别待遇上,甚至与领导、医生"走得近"的普通职工也能获取更多的个人利益。这种现象可以延伸出一个判断:在借助诊疗知识建立的专业权威与单位赋予的科层制权力行使临床自主性的过程,90年代中期的"单位医生"在扮演着"国家的一个工具"(functionary)(Field,1991:54)的同时,还表现出其他一些功能角色。具体而言,他们执业的关注点既考虑单位的整体利益,也会在日常诊疗中非常"变通地"利用自身的特殊角色建立自己的私人关系网络,甚至从中谋得额外利益。因此,作为社会主义国家雇员的"单位医生"在改革开放中期已经逐渐褪去了中华人民共和国成立前30年"螺丝帽"的身份界定,同时,医生职业作为"国家治理的一个延伸"(Johnson,1995)也透视出单位制下更为复杂的"权力结构"与"权力运作"。这一点与华尔德所说的"有原则的特殊主义"(principled particularism)比较接近,"在制度化依附下,为了对工厂进行控制,本来决策者意欲在工厂建立一套以激励政治信仰和道德品质为目标的非个人化的'政治激励体系',但在单位实践中,领导却从追求自我利益出发,将其变换成一种以鼓励工人与领导建立长期密切合作关系为目标的个人化的奖励制度"(华尔德,1996:147—148),"一种以实用性的私人关系为特征的亚文化成为工人以个人的方式来追求自己利益的渠道"(华尔德,1996:202)。如果把这里的"工厂"从具体的车间、部门放大至整个企业,"单位医生"同样可以在各个子部门内部"庇护关系"的建立和维续中发挥一定的作用,并获取相应的利益。

总之,"单位医生"在批准"转院"与"病假"的过程中表现出了带有科层制权力色彩的临床自主性,这种自主性在医生的日常执业中表现出两种功能:一种是在普通职工患者的就医中发挥了**"限制性权力保护"**的功能,另一种是在厂领导、车间主任等单位内部"权威人士"的就医中发挥了**"选择性权力行使"**的功能。这里需要再次强调的是,包括医生在内的"单位人"的自身行为受制于"单位效益"这个宏观制约。1995年以后，随着市场竞争的加剧，"黄河厂"的生产效益每况愈下，"职工福利"开始被视为一种"建设累赘"逐渐被削弱，其直接表现是职工就医的报销比例的大幅降低，医生们的"批假权"与"转院权"也逐渐被单位收回，其根本原因就是国企需要降低运行成本、提高市场竞争力。因此，从整体上看，到20世纪90年代中期，"单位"仍旧发挥着基层社会秩序的控制角色，城市公立医院仍旧是由国家和所属单位承担日常的运营成本，由行政治理模式形塑的"分级诊疗"是以"指令"作为运行机制（姚泽麟，2016c），体现出了社会主义国家"再分配经济"在医疗实践中的基础性调节作用（塞勒尼等，2010）；另外，"国家—单位的医疗保障制度"亦呈现出松动的迹象，患者的就医成本开始提高但仍旧表现出"有序的就医行为"，公立医院医生的临床自主权受到限制但没有表现出明显的市场化逐利动机。在这种宏观背景下，单位职工的就医选择会发生怎样的变化，单位医生的日常执业中又会如何开展，这些都需要通过进一步分析展开解释。

三 "委托制"的异化：医疗实践的"生活化"与单位福利的"外部化"

（一）"委托制"的起源与本土适应

杨念群在《再造"病人"：中西医冲突下的空间政治（1832—1985）》一书中对"病人是怎么委托给外人"有过详细介绍，进而引申出了现代西方医疗体系中的"委托制度"及其与中国传统伦理秩序之间的妥协（参见杨念群，2013：106—126）。的确，当清末的中国人看到一种名叫"医院"的东西出现在自己熟悉的环境中时，恐怕最难接受的就是"住院制度"。正如西医传教士胡美曾在他的一本回忆录中写道：

> 当一个西医提及使用护士的时候，根本没有人知道他在说什么。任何时候他说要护理病人，都会引起震惊和恐慌。人们会说："什么？"让女孩子们做那种佣人的工作！谁听说过把一个外人请进家门来照顾病人？他们坚持让母亲、姐妹、佣人们总是在身边伺候。没有任何外人有可能接近中国家庭一步。（Hume，1950：244）

按照福柯的说法，现代医疗空间必须具备两大相关要素，即展布（distribution）和分析（analysis）。人们在医院中会观察到怎样分配病人使之相互隔离、医院空间如何被分割，以及疾病如何在分析程式中被系统地加以分类。行为和组织化的程序在医院中逐步代替了简单的身体行为。所谓现代人道主义的诞生正是伴随着医疗空间中知识、身体、计划、统计数字的日益完善（Foucault，1977：145—156）。

其实，当传统中医学的知识体系与空间设置受到西学的冲击走向"制度化医学"的过程是伴随着西方传教士以现代医学技术"拯救肉体"（当然，这是传教士"不得不"的妥协）的方式来展开的时候，就暗含了如何在宗教生活的规范背景下处理社区伦理关系的难题。在"委托制度"的命题下，这实际就是基督教生活共同体（宗教空间）与世俗生活（家庭空间）的对峙关系在医疗实践领域中的表达（韦伯，1989：110）。从形式上看，现代医疗制度中"委托制度"的产生确实与传统的基督教生活方式密切相关，比如现代西医的诊疗活动与教堂里的宗教活动都具有同日常生活相隔离的隐秘特征（Wilson et al.，1963：289）。按照西医传教士巴慕德（Balme，1921：19）的论述，"委托制"的产生显示了现代医学的两项革命性突破：一项是对"准确真实性"（exact truth）的寻求，另一项是"托管制度"（trusteeship）的出现。前者是基于生物化学等学科的出现引入现代医学中的个案检查（examination of a case）程序，后者则是病人与医生在宗教信任的原则下展开的医学护理行为。这两项突破确立了区别于家庭和社区的"公共空间"在现代医学体系中的合法性地位，医疗空间与社区范围的相对隔离既成为现代医学程序运作的基础，又成为"委托制度"得以在医院贯彻的必要条件。然而，后续的研究表明，在非西方社会中，诊疗和治疗通常都带有公开性（Harper，1957：267—287，转引自福斯特等，1992），清末的中国人总会在护理过程中带进原有的传统思维和行为方式，西医进入中国"不得不"进行"本土化妥协"以赢得国人的认同，进而出现了"大树底下动手术""允许病人家属入院照顾""烧纸钱念咒语同西医治疗并用"等举措（杨念群，2013：117—126）。

笔者此处对"委托制"进行理论梳理想说明两点：其一，"委托制度"作为现代医学体系的实践运行制度，其本身带有与中国人生活习惯、伦理秩序相斥的特征；其二，在19世纪末、20世纪初西医确立其在东方国家统治地位的过程中进行了"变通式介入",彰显了传统医学①与现代西医的"实践融合"。那么,在 90 年代中期,"委托制度"在"黄河厂卫生所"背靠的"全息式"的熟人社会里又会呈现怎样一种"实践相貌",在"城市医保制度"逐渐松动的背景下,其显现出的"实践逻辑"又带有怎样一种"深层隐喻"。本节下面的文字就是想回答这两个问题。

(二)诊疗生活化与社会人的"蹭医":国企医院中"委托制"的异化

在 20 世纪 90 年代中期,包括"黄河厂"职工在内的绝大多数中国人至少从形式上普遍接受了西医的诊疗空间和诊疗效果,但是很多年龄偏大的"黄河厂职工"在就医过程中会先到中医科室进行就诊,如果针灸、火罐、刮痧等中医理疗能够解决病痛,他们绝不会找西医大夫,这至少说明了中医在国人心目中仍保留了"根治"的深刻影响。从"黄河厂卫生所"的科室分布上看,中医只占有一个房间且没有单独的"药房",绝大多数科室仍旧属于西医范畴。在这种空间格局下,绝大多数来"厂卫生所"就医的职工还是会首先选择西医进行专业诊疗。在笔者走访调查的过程中,有关这一时期医患之间的"话语互动"听起来并不像看病,而更像是"拉家常"(**任阿姨、王竹子、徐金环、李连香**②):

> **任阿姨**:那个时候,医院整天看起来都是忙忙碌碌嘞,(但是)医生真正看病的时候儿(时间)并不多,闲喷(拉家常)都能占很长时间。问题是,病人看完病也不走,随便坐坐都是半天。
>
> **王竹子**:任先儿,你还记得不,(当时)俺们姊妹几儿最好(喜欢)去 B 超室……咋会天天检查 B 超,小彭当时最时髦了,说说穿戴、好吃好玩的。

---

① 笔者此处使用了"传统医学"而非"中医学"带有理论辨析的意义。因为,在前现代社会,至少是包括中国在内的很多东方国家都存在"游医"与"巫医"这类民间医生群体,他们在知识体系上隶属于中医学,但在行医方式上却与"正统医生"差异巨大。因此,可以被统称为"传统医学"。如果借鉴韦伯以"形式与实质""理性与非理性"这两组概念对法律发展进行的类型界定,那么"西医"就是形式理性,"中医"就是实质理性,"巫医"是形式非理性,"游医"是实质非理性。在杨念群的书中,"游医"与"巫医"被描绘成与"中医"关系暧昧、界限模糊的行医群体,他们的救治行为内化于中国的传统文化与伦理秩序当中、形塑了传统社会里中国人的就医选择,因此,"委托制"的本土适应同样需要"观照"这种"非科学医学"的社会功能(杨念群,2013)。

② 王竹子、徐金环、李连香都是"黄河厂"的职工家属。

李连香：我年龄大，话多，关键是没人陪我说话。当时卫生所就在生活区，我早上买完菜就跑去了，不坐到下班我不走。啥都喷（说），早上出去转圈（发现）哪家菜便宜了，街上又新开啥商店了，厂里头谁跟谁又不清楚（男女关系暧昧）了，谁家的媳妇儿跟婆子关系不好了……找任先儿看病也是先拉扯完再说，八点半坐到科室，十一点我才能想起来哪儿不舒服。

徐金环：你妈妈人真好，厂里面"全报"的时候，（因为关系好）都是给我开好药，后来得个人付一半，任先儿开的药都是又便宜又管事儿（效果好），还说偏方。我有（口腔）溃疡，（发作起来）疼得吃不下饭，你妈告诉我用半克细辛磨碎加上米醋调成糊儿，敷在肚脐上几个小时，真管用……俺那小孙子当时老是食气（积食），任先儿让我给他喝萝卜水加红醋，可治事儿（效果好）。

从上段这几位"老阿姨"的回忆中，笔者发现，"厂卫生所"不仅是一个病人就医的专业诊疗场所，更是"黄河厂职工"公共生活空间的一部分。医生与患者是以"朋友""姐妹"的身份进行对话的，医生的诊疗活动完全沉浸在一种"生活化"的医疗空间之中，医生执业的专业属性也被"家长里短"的谈话所覆盖。但是，这些并不影响"单位医生"的诊疗效果，医生的专业技能和为人德行成为其拉近人际距离、获取社会信息的重要因素，医患之间的互动成为"熟人社会"人际交往的一部分。这一点与20世纪80年代小镇卫生院的就医场景基本一致，也构成了"委托制"异化的一部分原因。同时，上述对话展现的是"门诊就医"的景象，那么"住院治疗"的场景就显得更有"深意"。

任阿姨：90年代，"住院"都是（全家）总动员。老头儿得病了，孙子都在病房里住着，早上俺们查房，他们把钢丝床收起来放到病床底下。病人想吃啥，（病人）家属在病房门口直接做饭，完全是把医院当成个人（自己）家了。厂外（病人）跟厂里的职工都是这样干，只要不是太过分，俺们也不说啥……到现在，在底下（县城）医院，家属送饭、看护也都很正常，就算是有高干病房，家属白天陪护也都是人之常情。

石大夫：其实，俺们（医生）最欢迎住院的病人了。当时，俺们周末的工资是平时的 2 倍，春节假期是 4 倍，包括厂里头的职工很多输液住院都会挑到周末，（因为）平时输液得请病假。虽然辛苦点儿，（但是）从个人（自己）手里开出去的住院病人越多，（医生的）收入就越高。并且，能挂上（够得上）住院的都是比较严重的病，一般都不会轻易输液住院。95 年前后，"厂卫生所"的整体收费跟外头比还是偏低，这样很多社会上的人都来这边住院，包括跟咱们（私人）关系不错的，像镇上的老乡、战友、同学，咱也都介绍他们过来，像亲戚之类的（住院病人）咱也给他们送饭、日常关照一下……那个时候，（通过）这方面咱也建立了一些关系，维持了一些人。（**石大夫、任阿姨**）

从上段石大夫、任阿姨关于"住院场景"的表述中，我们可以获得两个判断：第一，西方意义上的"委托制"在 20 世纪 90 年代中期的"黄河厂卫生所"中并没有得到严格执行，将"病房当成家""由家属对病人进行日常照料"是很多患者住院就医的日常行为选择。这是中国人家庭护理习惯的自然延伸。这种家庭空间与医疗空间的"模糊设计"也获得了医生的默许；第二，这种"异化"了的"委托制"不仅迎合了中国人"医生诊疗、家人照顾"的就医心理，也为"单位外患者"的蹭医行为创造了条件。同时，医生的这种"默许"在人际交往、体谅患者的考量之外，也带有了"体制外逐利"的行动色彩。

（三）意义解释："委托制"异化背后的社会联结

从上段对"黄河厂卫生所"医疗实践两个场景的"白描"中，我们发现，截至 20 世纪 90 年代中期，县域单位医院中的医疗空间与家庭空间并没有呈现出明显的隔离特征，典型意义上的"委托制"是专业医疗人员全权负责病人的诊疗过程，而这里则显现出了劳保医疗制度[①]下的"委托制"的异化。这种"异化"体现在两个方面：其一是医生职业诊疗的"生活化"，医患之间的互动完全是"熟人关系"的空间延续，患者的门诊就医是在"家长里短式"的生活对话中进行的，患者的住院就医则是"拖家带

[①] 单位制下的"劳保医疗制度"的高水平保障主要体现在职工病假期的工资保障和职工及直系亲属就医费用的报销比例这两个方面（葛延风等，2007：96）。就"黄河厂"的情况而言，除了以上两项规定之外，"厂外人员"的就医费用与"小城县医院""小城中医院"相比仍旧偏低，这也为"医疗服务的外部化"提供了物质诱惑。

口式"的全家总动员；其二是医生执业诊疗的"外部化"，除了单位职工外，很多"社会患者"会在医生的帮助、介绍下享受相对低廉的住院服务。这种"蹭医"现象建立在"熟人关系"与"对外服务"的基础之上，并在"2—4倍于日常收入"的体制规则下实现了"社会患者"与"单位医生"的双向获利。因此，这一点既是医疗实践"生活化"的延续，也是单位福利"外溢"的表现。

从上述"委托制"异化的两点特征上看，前者是单位作为"全息全景式"的生活空间在医疗实践中的映射，这与上一章小镇医疗实践的日常表现并无本质区别，而后者的"外部化"则需要更深层次的意义解释。

如前文提及的，中国的"工作单位"① 具有等级差别的含义，等级化的组织机构掌握不同的资源，进而形成了组织化的利益群体。在这种"制度分割"的背景下，中国的社会分层有一个特有的现象：中华人民共和国成立后的"组织化重组"（"阶级理论"）与传统社会沿袭下来的"关系联结"（"关系利益"）改变了自然流动的社会分类机制，使原本由共同利益内聚的共同体产生了分裂，呈现出"非同质内聚"的跨阶层分类特征（张静，2012）。这种特征的典型表现就是"单位间的差别大于阶层群体间的差别"，比如同是"劳工阶层"，农民工、下岗职工、国企工人之间的差别要高于劳工作为整体同其他阶层的差异，一个人和自己的单位，或行政区划机构的利益相关度，远远高于和自己阶层的群体之利益相关度。这造成了本章开篇时所说的，20世纪90年代初，能够成为"黄河厂职工"象征着一种"优越的身份"。固然，"黄河厂"的后期陨落使得这种身份的象征意义从"优越"逐渐变成了"自卑"，但并没有从根本上改变私人与公共之间的联结通道（张静，2005）。这一点尤其可以从"制度化冲突"中得到体现，如果"厂际""村际"之间发生了纠纷，"单位内部"（这里的"单位"既包括"单位制组织"也包括"非单位制组织"）往往会高度团结、一致对外，这里"外"的分类性质已经不再是"同阶层""同阶级"，成员的"阶层属性"会被"单位属性"所替代而呈现出"再组织化"特征。同样地，在不发生利益冲突的情况下，"组织化重组"与"关系联结"也可以使不同"单位制"下的个体发生利益结盟。

---

① 需要说明的是，这里的"工作单位"已经超越了本章着重论述的"传统单位制"的范畴，而包括同地域的村落、乡镇、县域都可视作宏观意义上的"工作单位"。

具体到本节，"委托制"异化的表现之一——"熟人社会"就医行为的外部化，就是"典型单位制"（"组织化重组"）与"非正式关系利益"（"关系联结"）交织缔结的结果。"单位制"下中国社会关系的特征是，公共和私人关系并非各自独立、互不相关，而是功能互动的，二者之间的联系和资源互动较少存在障碍（张静，2015）。不同地位和背景的群体之间，通过非正式关系建立桥梁、交换利益也就相对容易。因此，在"单位福利"的诱惑之下，"单位医生"就有可能通过非正式个人关系对正式公共关系产生拓展作用，使与其有"关系利益"的个人通过"暗道式联结"的方式共享单位福利。当然，此处的"单位"指向了"黄河厂"，但是这种通过"关系桥梁"形成的间接或直接的新联系，同样可以使"黄河厂医生"获得并使用其他单位的资源和福利。因此，"单位医生"执业行为"外部化"的动因是私人通过"变相榨取福利"的方式缔结个体的社会关系网络，并在非正式互助的过程中进一步巩固、聚合单位人的个人利益。这也是"委托制"的异化所暗含的社会联结效应。同时，这种社会联结可以被视作"城市医保制度"逐渐松动的背景下单位医生寻求社会存在感与增强社会资本的一种努力，这种努力又为单位医生的职业流动创造了某种外部条件①。

当然，笔者这里所论述的都是"黄河厂卫生所"医疗实践的"平时情况"，如遇到极端个案，又会出现什么状况？"黄河厂卫生所"有没有出现过"医患纠纷"呢？

四　单位制的家长式话语：两起工伤的"厂内解决"

在笔者走访"黄河厂"的过程中，关于"医患纠纷"听到的并不多，但包括"厂卫生所"的医生和许多职工都反复在向笔者介绍着两起"工伤事件"②——1993年的"断指事故"、1997年的"试车命案"。虽然，这两起事件都是通过"单位制的家长式话语"实现了"厂内解决"，但其表现出的差别化处置已经被"黄河厂职工"建构成了象征"单位与个人"关

---

① 关于这一点，笔者会在本章最后一节中详述。

② 在笔者的田野调查中，针对这两起"工伤事件"做了非常详细的了解，不仅找到了受害者本人或其家属，也对处置事件的时任厂领导、车间主任进行了访谈。

系变迁的"典型性个案"。笔者以 1997 年作为"时间节点"将本章的"医疗实践"分成两部分叙述，也是受到了这种"事件隐喻"的影响。下面，我们首先来了解一下"单位制的家长式话语"究竟是什么，再来分析这种话语在这两起"工伤事件"处置过程中的具体应用。

（一）何为"单位制的家长式话语"？

在对中国法律进行研究的国外学者中，麦宜生受到梅丽（2007：152—158）话语分析的影响，在"道德话语""法律话语""治疗性话语"的基础上，提出了中国社会纠纷解决的第四种话语——单位制的家长式话语或者社会主义（国家）的家长式话语[①]（Michelson，2008a）。这是中国社会在"现代传统"（黄宗智，2005）的影响下产生的一种独特的纠纷解决话语，笔者曾将其定义为"政治话语"（石任昊，2016）。从严格意义上讲，"政治话语"本身经历了漫长的发展历程，单位制的家长式话语或者社会主义（国家）的家长式话语是"政治话语"在中华人民共和国成立后一段时期的内涵表征。

政治话语主要是由中国共产党缔造的、为了一定的政治利益和政治目标的话语体系，其核心就是将纠纷及纠纷的解决纳入中国共产党自身的执政理念当中。从时间关系上看，政治话语经历了革命时期、社会主义新时期、改革开放以来的三个阶段。在不同的历史阶段，政治话语虽然在内容上有所变化，但总体上仍受制于三方面因素的影响：一是意识形态、二是社会结构（组织形态）、三是当时的政治利益或政治局势。

在革命时期，政治话语在纠纷解决方面建构的"重调解"[②] 观念，具有极强的现实意义——在远离中心城市的农村地区，沿用农民的习惯以及使用非法律人员充当司法工作者成为当时力量薄弱的中国共产党所必须仰仗的力量。从动员策略上看，中国共产党虽然也整合进了中国传统法律文化中的"无讼""息讼""和为贵"等要素，但更主要的是通过"革命动

---

① 在这种"话语体系"中，"单位"被视作国家的基层代言，单位领导从"父爱主义"（paternalism）原则出发将国家意志、儒家文化以及单位利益融入纠纷解决的过程中当中。从类型上看，"单位制的家长式话语"所处置的纠纷不仅限于"单位内纠纷"，"单位人"与"社会人"的纠纷、"单位间"的纠纷都可以被纳入其中。因此，这种话语带有明显的"政治色彩"，在其纠纷化解中也可以体现"单位政治"的权力结构特征。针对"父爱主义"与"单位制的家长式话语"，参见科尔奈（1986）、Michelson（2008a）。

② "行政调解"和"司法调解"清楚地预示了"调解"内涵的扩大，从而涵盖了更具高压手段的"调处"（黄宗智，2009：202）。

员"的方式，通过发动走"群众路线"的干部和党员积极分子的方法将纠纷的解决纳入促进人民"内部团结"、宣传革命理念、建立新政权的过程之中，同时还兼具了"惩前毖后、治病救人"的现实作用。在这种情况下，"调解式司法"就在民族主义意识形态的强化下被赋予了优越于西方"对抗式司法"的宏大理想。因此，纠纷当事人的私人委屈也为更大的政治问题所超越和压制（强世功，2001：183）。正如陆思礼所指出的，这一时期，纠纷解决的标准已经被政治化了，即当事人双方之间的问题、替代性解决方法甚至纯粹是纠纷的发生都已经渗入了政治意义（转引自张静，2012：237—255）。"马锡五审判方式"正是在这一时期产生的，亦可被视作应用政治话语解决纠纷的典型代表。

在1949年中华人民共和国成立后的社会主义新时期，官方的意识形态在"全能型社会"的框架下增强了政治话语服务于新中国建设的意蕴，也被认为是一种巩固社会主义政权、颂扬共产主义新道德的重要手段，"重调解"也成为政治话语之于纠纷解决的一种延续。比如，强调"阶级出身"、区分"敌我矛盾"和"人民内部矛盾"、判断政治立场的正确与否成为判断社会主体行为正当性（合法性）的重要标尺，并据此采取不同的处置方式。从实践操作上看，中国社会特有的广阔的多层级组织（纵向的行政系统与横向的单位制）为政治话语之于纠纷的解决提供了可操作的制度保障。因而，在这一时期的政治话语中，国家对社会的全能型控制关系体现得尤为明显。

改革开放之后，由于体制转型所带来的社会震动，政治话语不再追求"总体性社会"下的阶级出身和政治立场的绝对正确，虽然依旧融入了道德话语的某些内容，比如应用了"以人为本""构建和谐社会"等类似的表达，但显然已经偏离了"尚礼重情"的道德维度，转而将促进经济社会的全面发展作为核心的价值追求，维持稳定的社会秩序、实现社会的良性运行成了这一时期政治话语内在合法性的本源。同时，随着法治进程的深入，现代意义的"权利—义务"观念开始渗入人心，民众在使用政治话语时的方式也发生了显著变化：从以阶级成分和政治立场为划分标准转向了以追求地位平等、制度公允为核心的利益诉求（强世功，2001：245）。从"话语"看这一时期国家与社会的关系，两者既不是道德话语之于纠纷解决所体现的"融合与疏离"的关系，也不是改革开放前的全面控制关系，而是类似于黄宗智所说的"国家与社会呈现出一种全面的对话和互动的关系"（黄宗智，2001：107—108）。

总之,"政治话语"经历了从共产党建设到国家建设的演变历程,其合法性来源于中国共产党创制的一整套道德规范和社会制度的优越性以及政治领袖自身的超凡性品格,因此,"政治话语"内含了魅力型权威（冯仕政,2011b）。在当代中国,政治话语之于纠纷解决的内涵主要体现为在"革命哲学"的本色下不断地强化其本身的"社会功能"①。

（二）两起工伤的"过程—事件"分析

【案例1】1993年的"断指事故"

　　张新强,1960年生,小城邻县人。1988年,他以"临时工"身份进入"黄河厂"第三车间,从事发动机锻造工作,属于体力工种。"进厂"之后,张新强非常"会做人",不仅争做车间里的脏活、累活,对待车间领导的家务活也非常热心,类似扛煤气罐、打煤球之类的体力活干得非常勤快。作为来自外县的"非正式职工",他希望顺利"转正",获得同事们的好感。1990年之后,张仍旧是"非正式职工",但成了车间里的积极分子,与正式职工享受一样的单位福利。1993年夏,张在夜班时间不慎将右手垫进冲床,右手中指、无名指、小拇指被刀具从根部切断,当即被工友送往"厂卫生所",后转院至小城县医院。由于刀具切割部位已经伤及掌神经,接指手术没有成功,最终被认定为工伤六级。

由于1993年"黄河厂"实行的还是《中华人民共和国劳动保险条例实施细则修正草案》（1953年）②,按照其中第四章"关于因公负伤、残废、死亡待遇的规定",张新强被认定为"因工残废部分丧失劳动力尚能工作的工人职员",由"三车间"调入厂仓库,从事非体力劳动,工资由受伤前的130元/月减少至100元/月,同时获得了每月26元的伤残补助。当然,这是"书面待遇"。

在与张新强的访谈中,笔者印象最深的便是他不断地重复同一句话:

---

① 然而,当仔细体味这种"社会功能"的价值取向的时候,我们发现,"政治话语"本原的"将社会发展置于国家政权建设之中"的内涵仍具有重要地位,只不过适当地放宽了国家与社会之间的空间,"革命动员""政治动员"的策略逐渐融入了"社会稳定""经济建设"等实体性标准。

② 具体参见 http://www.law-lib.com/law/law_view.asp?id=849。

"我得亏是跟领导们关系好，加上当时三车间效益好，要不然我肯定得滚回老家"。20世纪90年代初，"黄河厂"针对临时工的政策是：干满5年、表现尚可的自动转正；转正前，单位根据生产和服务需要决定本人去留。1993年夏，正值张新强5年工作试用期满的时间点上，按照他本人的话说是，"留一个废人，对单位能有啥用"。但是，除了正常"转正"并获取了"书面待遇"之外，张新强得到了"实际待遇"包括：原本在邻县老家务农的爱人被"招工"进入"黄河厂第三车间"，实际是"从家里面换个人进来"。自己适龄入学的儿子被单位"安排"进了小城实验小学、小女儿则直接"安置"到了"厂幼儿园"，自己包括家属、子女到"厂卫生所"就医按照百分之百比例报销直至1997年。1995年，张新强"内退"，在"厂生活区"开了一家小卖部，直到现在。

关于张新强口中的"与领导关系好"以及"单位制的家长式话语"在这起"工伤事件"中发挥的作用，笔者获得了如下信息（**石大夫、郭宏**）：

> **郭宏**：三车间在1995年改制后就是"一分厂"，小张这个事是我一手处理的。客观地说，当时给他的（补助）条件是超标了。为啥？这家伙平时很会来事，是咱这边的人，（加之）"三车间"是当时厂里效益最好的车间，咱也有条件（妥善安置）。我在车间会议上说的是：社会主义建设不能委屈了任何一个人，尤其是兢兢业业的人，新强虽然还没"转正"，但是厂领导会按正式职工处理这件事。一说完，小张眼圈都红了……其实这些话都是让职工们听的。
>
> **石大夫**：这中间……单位确实对得起他了，现在厂里面人提起来（这件事），还觉得他占便宜了。当时，我这边跟老薛也通气了，都是自己人，手指头掉了三根也够可怜了。需要咱们这边做啥全都放行。

在这个案子里，我们看到了一个类似乡土社会内部纠纷解决的处置场景。在基于"熟人社会"关系而运作的、排外的社会里，其秩序运行的逻辑是"帮亲不帮理"（储卉娟，2012）。20世纪90年代初期的"黄河厂"就是这样一个空间环境。作为"非正式职工"，张新强固然没有获得法定的职工身份，即没有获得厂规意义上的"理"，但实际已经被当作了正式职工，至少是领导眼中的"自己人"，这就是关系距离上的"亲"。这里，"单位制的家长式话语"充分发挥了弥合"亲"与"理"之间差异的亲和功能，将单位体制下的人情关怀发挥到了极致。当然,这也只是"表面文章"。

这起"工伤事件"处置结果内含的深意在于,其透视出了传统单位体制下的"依附性人际关系"。在华尔德(1996)看来,传统体制下的工厂中的权力结构表现为,在车间中存在着一个由领导和少数积极分子建立的施恩回报的关系网络(patron-client network),即庇护关系网络。它不同于现代西方社会经济组织中的"非正式结构",而是既包含着忠诚回报的个人情感性因素,也夹杂着非个人化的道德信念①。这一点充分体现在这起"工伤事件"中的受害人张新强与车间领导郭宏之间的关系上——"这家伙平时很会来事,是咱这边的人"。因此,"超规格"的处置结果就是这种垂直的效忠关系的现实表现。当然,"厂卫生所"的医生们也始终处于这种基层组织的"庇护关系网络"之中,这一点与本章"转院""批假"一节中的相关论述前后呼应。从"话语"的角度讲,权力的行使依托于当事方对权力关系结构内在的合法性认同,即对"权威的认同"。然而,"权威"的建立并不是一个纯粹的"文本事件",而是一个内含复杂权力斗争甚至利益交易的结果。从这个角度讲,这起事件中的"单位制的家长式话语"揭示了这其中的部分隐秘。

【案例2】1997年的"试车命案"

秦小波,1962年生,小城本地人。1990年,他从部队退伍转业至"黄河厂"成为一名正式职工。因为在部队就是侦察兵,他"进厂"后被分配到"试车队"②,隶属于车辆检查车间。由于试车风险极大,秦小波在1993年的月工资就达到了500元。1995年,"黄河

---

① 华尔德(1996)认为,这种"垂直效忠"的庇护性权力结构形成于两种重要机制:一是"制度化依附"(organized dependence),二是"有原则的特殊主义"(principled particularism)。李猛等(1996)提出,单位组织在资源分配中形成了"一致性政治学"和"幕后解决"并存的基本特征,单位内部的权力关系作为一种"纵向关系网络"保障了"派系结构"的再生产。这种论断后来被李路路、李汉林(1999;2000)在关于单位内部资源获得方式的研究中得到了证实。这一点在本节"断指事故"中亦得到了证明。

② "试车队"被"黄河厂"职工戏称为"敢死队"。摩托车的日常时速是30—80公里/时,但是出厂测试一般会达到120—150公里/时,实际是测试机械的运转极限。同时,在设计新车的过程中,"试车"也是必不可少的。因此,"试车队"一般是由10名25—35岁的年轻人组成,也是工伤率和淘汰率都比较高的一个部门。

厂"开始市场化改制，与重庆宗申摩托车厂合作试产一批新车，"试车队"的任务量较之前增加了一倍。1997年年初，"试车队"从孟津黄河滩返回小城，途经一条刚修缮的乡间公路，秦小波自恃老队员，将车辆开至130公里/时，却发现刹车突然失灵，与公路中间掉头的卡车相撞，当场死亡。经事故鉴定，秦小波负全责，"黄河厂"与小城公安局协商后以单位的名义赔偿了卡车的维修费和司机的医疗费用，并将秦小波的尸体运回单位。

1996年，劳动部颁发了《企业职工工伤保险试行办法》①，其中第二十五条对职工因公死亡的丧葬补助金、抚恤金、一次性工亡补助金进行了明确规定。由于秦小波是家中独子，其配偶刚刚生产、无正式工作，秦的父母和家属向"黄河厂"提出按照六十个月的职工平均工资发放一次性工亡补助金，并且要求"一碗水端平"——效仿张新强"断指事故"中的补助标准，解决家属工作和子女的入托问题。面对这种要求，"黄河厂"厂领导给予了明确拒绝，认为秦小波确系工伤，但"试车事故"完全是由其个人的冒失操作造成的，并且单位在善后处理中已经付出了很多努力，包括与小城县政府协商将案件作为"工伤事故"进行内部处理、拒绝了当地公安机关的尸检、赔偿卡车修理费用以及秦小波本人的丧葬费用，等等。按照秦小波所在的"试车队队长"刘斌的回忆，"当时家属情绪非常激动，毕竟（家里）就这一个男孩儿，但是公家占着理呢，不可能啥条件都迁就……这就是命。"（刘斌）

针对这起"试车命案"中厂领导的态度，笔者对时任"黄河厂"副厂长的孙飞、"车检车间"主任刘夏进行了访谈（孙飞、刘夏）：

孙飞： 这事儿算我在任期间的一件大事，小波家里面的情况比较特殊，在当地有一些社会关系。关键是，事情发生在1997年2月，这个时间也是比较（敏感的）……那时候咱厂刚开始跟重庆方面合作，实际上已经算是国企改制了，学市场化的经营方式……不能再按照以前的老方式办事儿了，厂里面最关心的是效益。"试车队"虽然是二级车间，但不算是核心创收部门，再加上这群人（试车队队员）平时的作风也不

---

① 具体参见 http：//www. law－lib. com/law/law_view. asp？ id＝12658。

好，吊儿郎当的，职工们也有看法。这个事情能"摁下来"内部处理已经是很不容易了，他毕竟是全责……中间我跟"车检车间"也做了工作，工伤赔付按标准（进行），其他条件不同意。我跟家属谈的时候也是说，"咱们厂现在情况不比以前了，这事儿摊上了大家都不舒服，试车毕竟是高风险，家属们也体谅一下厂里面的难处。"

刘夏：（事故）发生后我第一时间到的现场，真是惨，脑浆都撞出来了……后面，他爹妈找我的次数最多了，意思是可怜可怜他媳妇儿，这么年轻都守寡，想要一份正式工作。1996年年底，我是孙厂长直接任命的车间主任，中间也给他争取了，最后工亡补助多了5000块钱，家属工作没解决。（"黄河厂"）效益不中了，这样的结果已经不错了……

1997年春，这起"试车命案"最终的处置结果是："黄河厂"一次性发放工亡补助金31000元，秦的配偶每月领取200元、父母每月领取150元抚恤金直至2007年"黄河厂"破产。从这起"工伤事件"中，我们不难发现，比断指严重的"命案"只是参照工伤赔付标准进行了简化处理，秦小波的家属极力争取的"一碗水端平"并没有实现，其中的原因有两个方面：

第一，1997年"黄河厂"的市场化改制打破了原有的内部权力结构，原先那种"新传统主义"特征（庇护主义、派系结构）向"层化关系"模式转变——业绩导向使得原来的以政治忠诚、非正式关系交往为基础的庇护关系转变为以效率差别和人力资源为基础的多级层化结构，"厂长负责制"使得任命者与被任命者之间很容易形成一个利益共同体，从而瓦解了之前"单位内部派系结构""车间内部庇护关系"的存在基础（刘平等，2008）。这一点可以从孙飞厂长与刘夏主任的表述中找到依据"国企要学市场化的经营方式，厂里面最关心的是效益""'试车队'不算是核心创收部门"，"我是孙厂长直接任命的车间主任，这样的结果已经不错了"。这种权力结构的变迁使得秦小波尽管作为"正式职工"但并没有真正处在单位内部的庇护网络当中，从而失去了受关照的结构条件。相应地，"单位制的家长式话语"在这起工伤事件中也被应用为了"现在情况不比以前了，摊上这事儿大家都不舒服，试车毕竟是高风险，家属们也要体谅一下厂里面的难处。"

第二，伴随着单位内部权力结构的变迁，1997年"黄河厂"的空间性质也呈现出明显的"陌生人化"。在生活顺利时，职工并未感觉到这种自我陌生人化，一旦出现生活上的波折，人们就会发现，虽然还是用"领导""伙计""兄弟姐妹"等称谓来称呼彼此，但其内涵已经发生了不同于"传统单位制"的熟人关系的改变，曾经附着于这个"全息式空间"的各种"社会性关系"在不经意间变成了纯粹的个体之间的关系。总之，单位职工曾经依附的单位制度已经悄然发生了改变，单位失去了原有的宏观制衡效应，不再是他们完全可以依靠的、为他们主持正义的当然途径。当然，这起"试车命案"毕竟关系到工人的基本生存伦理，在新的权力结构中，车间主任刘夏基于"道义经济"原则还是为秦小波的家庭争取到了一些额外利益，这一点也印证了陈佩华夫妇（Unger & Chan, 2004）的研究①。

总之，"断指事故"与"试车命案"彰显了1993—1997年"黄河厂"内部权力结构的变迁②，也使得普通职工看待"黄河厂"的态度发生了变化。笔者在了解这两起案件的过程中，听到最多的是这样的群众表达："外地临时工断了几根指头，全家受照顾，本地正式工丢了性命，几万块钱打发了，可怜不可怜？三四年时间，厂说不中就不中了，单位靠不住了，自己的日子还得靠自己。"（职工群众）

至此，我们似乎遗忘了"单位医生"在"试车命案"中扮演的角色。其实，笔者进行这样的设计，就是为了突出一个观点：单位医生也是单位职工，他们也需要为自己考虑。下面是"试车命案"中"单位医生"的角色表白（薛清风、李荣昌）：

---

① 陈佩华夫妇（Unger & Chan, 2004）对一家国有酒厂的研究显示，在涉及利益分配，如住房（该厂在2004年仍有福利分房）的问题上，工人基于生存伦理和"道义经济"原则，也可能迫使管理层在制定分配规则时考虑到工人的利益。

② 这两起"工伤事件"的"厂内解决"带有明显的"体制化特色"，凸显出了"单位政治"的内在特征。这里，"单位制"的内部权力结构是与"市场转型"和"单位制是否存在"联系紧密的一个话题。在以往的研究中，学者们对此莫衷一是（李路路等，2009a）。从严格意义上讲，1993—1997年这短短四年时间并没有实现"黄河厂"内部两种"权力结构"的完全转向，即"新传统主义"下的垂直庇护结构并没有完全改变为"业绩主义"下的多级层化结构。"新传统主义"下的庇护关系仍旧存在，但针对"普通职工"的利益表达与权利维护在这种结构下已经得不到明确验证。因此，笔者认为，对类似"黄河厂"这种"典型单位制"的内部权力结构的分析要注重"权力结构的层次"，厂领导、车间主任、部门积极分子、普通职工之间仅仅用"垂直的效忠—庇护关系"来概括显然有失偏颇，市场化衍生的"多级层化结构"可以作为一种"补充类型"。从这个意义上讲，笔者"有意挑选"这两起"工伤事故"进行对比分析，想表达的是"单位制"在市场化转型背景下的"变化趋势"。

薛清风：咱们"卫生所"在小波的事情上（的任务）主要是保护遗体，当时他父母跟媳妇儿也找俺俩说过，（意思是）让我们在中间帮帮忙，向厂里面多要点好处……咱能咋说？1997年的时候，厂里面只给咱们运转经费，"厂卫生所"的账上除了发工资外，基本不剩钱。说白了，咱当时得看厂领导的脸色。

李荣昌：（这件事）过去20年了，有些话现在可以讲，他这事儿出在（1997年）春天，96年年底俺们就向厂里面申请准备搬出去，（一直）在生活区不中，但是厂里面不批钱。中间，老孙也跟俺俩通气了，（意思是）这件事过去（处理得好），就拨钱。所以，俺俩跟家属一直强调小波是全责，不让他们继续闹，要是尸检，最后体无全尸谁都受不了。最后，家属们也同意早点火化，本来他们是想抬棺材闹到生产区嘞。医院在这个事情（的处理）上也算是帮厂领导的忙了……这事儿过后，厂里面批了10万块钱，装修了3个月。97年秋天，"厂卫生所"就搬家了。

表3—4　20世纪90年代"黄河厂"两起"工伤事件"的对比分析

	"断指事故"	"试车命案"
时间	1993年	1997年
受害人及其身份	张新强，邻县人，非正式职工	秦小波，本地人，正式职工
所在部门及其性质	发动机生产车间，核心部门	车辆检测车间，非核心部门
参考法律	《中华人民共和国劳动保险条例实施细则修正草案》（1953）	《企业职工工伤保险试行办法》（1996）
"单位制的家长式话语"的应用（厂领导表达）	社会主义建设不能委屈了任何一个人，尤其是就就业业的人。	现在情况不比以前了，家属们也要体谅厂里面的难处。
处置结果	工伤六级，超标准的妥善安置	死亡，按照赔付标准的简易处置
单位制的权力结构与行为方式	"新传统主义"下的垂直庇护结构（传统单位制的宏观制衡效应）	"业绩主义"下的多级层化结构（市场转型下的生存伦理关照）
单位医生的角色	与厂领导一起维护职工利益	与厂领导一起维护部门利益
民意反应	厂靠得住，跟领导走得近有好处	厂要垮了，自己的日子自己过

第三节 "厂卫生所"的搬家:"国家撤退"后的单位医院与企业职工(1997—2000)

上部分的分析不仅显示了"厂卫生所"中的医疗实践情景,也揭示了"黄河厂"逐渐衰落的过程。在1997年的"试车命案"中,"厂卫生所"扮演了稳定亡工家属情绪、抑制事态扩大的角色,进而获得总厂下拨的"搬家经费"。1997年10月,"黄河厂卫生所"从生活区搬到了"柏林墙"的最东侧,名字改为了"黄河厂职工医院",但服务对象更多地面向"社会患者"。从厂域角度讲,"厂卫生所"的这次搬家不仅是"黄河厂"内部结构整合的一部分,也是市场化对这家"老国企"渗透、冲击的表现。截至1997年,"黄河厂"已经分裂为四个"生产分厂","皮之不存,毛将焉附",作为"福利部门"的单位医院已经失去了既往的"供血来源"。因此,本节讲述的就是在国家退出、市场进入的过程中,"黄河厂职工医院"是如何"自我造血"的,以及这一时期普通职工的就医选择与单位医生的职业流动。

一 职工医院:大门朝外、自给自足

从20世纪70年代末开始,随着经济改革拉开序幕,毛泽东时代的医疗保障制度被当局认为已经不适合市场经济发展的新要求。这其中主要有两个原因,使得旧有的"国家—单位医疗保障制度"被认定亟待变革(科尔奈、翁笙和,2003;顾昕等,2006):

其一,改革前的医疗保障制度带有浓重的"父爱主义"(paternalism)色彩,保险费用与医疗费用基本上都由国家和单位支付,个人几乎不用负担任何费用。这就使得身在其中的个体失去了竞争意识和积极性,不利于社会主义市场经济的发展,因为市场经济需要的是积极勤奋的、有竞争意识的独立个体。

其二,如此优厚的福利保障带来了第二个问题,即医疗费用的支出得不到有效控制,加重了政府和企业单位的财政负担。而对于企业单位来说，这一沉重的"包袱"妨碍了他们参与市场的竞争，尤其是当他们面对日益增多的非公有制企业时。

以上两点原因从"福利保障"的角度凸显出了单位体制运行的**"高效不可持续化"**（田毅鹏，2016），这一点对于企业单位尤甚。20世纪70年代末的改革迫使企业单位重新变成一个讲究生产效率的实体，而核心措施就是降低企业的运营成本、给予单位成员更多的物质刺激。在改革者看来，毛泽东时代的全民所有制企业与集体所有制企业之所以效率如此低下，是因为单位制度提供了工作保障（job security）与社会保证（social guarantee）。也就是说，单位提供了"铁饭碗""大锅饭"以及优厚的社会福利、社会保障与社会服务。因此，改革必须创造出了一个新的"劳动力市场"，在这个市场中，企业单位应当有雇佣和解雇职工的自主权利，亦有激励员工的自主权利。借用薄大伟的话来说，这一改革就是要达到**"劳动力的再商品化"**（Bray，2005：160）。按照这样的改革思路，单位势必要剥离掉附着在其上的一系列福利待遇和生活保障，即要打破"铁饭碗"和"大锅饭"。

医疗保障体制的改革首先集中爆发在公费医疗领域，因为这是政府财政直接拨款支持的项目，政府对于医疗费用的上涨所带来的财政压力也更加敏感。表3—5显示了1980—1997年公费医疗加劳保医疗费用迅速增长、难以控制的局面。

表3—5　　　　**公费医疗与劳动保险医疗的费用增长（1980—1997）**

年份	国有单位医疗费用支出总额（亿元）	增长指数	政府财政支出总额	增长指数
1980	3.64	100	122.88	100
1981	3.90	107	113.84	93
1982	4.44	122	123.00	100
1983	5.00	137	140.95	115
1984	5.54	152	170.10	138
1985	6.46	177	200.43	163
1986	8.49	233	220.49	179
1987	10.75	295	226.22	184

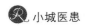

年份	国有单位医疗费用支出总额（亿元）	增长指数	政府财政支出总额	增长指数
1988	15.12	415	249.12	203
1989	18.60	511	282.38	230
1990	22.64	622	308.36	251
1991	26.75	735	338.66	276
1992	31.82	874	374.22	305
1993	38.79	1066	464.23	378
1994	47.28	1299	579.26	471
1995	55.47	1524	682.37	555
1996	61.57	1691	793.76	646
1997	66.38	1824	923.36	751

资料来源：顾昕、高梦滔、姚洋（2006：80—81）。

与公费医疗制度相比，对劳动保险医疗制度的改革幅度要大得多，因为企业单位的改革要远远大于事业单位和政府机关。比如在1986年的上海，新加入国有企业单位的成员就没有了终身聘用的身份。到1995年，已经有85%的新进职工实行合同聘用制度（Davis，1999）。同时，我国职工医疗保障制度自1994年开始试点施行①，从根本上打破了职工医疗费用完全由国家、用人单位包揽的格局，国企职工被要求与单位一起分担他们的医疗保险费用。到了20世纪90年代中后期，随着企业单位的大量"关停并转"，社会上出现了大批的下岗职工，他们失去了原有的医疗保障，另外，大量涌现的非公有制企业并未向其员工提供任何医疗保障。这些都

---

① 虽然免费医疗体制的改革在20世纪80年代中期就已经开始，但是中国城市医疗保障制度改革的真正转折点是1994年开始的"两江实验"。在中央政府的大力支持下，江苏镇江和江西九江在全市范围内建立了社会医疗保险制度，以取代原有的中国式单位制免费医疗制度（Gu，2011）。更为重要的是，"两江实验"在制度上进行了创新，把新加坡的强制储蓄制度同德国式的社会保险制度结合了起来，形成了"社会统筹和个人账户结合"（简称"统账结合"）的模式。其基本制度框架是：雇主和雇员双方以工资税的方式向医疗社会保险基金缴款，并按一定比例分流至社会统筹账户和个人账户。自此以后，以"统账结合"和公共报销制度为共同点的改革试验在各地展开，但是在具体的给付结构上各地仍呈现很大的差异（顾昕等，2006：82）。

昭示着旧有的劳保医疗制度在 20 世纪 90 年代中后期的迅速消亡。1998 年对城市医疗保障体制的改革而言是一个分水岭，当年 12 月 14 日，国务院下发了《国务院关于建立城镇职工基本医疗保险制度的决定》，标志着国家试图建立一个社会化的医疗保险制度（顾昕等，2006：82—86）。这个文件强调医疗保险费用须由国家、企业和个人三方共担的机制，并具体规定了各自的缴费比例。与过去高水平的医疗保障不同的是，这个"决定"所确立的改革方向是"低水平、广覆盖、双方负担、统账结合"。"双方负担"即是指基本医疗的保险费用由单位和职工共同缴纳；而"统账结合"是指保险基本的管理实行社会统筹和个人账户相结合（郑功成等，2002：144）。据此，这个医疗保险制度的覆盖范围由公有制部门扩展到所有城镇企业部门（丁宁宁等，2008）。在这个背景下，公立医院逐渐将投入产出考核的参照标准定位为营利性企业，并将医务人员的考核标准与其所创造的经济收入挂钩（胡善联，2006；张越，2009；李玲，2010；丁宁宁等，2008），公立医院的内部激励机制与发展目标也被重构，从原有的追求公益目标转成了追求经济目标（Eggleston et al.，2008；葛延风等，2007）。

　　从本章"黄河厂"的事例来看，国企单位的市场化改革直到 20 世纪 90 年代中期才真正推进，这一方面与"黄河厂"所处的中原小城的地域因素有关，另一方面也与"黄河厂"自身的经营类型有关。正如上节所描述的，短短三四年时间"兵败如山倒"，"黄河厂"的市场化改革是在"不得不"的情况下进行的。1997 年，"黄河厂职工"在单位医院就医费用的报销比例已经降至 30%，包括退休人员在内的企业职工的直系亲属与"社会患者"一样全额负担就医费用。1997 年以后，作为"福利部门"的单位医院同样被要求"独立经营，自负盈亏"，这实际上是"国家撤退"与"市场进入"的自然衔接。① 但是，1997 年搬家后的"黄河厂职工医院"如同一个的怪物。顾昕曾形象地论述道，公立医疗机构是"四不像"："既不像未改革前公费医疗体制下的公立医院，也不像市场化体制下的公立医院；既不像存在于世界各国的民办非营利性医院，也不像营利性医院。"（顾昕等，2006：450）这一点也被"黄河厂职工医院"的时任院长李荣昌所证实：

---

① 正是在这个意义上，"国企改制"与"市场规费医改"发生了一次"历史的偶遇"。

　　搬家后，职工医院还是"黄河厂"的二级部门，但是厂里面已经不再管咱们了。除了（医务人员的）工资之外，其他运行成本全都得自己想办法，能剩下（盈利）多少全靠经营。所以，那时候咱们开始转向社会（患者）服务，药费、治疗费、手术费都涨了……加上，（原来的医务人员）也退休、离职了一些人，97年之后，咱们医院（的实力）跟县医院、中医院的差距越拉越大，比不了了，也没办法再抗衡了。（**李荣昌**）

　　这里，笔者想通过公立医院医生的"收入结构"来分析这一时段"黄河厂职工医院"的经营模式。

　　1949年之后，中国的医生成为公立医疗机构的雇员，即是国家工作人员。社会主义国家通过单位向他们发放固定工资。这一收入与医生的工作表现与工作业绩没有关联，医生并不会因为多服务几个病人、多开一些药品、多做一些检查、多动几台手术而获得更多的收入。这也就是为什么当时的单位分配被称为"大锅饭"的原因。在这一体制下，医生的"体制内收入"主要与其职称和工龄有关（张志坚，2009：58—160；王康久，2001）。当然，在这种体制下，公立医院的医生也会在自己固定工资收入的基础上获得一些额外利益，这些"额外利益"主要来自两块：其一是公立医院所属的上级单位下发的各种福利，其二是"熟人社会"中的患者赠予的各种实物和少量的出诊费用（当然，这部分获利属于"人情收益"）。医生的这套收入制度是一种典型的国家社会主义体制下的再分配制度（Szelenyi，1978；Nee，1989），之所以称为国家再分配制度，是因为医生的收入——即是医生劳动力的价格——是由高度集权的中央计划经济体系的行政命令而非市场上买方与卖方讨价还价形成的（Szelenyi，1978）。因此，医生的收入不会与医生数量的多少、服务质量的高低、患者的满意程度等因素相关[①]。医生职业所得到的工资、津贴、补贴和其他形式的收入和福利都是由政府规定的（科尔奈，2007）。

　　这套工资分配制度之后虽然有过一定的数额调整，但基本框架没有发生变化，至今仍在使用。但在改革开放之后，中国的整个经济体制发生了

---

① 从本书的分析来看，在20世纪90年代，同为国家雇员的医生与患者之间关系良好。

重要的变化。对单位人员而言，尽管"体制内工资收入"仍然受到国家的严格控制，但随着市场转型，其他形式的收入开始出现，包括前面提及的"人情收益"、各种形式的绩效工资以及"灰色收入"，等等。后两种都是基于市场交换所得的经济效益。因此，从类型上分析，当市场化逻辑"侵入"医疗服务领域之后，公立医院的医生收入就分为两大部分：正式收入（formal income）和非正式收入（unofficial income）①。从这个角度讲，1997年以后，"黄河厂职工医院"所谓的"经营"就是要通过市场化方式来提高医生们的"非正式收入"。但是情况并不如人意：

> 变成"职工医院"以后，各项（诊疗）收费跟1995年前后比提高了将近50%，挂号费涨到了1块钱，药费加收20%的利润，B超、心电图做一次检查15块钱。像阑尾炎这样的小手术，95年社会上的（患者）是50块钱（手术费），97年得80块，加上后续的住院费用，治一个阑尾炎得花费将近200元钱，职工也得150（元钱）。中间也去电视台打过广告，那时候都是字幕（形式）……不能说没想办法，（但是）效益还是不行，"摩托厂"东隔壁就是村子了，农民、打工的（群体）本身的消费水平就低，小病不挣钱，大病人家到县医院了，"职工医院"夹到中间自然难受……说到底，还是厂不中了，自己找食吃，肯定难！（**石大夫**）

二 "你们不再是贵族"：国企职工的医疗选择与社区补救

1997年以后，"黄河厂"的经营效益每况愈下，职工们的医疗保障福利受到极大的削弱，小城里原来趾高气扬的一群人开始变得谨小慎微。在这种背景下，国企职工失去了旧有的"科层制保护"与"优越情节"，获得了一种"别样的就医自主权"。面对疾病，到单位医院首诊的硬性前提也发生了动摇，以一种更为低廉的价格获取更好的"祛病效果"成为他们就医行为的主要动机。其中，不乏寄希望于"旁门左道"来寻求健康甚至

---

① 针对这部分内容，笔者会在下一章进行详述。

"有病也不看"的个体。一言以蔽之,20世纪90年代后期国企职工的就医选择处在一个从来都没有遇到过的"制度真空"的环境当中。这种"制度真空"是一个在单位体制到市场体制的转折点上发生的"制度抽离"的后果,即"制度祛权"带来的"时代阵痛"。本节,笔者就来展示失去"单位庇护"的国企职工是如何就医的以及如何进行医疗保健的。

国内学者关于医疗保健的研究,可以分为两大类:第一类是着眼于制度层面上的疾病与健康关系,围绕医疗保健的制度、法律及对策等主题对20世纪90年代中后期以来的医疗保险制度存在的问题进行深入剖析,进而提出完善城镇医疗保险制度的相关对策建议(曹继安,2008;方黎明、乔东平,2012;石建军,2006;温桂珍,2007;张茂松,2007);第二类是着眼于非制度层面的草根社会医疗保健的研究,这类研究带有人类学民族志的色彩,关注少数民族聚居乡镇的医疗保健行为(段忠玉、李东红,2014;孟慧英,2013;卢成仁、徐慧娟,2008;曲比阿果、陈雄飞,2012;徐义强,2012)。美国学者凯博文(Kleinman,1978)指出,病痛是一种文化建构,作为一种心理—社会经验,这种建构包含复杂的心理与社会过程,这一过程反过来又会影响疾病,并在治疗疾病与病患的过程中发挥作用。

笔者认为,每个社会群体对于疾病和治疗都有各自不同的理解及处理方式,各种本土的、地方性的关于疾病与治疗的文化系统与西方医学的生活治疗系统会交织在一起作用于疾病治疗的过程当中。较之"辉煌时期"的全包式医疗保障,20世纪90年代后期的国企职工(包括退休职工、下岗职工)更带有"草根平民"的身份色彩,在"自费就医"的过程中,他们对疾病的认知模式以及获得健康的"手段层次(Hierarchy of resort)"需要进行"深描式理解"①。

(一)就医选择:有病买药、转投中医

我是1997年内退的,内退时每月拿不到500元钱,那年我51岁。一直到2007年厂破产,我的退休工资也就是900多元钱。当时,老头儿(老公)出去打工了,孩子们都在读书,我这种家庭妇女就是把生活打理好。一年四季,我起来得都很早,一来是给孩子们做早饭,照

---

① 笔者在此处使用了"焦点团体"(Focus Groups)的方法对"黄河厂职工"进行了访谈。

顾他们上学，二来早市上菜便宜，多出去转转也能锻炼身体。生活都是精打细算过的，看病不能报销了，得病都是很小心的事情。因为退休工资基数低，医保卡是按3%从月工资里扣，所以，换季的时候着凉去"职工医院"开点片片药，从来不输液。时间一长，我也知道常见病需要什么常用药了，就用医保卡到药店里自己买。（**乔海燕**）

从中，我们可以看到，1997年以后的"黄河厂职工"已经面临了"看病贵"的问题。当然，这跟受访者"退休职工"的身份有关，收入较低的群体更多的是选择保守治疗，而不是进行大量的药物保健。

我一直干到2007年厂破产，后面买断工龄自己出去找事情做，今年58岁。1997年，我在"五七厂"做车辆组装组组长，每个月能拿550元。当时，我老婆也在"五七厂"，属于"临时工"，俺俩一个月也就千把块钱。因为工作原因，我有肩周炎，去"职工医院"做治疗自己得付70%（治疗费用），一次差不多15块钱，快赶上俺们家三天的菜钱了。问题是，反复做治疗也没有彻底好。那时候，经过朋友介绍我尝试中医，使用中药膏药，效果比到医院好，关键价钱也低，10副膏药还不到10块钱。时间一长，关系熟了，老中医还免费给我针灸、拔罐，挺好的。（**杨晓斌**）

医学人类学推崇"多元医疗模式"，也就是支持多种医疗解释系统或资源并行（福斯特等，1992）。例如，西医与中医并行，公立医院与民间医疗机构并行，病人如何选择某种医疗话语或医疗模式往往是一种现实策略，"性比价"不仅仅是一种经济考量，更是一种文化认同。因此，运用中西医结合的办法进行身体保健也是"黄河厂职工"的一种医疗选择。

（二）社区补救：强身健体、气功修炼

我今年65岁，当兵转业到的"黄河厂"，1998年内退，之前一直在厂办搞行政。我就是"不信邪"，我觉得病都是"邪症"，它怕什么，你越做什么，自然就没事儿了。所以，我退休之后就是"玩"，一年四季跑步，冬天也坚持爬山、钓鱼，就是要增强自身抵抗力。咱们厂效益不好了，但是不能自己看不起自己，得自我调整心情，多想些高兴的事情。大家也愿意围着我，哪怕骑自行车去白马寺转一圈也算得上旅游。所以，我觉得心情好、身体好比啥都强。（**徐光明**）

世界卫生组织认为，健康是"身体、精神和社会之完好状态，而不仅仅是没有疾病和衰弱"（转引自韩优莉，2011）。区别于很多退休职工、下岗职工的"沮丧"，这位访谈者以"创造健康""生产健康"的方式进行自我保健，首先坚持大运动量，增强自身的免疫力，其次保持心情乐观，创造轻松的生活环境。这其中，面对疾病的"心理素质"是一项非常重要的保健行为。

> 我是个老下岗工人，1996 年就下岗了，今年 67 岁。1997 年的时候，每个月也就 400 元钱，一家子都靠这点工资养活，他们（家属、子女）得病了还买药、进医院，我再难受也不说。为啥？减轻家里面负担，男人得自己扛。时间一长，我心里肯定憋屈。后面，我就开始接触气功，先是能静心，不再天天烦了，日子总得过。再后面，"法轮功"也接触过，但是咱穷没钱出去参加会议。到现在，我还坚持打打太极拳、翻翻养生的书，能保持心情好自然就不得病。（**白建国**）

随着时代的变化，人们对"健康"与"保健"的理解也发生了变化。通过"气功"等方式来"养心"就是一种理解健康、进行医疗保健的方式。从上面这位访谈者的话语中，我们既可以感受到生活境遇对人心态的影响，也能感受到生命的坚强。类似"下岗职工""退休职工"，他们更容易通过信念的力量来慰藉现实的伤痛。这当中，包括传统医学和宗教信仰都会为他们提供必要的情感性或工具性支持，从而发挥了替代"入院就医"的社会功能。

三 留不住的精英：国企医生的职业流动

2000 年年初，石大夫、任阿姨离开了"黄河厂职工医院"，进入小城最西面新成立的"第四人民医院"工作。如本章开篇描述的，石大夫、任阿姨是在 1989 年的"调入潮"中成了一名城市单位医生，而此次职业流动也顺应了"黄河厂"20 世纪 90 年代末的"离职潮"。这里，笔者将从社会资源与制度束缚两个角度来分析这个问题。

对于职业获取与职业流动，学界有两种对立的理论学说："社会网络观"与"地位结构观"。按照林南的观点，社会资本来源于嵌入社会关系网络中的资源，静态的是社会资源、动态的是社会资本。因此，"社会资本可以定义为嵌入社会结构中，可以被有目的的行动和动员获取的资源"。从这个角度讲，"社会资本"是以下三层意义的叠加，资源嵌入社会结构、个人摄取的意志和能力、机会与才智的运用（Lin，1999；2001：3）。换句话说，林南认为没有被动员的是社会资源，而"被动员"的才是社会资本。"地位结构观"是帕森斯提出的，解释了社会行为如何受到社会结构的制约，而社会结构的概念是通过地位观点来定义的——人都有某些属性，人是按照属性来分类的，人的行为可以用所属的类别来解释（边燕杰，1999）。因此，社会网络和社会资本理论与"地位结构观"在分析方法上是对立的。对于赞成"社会网络观"的人来说，"地位结构观"显然是片面的，有碍于我们把握社会结构的全貌。"社会网络观"是把人与人、组织与组织之间的纽带关系看作一种客观存在的社会结构，分析这些关系、纽带——这些关系、纽带不是抽象概念，而是具体发生的——对人和组织的影响。具体而言，每个人所拥有的动员、运用社会资源的能力不同、社会资本的存量不同、社会网络的大小不同，最终会导致社会成员的阶层分化。

应该说，"社会网络观"与"地位结构观"是围绕"结构—行动"的关系概念形成的一对理论学说。"社会网络观"带有"强行动、弱结构"的色彩，"地位结构观"则带有"强结构、弱行动"的色彩。这里，我们不能否认不同主体的社会能量差异，"社会网络观"对改革开放以来"体制外人员"的社会流动进行了较为充分的证明（萧楼，2010：124—146）。但是，对于"体制内人员"的外部流动，就需要着重分析"单位结构"与"社会资源"之间的关系。当然，笔者这里所说的"关系"是在"推拉理论"的预设下提出的——如果说"单位体制"是一种"限制性的结构束缚"，"社会资源"是一种"能动性的机会选择"，那么，它们两者之间的博弈与互动就是这里所说的"关系"。按照这种分析逻辑，我们还是需要引入华尔德的"依附理论"来解释单位成员的职业流动，"（单位成员）如果能从外部获得的资源多且对内部所提供的资源形成有效的替代，那么雇员对单位的依附程度就小（反之亦然）。"（华尔德，1996：15—16）这实际上是从制度设置的可及性与可替代性两方面进行的理论解释。笔者认为，华尔德的理论观点固然经典，但仍带有较强的"结构主义取向"，如果说"社会资源"是一种能动性的操作变量，那么它就不仅具有游离于科层化权力的"外部能动性"，也应该带有作用于单位制度结构的"内在能动性"。因此，对于"单位成员"职业流动的解释，需要围绕"单位的机会供给与制度束缚"和"单位成员的资源结构与资本能动"这两方面的"力量博弈"和"关系互动"来进行。

下面，我们还是先来了解一下石大夫、任阿姨对自己"离职"的表述（石大夫、任阿姨）：

> 眼看单位不中了，俺们就考虑换地方。其实，刚搬出去变成"职工医院"的时候，俺们（心里认为）还是很有希望的，觉得肯定会比之前强，但是后头越来越不中。1999年，俺俩一个人每月的工资也就不到700元钱，基本没有额外收入，那时候县城里一般的商品房每平（米）都将近1000元钱了，想想不到50岁就这么混下去不是事儿，就准备走。

> 不光是咱们，2000年那阵儿，有点本事的都在考虑出去。"黄河厂"已经是个空架子了，不断地卖地，公家的生产基本上都转给个人承包了。咋整嘞？树挪死、人挪活……说到这儿，也得提提"黄河厂"是为啥不中（衰落）嘞。实际上，这中间有企业经营和浪费的问题，（但是）最主要的是"吃里扒外"。国企这么大一个盘子，不会说一下子就不行了，包括国家也不是说成心就想让它倒闭，但是架不住"家贼"。98年的时候，咱们摩托车发动机的内燃技术在国内还是比较先进的，技术科有两个骨干偷着把技术卖给了河滩镇，一人得了有50万。厂领导也是没魄力，这完全都够上判刑了，最后只是给他们俩开除公职了。这一下算是"伤元气"了，核心技术丢了，河滩镇一下子起来了20多家摩托车厂，两轮的、三轮的，全是乡镇企业。可以说，一个"黄河厂"分出了一批私人企业，技术工人全部都让挖走了，厂咋会不空？医院，它毕竟不是核心部门，树根都烂了，树叶肯定活不长。

> 所以，啥时候都得靠自己。咱当时之所以能走……一是在县里面有一定名声，（外面人）都知道"摩托厂"有两个能力强的大夫，"四院"

刚成立需要挖人。二是"编制问题",当时厂里面提出来,走可以,（但是要求）内退、编制转走。咱同意内退,但不同意转编制……这中间,之前维持的社会关系也起作用了,包括劳动局、人事局和厂里面的领导也有人替咱说话,最后相当于是以（国企）单位职工的身份出去打工了。到现在,俺俩的档案还是在"摩托厂"。

从上面这段访谈,我们可以得到一个非常明确的信息——**"铁饭碗不再铁"**。20 世纪 90 年代末,"只能进,不能出"的用工政策在"黄河厂"已经发生了严重动摇,单位制度不再能够保障职工们的终身雇佣（Bray,2005:114）。在市场化改革中,"黄河厂"的经验告诉我们,国企的衰落固然存在缺乏创新、福利包袱、浪费严重等问题带来的"高效不可持续化"（田毅鹏,2016）,但"小人作祟"也成为攻陷国企的"特洛伊木马"。这其中的"劳动力的流出"已经充分表明了单位职工可以从单位之外接触并获取更多的"可替代性资源"（华尔德,1996:12）,从而使得个体对结构的依附性大大降低。这里,围绕"黄河厂职工"的职业流动,笔者形成的一个预测性判断是,如果说改革开放之前或之初某个社会主体的职业流动还可以更多地从"结构性因素"中进行归因的话,那么随着市场化改革,造成他们社会流动和职业选择的"个体主观因素"将表现得越来越明显。这里,笔者并不否认,在改革开放中期甚至当下,"社会结构性因素"对社会主体的现实影响,但只是想通过"变量影响"来分析这其中的可能趋势。这一判断是建立在两个子判断之上的:第一,20 世纪 90年代中期以来的中国社会业已成为一个与 20 世纪 80 年代截然不同的社会,一个"断裂的社会"正在形成,它的特征之一就是一个社会地位再生产的逻辑已经开始显现（孙立平,2003）。只有掌握了更多社会资源并能够在社会结构中充分动员资源存量的人才能在新形势下占据更为有利的社会位置,当然这里"被动员"的"社会资源"可以具体表现为经济资本（充足的资金积累与融资能力）、社会资本（广泛且有效的社会关系网络）、文化资本（市场所需的专业技术或学历）。第二,延续第一点判断,就"国企职工"的再就业而言,使得他们获取了某些新岗位的当下优势（其中最重要的是年轻和先进技术）也非常有可能会随着时间的推移逐渐丧失,从而在新的职业机会中越来越没有竞争力,普通民众的生存空间将被逐渐压缩,自身的可替代性将会越来越强,进而成为社会较低阶层的

"后备主体",即当代中国阶层分流中的"不进则退"现象。其中,"相对优势"的再生产需要更多地依靠"个体主观因素"来获得。因此,改革开放之后,中国社会中的"铁饭碗"越来越少,甚至已经没有了真正意义上的"铁饭碗"。

就本书"单位医生"的职业流动而言,石大夫和任阿姨是20世纪90年代末"单位离职潮"中的一员,这使他们并没有成为"当时的典型"。按照赫希曼的理论,只有在退出的机制存在并有效的条件下,抗议或发声的机制才会奏效(Hirschman,1970)。这一时期,"黄河厂"已经不能够再为其提供有吸引力的内部资源并同意"放人",两位医生也通过自己的"社会资源运作"获得了"外部选择机会"。当然,"离职"的过程是以个体已经获取外部选择为前提的,这否定了亨德森夫妇80年代通过对武汉一家大医院的实地考察得出的"单位强力控制个体"的结论(Henderson & Cohen,1984),也即体现出了"单位制解体"时代的变迁。就笔者前面提及的"力量博弈"和"关系互动"而言,这里"结构性制约"的力量已经明显弱化,主体的社会资源运用表现出"对内解决编制保留""对外开辟新的就业机会"两种效应。这里,围绕"单位编制",职工与企业表现出了一种"微妙的斗争":在"黄河厂"难以翻身的情况下,为什么单位已经同意放人,要求个体转出编制,但是个体仍旧不愿意放弃呢?也许,这是个体选择的一条"睿智的后路",也许是"单位制"留给职工"身份的怀旧"。笔者始终认为,时间可以证明一切。这一点留作后文解释,也可视作对前述"预测性判断"和赫氏"退出理论"的一个实证检验吧。

第四节　小结

本章内容从"两位主角"调入小城"黄河厂医院"讲起,通过对20世纪80年代末至90年代末"单位制"下医疗实践变迁过程的讨论,展示了中国城市医疗保障制度已经从"再分配福利"转向了"社会化保险",进而直接影响了单位职工的就医选择和单位医生的职业流动的重要事实。作为本书的第二个核心章节,本部分内容体现了医疗实践从"农村"到"城市"的空间转向、从"国家"到"市场"的制度转向、从"结构"到"行动"的关系转向三层意义。整体归纳，20世纪90年代中国城市地区的医疗实践变迁需要从**"'再分配体制'下的医与病"**的角度进行提炼。

作为一个社会主义国家，1949年后的新中国为城市居民提供了优厚的医疗保障。但与当时很多社会主义国家不同的是，中国所实行的是"国家—单位医疗保障制度"（郑功成等，2002）。因为，无论是医疗服务的筹资还是递送，都与"单位制"密切相关。在社会主义新传统时期，"单位制"实际上是我国城市基层社会管理体制的核心，而其出现又与我国当时"再分配体制"的形成紧密相连。

概括起来，"单位制"的两个核心功能是："组织起来"和"包下来"（Bray，2005）。就两者的关系而言，能否将基层社会一盘散沙的千万民众成功"组织起来"，很大程度上取决于国家是否做到以单位制的形式将民众的各种生存需要"包下来"（Bray，2005：98，亦可参见Lu & Perry，1997）。因此，"单位"是"将命令权力和财产权利结合起来的国家统治的一种组织化工具或手段"（李路路，2002），表现为"国家行政组织的延伸，整个社会的运转依靠自上而下的行政权力"（路风，1989），形成了"'国家—单位—社会（单位）成员'这一链条中自上而下的双重控制与自下而上的双重依附的管理特征"（华尔德，1996；刘安，2015）。就"包下来"而言，"在中国，单位不仅通过社会成员的工作使之取得一定的经济报酬，通过分配住房、公费医疗、兴办托儿所、幼儿园、食堂、澡堂以及为职工子女就业需要的服务公司或集体企业等，为单位成员提供各种社会保障和福利方面的服务，更多地，还给予单位成员在单位内外行为的权力（利）、社会身份以及社会政治地位"（李汉林，1993：23）。因此，社会主义中国出现了一个"被单位吸纳的阶级"（张静，2012）。薄大伟在研究中国单位制度时谓之"物质福利的一整套补充"（a full complement of material benefits）（Bray，2005：4），都表明了社会主义将政治权力和资源分配相结合的制度取向（Bian & Logan，1996；Kornai，1992；Lieberthal & Lampton，1992；Nee et al.，1989；Szelenyi，1983；周雪光，2014、2015），即"再分配"（redistribute）体系。"医疗"正是其中一项极为重要的内容。

改革开放以来，中国的市场化医改逐步推行，但直至20世纪90年代中期，城市地区的医疗实践仍旧带有明显的"单位福利"特征，延续了"再分配体制"在医疗保障上的制度供给作用。笔者认为，这种"制度惯性"

与国家政策的推进速度有关，但也与"小城"所处的地域环境存在关联。与"大城市"相比，中国中西部地区区域发展的"不同步现象"同样得到了验证。

从职业权力与社会稳定的角度讲，作为技术人员的医生在中国的单位体制中具有特殊的地位，他们"嵌入"单位内部的科层化建构之中，拥有了一种区别于西方社会职业医生的"科层制权力"，亦被称为"混血职业"（the hybrid profession）（Field，1991）。这种"科层制权力"一方面使得单位医生在职业结盟、工作流动、工资待遇上受到了严格管控，失去了法团自主性，另一方面与中国当时的城市医疗保障制度紧密联系，使得单位医生拥有"转院""批假"的临床自主性。相应地，这种临床自主性的运用，既为单位普通职工提供了"限制性的权利保护"，也使得单位医生可以进行"选择性的权力行使"，通过对厂领导、车间主任的"变通式诊疗"介入了单位内部的"权力结构"当中，进而获取了一定程度的"庇护性关照"。既往研究中强调的传统体制下工厂车间中的"施恩—回报关系网络"（patron-client network）（华尔德，1996），在这里呈现出了一定意义上的"空间拓展"，既表明了"医院"在单位组织内部的空间价值，也验证了"科层制调节"下的人际互动（杨美慧，2009）。同时，区别于严格意义上的"西医委托制"，单位医院中的医疗实践表现为熟人社会下的"诊疗生活化"与单位福利的"外溢"，这既佐证了单位制下医患关系的整体和谐，也为单位医生拓展"体制外关系"创造了条件。从整体上看，直至20世纪90年代中期，"再分配体制"仍旧发挥着重要作用，作为附属的福利部门，单位医院并没有创收的经济驱动，单位医生也没有"离职"和"跳槽"的外部选择机会；同时，单位职工也不存在"看病贵""看病难"的问题，但在"全包式劳保医疗制度"下，他们的就医首选只能是单位医院。这种"结构之下"的医患互动彰显出了行政治理模式型塑的"分级诊疗"的现实功能（姚泽麟，2016c），医患纠纷仍旧非常"典型"。

不过情况很快发生了变化。20世纪90年代中后期以来，伴随着国企的市场化改革，单位力求打破"铁饭碗"和"大锅饭"，实现"劳动力的再商品化"（Bray，2005：160），进而需要剥离掉附着于其上的一系列福利待遇和生活保障，轻装前行。在这种背景下，中国城市医疗保障制度要求职工与单位一起分担医疗保险费用，单位医院也被要求"独立经营、自负盈亏"。这不仅从根本上改变了"再分配体制"下单位内部的权力结构与单位医院医疗实践的运行基础，也改变了单位职工的就医选择与医疗保健行为。从实证分析来看，1995—1999年这段时期，"国企职工"逐渐失去了旧有的"制度保障"与"优越情节"。在类似"工伤命案"的极端情况下，"单位制的家长式话语"之于受困个体，更多地表现为基本的生存伦理观照，而不再是传统体制下"大包大揽"的宏观制衡效应；在"日常诊疗"的常规情况下，普通职工获得了"就医自主权"，单位医院也不再是他们就医的首选，但他们更多的是通过"多元化的保健方式"来"生产健康"，这其中"医疗成本"成为影响单位职工就医行为的主要因素。由此，既往"分级诊疗"所依托的"国家—单位医疗保障体系"出现解体，普通民众"看病贵、看病难"问题得以出现。同时，随着单位体制的松动与外部选择机会的增多，拥有社会资本与技术优势的单位医生开始挣脱"体制束缚"，进而出现了"职业流动"。

因此，根据本章"黄河厂医院"的经验研究，笔者发现，从20世纪90年代末至今，中国的"再分配体制"已经发生了重大改变，甚至可以说已经成了一种不可复制的历史。国家的撤退与市场的并入使得社会个体的自主性日益增强，基层医疗实践的场域特征与运行机制亦发生了相应改变。在这种宏观趋势下，医疗责任的"私人化"成了医生与患者必须面对的事实。这其中，就医筹资的"私人化"是普通患者面临的难题，而执业供养的"私人化"则是职业医生面临的困境。当然，我们需要明白，在"国家"让渡出社会空间供民众自由施展的时候，由"制度祛权"带来的"时代阵痛"是不可避免的。但是，公立医疗机构本身的制度设置与运行逻辑会走向何方则成了影响医疗实践的直接因素，因为这既是医患互动的空间载体，也彰显出国家在医疗领域的建设意志。

2000年春，石大夫和任阿姨离开了"黄河厂医院"，以"人才外聘"的形式转入小城另一家"公立医院"，继续自己的医生职业。这是本书故事的第二次转场。

第四章 再入"社会"：县域医疗服务市场的主体行动与秩序机制（2000—2016）

> 小溪终于变成巨川，奔入海洋。
> 但大地说：
> 你只不过在我的皱纹里，
> 改变了你自己。
>
> ——题记

"2000年"，相信包括笔者在内的很多人看到这个时间点的时候，都带有一种兴奋感甚或紧张感。它预示着作为一种社会燃料的"市场经济"开始解构了诸多旧有事物，并激活了更多新的社会建制。其中，就包括当下高频出现的"公立医院改革"与"医患纠纷"。按照倪志伟（Nee，1989）的说法，市场是在法律地位上相当的买卖双方协商同意的价格基础之上进行的交易，由此完成资源配置的方式。在"医疗实践"这个命题中，被市场改变的不仅是医生的收入结构、患者的就医成本和公立医院的运行机制，医患之间的关系互动以及国家（政府）、市场（法律）与个人（社会资源）之间的实践逻辑也随之发生了变化。

本章中，笔者将围绕"小城第四人民医院"（以下简称"小城四院"）这个医疗实践场域展开论述，试图回答两个问题：第一，2000年之后，基层公立医院发生了哪些变化？由"市场价格"产生的利益逻辑如何影响公立医院的服务性质与定价标准，进而影响医生的职业收入与执业行为。第二，2000年之后，基层患者的就医行为发生了哪些变化？由"阶层分化"产生的差异性主体需求与成本负荷如何影响患者的就医选择，进而影响医患纠纷的发生与解决。其实，笔者对这两个问题的设计内含两个研究预设：其一，**"社会转型论"**。外部制度环境的改变会影响某种社会关系的整体相貌，这一点回应的是"医患纠纷频发"的社会事实。医生还是那个医生，患者还是那个患者，之前没有发生纠纷的双方在外部环境改变之后就容易产生冲突。因此，医患纠纷是一种"结构性①纠纷"，是一种被社会结构变迁"激活了"的纠纷。其二，**"社会距离论"**。医患之间上行、平行、下行的关系距离会对医疗实践的具体形态产生影响，这一点回应的是"并不是所有的医患互动都会转换为医患纠纷"以及"医患纠纷的多元解决机制"。

医院是一个社会的缩影，医疗实践是一个"社会关系的生产实践"。医生与患者都不可能在医疗实践中彻底割离自身多元的社会角色并"抽身于"自身的社会关系网络。因此，医患纠纷的发生与解决是一种"社会事件"，"多重社会力量的博弈"与"资源成本的主体承受差异"就构成了医患纠纷的社会学分类与多元机制解决的内部原因。这里，需要指明的是，笔者并不认为"社会转型论"与"社会距离论"是一种非此即彼的关系，实际上这两种"理论预设"仍旧是在"结构—行动"的关系形态上衍生出来的，"强行动、弱结构"与"弱行动、强结构"可能都不是理想的解释机制，如何从实证材料中提炼出符合中国实际的理论解释就是本章的写作目的。应该说，改革开放以来，尤其是 2000 年之后，"国家"作为一个宏观存在开始从诸多领域（包括医疗实践领域）撤退已然成为一个公认的事实，但问题是：当我们面对各种"现实问题"，并寄希望于国家解决的时候，我们可能才猛然自觉"国家真的撤退了吗？"下面，就让我们一睹 2000 年之后小城医疗实践的主体行动与秩序机制究竟是个什么样子。

---

① 在吉登斯（1998：87、526、89）看来，结构性是指"系统中制度化了的特征"，或者说"社会系统中跨越时空延展开来的形成结构了的特征"。结构化是指"支配结构维续或转化的条件，构成了社会系统再生产的因素"。换言之，结构性是静态的，意指相对稳定的状态；结构化是动态的，指处于不同变动的过程当中。因此，在曼海姆（2000）的话语中，"已经形成的事件"可以称为"结构性事件"，"正在形成的事件"可以称为"结构化事件"。这种理论区分对"医患纠纷"的理解来说也是一种启示。

第一节　流浪者之家："小城四院"的公立外壳与私营本质

一　"如来佛"的手掌：组织任命、生计自谋

在中国的四大名著中，《西游记》不仅是孩童们的启蒙读物，更是很多成年人津津乐道的文学经典。这部带有佛学色彩的神话小说传递着一个永恒的命题：世间万物都内含"道"，"道"即正果，偏离了"道"就会不伦不类；当然，世间万物终归要回归"正道"，掌控这一切的就是释迦牟尼。在此，笔者并不想深究佛学教义，只想借此引出一个话题：针对任何事物的分析，都需要从表象出发厘清其背后的运行逻辑；任何事物的变化都是基于"道"的改变，而"回归正朔"就是寻求一种"变化中的秩序"。下面，我们先来了解一下改革开放之后中国医疗体系的"制度改革"。

在新中国的前三十年，国家彰显出了一种"全能主义"（邹谠，1994）的控制形态，随着20世纪70年代末的改革开放，中国开始逐渐偏离"经典社会主义模型"（科尔奈，2007；Burawoy & Verdery，1999）。如此，国家与社会、国家与个人的关系也随之变化。如果说，1949年之后，国家机器运转的"道"掌控在"政府"手中，那么，"如来佛"的手掌在20世纪70年代末之后就露出了"指缝"，起码攥得没之前那么紧了。在本书"基层医疗实践"的论题中，这一点直接表现在国家对医疗服务递送体系的改革之中。姚泽麟曾通过情景式的"换位思考"将患者的就医流程予以展示：

> 如果一个人得病、进而产生医疗需求时，他可能寻求各方面人士的帮助。我们大概可以想见，每个人此时主要会有两方面的需要或者忧虑：第一，我得的什么病，严重吗？会危及生命吗？就此我该求助于谁？这种求助的社会网络可能会非常宽泛，从家人到亲朋好友，从正统的医疗体系到补充与替代医疗系统（complementary and alternative

medicine），都有可能成为求助的对象。第二，就医费用贵不贵？由谁支付？自己需支付多少？第三方能支付多少？这两方面的需要与担心，正好对应医疗体系最为重要的两个组成部分：医疗服务递送的组织模式与医疗服务的筹资模式。前者意指医疗服务由谁提供、如何提供，后者则是指医疗服务由谁买单，主要指医疗保障制度。（姚泽麟，2016a）

从上一章的分析中，我们得知，在"再分配体制"下，"单位"充分体现了医疗服务递送与筹资中的国家责任。"依附于单位"（华尔德，1996）的个人虽然在就医自由方面（包括就医时间、就医地点、转院自主性等）受到了"科层化制约"，但是城市地区的"三级医疗保健网络"至少提供了民众就医时的"规定入口"和"首诊守门人"的制度角色，保证了最高水平的医疗资源用来处理最严重的疾病问题（Whyte & Parish，1985：69）。在新中国前三十年，甚至到20世纪90年代中期，"看病贵""看病难"并没有成为普通民众就医时的一个"问题"。

其后，针对医生的执业环境，尤其是医疗服务递送模式的改革，国家主要采取了两种手段（Blumenthal & Hsiao，2005；Henderson，1993；葛延风等，2007；顾昕等，2006；周其仁，2008）：一个手段是"自负盈亏"，减少了对公立医疗机构的财政投入，导致这些机构变成了"差额拨款"单位。另一个手段是"放权让利"。概括起来，就是"给政策但不给财政支持"。结果，公立医院内部的治理结构发生了巨变：承包制开始流行，经济效率与效益成为衡量医院、科室和医生服务表现的重要标准。总而言之，就是要"运用经济手段管理卫生事业"，"要按客观经济规律办事，对于医药卫生机构逐步试行用管理企业的办法来管理。要让他们有权决定本单位的经费开支、核算、仪器购置、晋升晋级、考核奖惩"（新华社记者，1979）。

如此改革的结果，就是在公立医院的收入结构中，政府投入部分所占的比例越来越小。这意味着国家在很大程度上开始推卸医疗卫生服务方面的责任。据统计，国家所支付的院均差额预算拨款在1980年时占到院均总收入的23.87%，但到1987年时降到了10.18%（李玲，2010：25）。表4—1显示，1998—2011年，政府平均每年对每家卫生部门综合医院的财政补助占医院总收入的比例仅维持在6%—8%，90%的收入来自医疗服务与药品销售。对职业医生来说，这样的收入结构意味着他们在执业过程

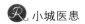

中必须兼顾经济效益、服务效率以及病人利益。改革之后病人与医生之间
"现金关系"（the cash nexus）的重新浮现，为医生临床自主性的减损与医
患冲突埋下了隐患（姚泽麟，2015a）。

表4—1　　　　　卫生部门综合医院平均收入的构成（1998—2011）①（单位：万元）

年份	财政补助收入	百分比（%）	医疗收入	百分比（%）	药品收入	百分比（%）	其他收入	百分比（%）	总收入
1998	115.4	5.99	990.9	38.19	1199.1	46.21	137.6	5.30	2594.7
1999	194.6	6.18	1205.2	42.16	1337.3	46.79	87.4	3.06	2858.3
2000	204.1	6.29	1413.1	43.58	1500.6	46.21	96.9	2.99	3242.4
2001	251.6	7.11	1562.3	44.16	1602.6	46.79	93.8	2.65	3537.9
2002	273.0	7.35	1684.1	45.33	1616.2	46.28	92.5	2.49	3715.1
2003	297.5	7.49	1827.7	44.92	1773.8	45.30	100.2	2.52	3969.4
2004	318.2	6.22	2296	48.17	2045.7	43.50	103.5	2.02	5111.8
2005	333.3	5.98	2685.7	49.41	2383.6	44.69	105.6	1.89	5575.6
2006	393.6	6.39	3045.8	49.48	2559.4	40.02	107.7	1.75	6163.8
2007	523.4	6.97	3713.9	48.96	3127.6	41.67	113.6	1.51	7506.5
2008	646.9	6.97	4545.4	48.96	3924.5	42.28	144.8	1.56	9283.1
2009	850.2	7.40	5590.3	48.63	4846.8	42.16	170.9	1.49	11494.9
2010	997.8	7.18	6868.1	49.39	2824.9	41.89	189.9	1.37	13906.1
2011	1313.2	7.76	8519.0	50.36	6817.3	40.30	231.6	1.37	16916.5

资料来源：中华人民共和国卫生部（2003：74，表4—1—2；2010：96，表4—1—1；2012：98，表4—4—2）。

　　但另外，医生群体对公立医疗机构的依附却仍在延续，因为国家依然
垄断着医疗服务的制度供给。尽管早在1980年政府就合法化了医生的私
人执业，1998年的《中华人民共和国执业医师法》也再次肯定了这一行
为的合法性，之后中央政府也陆续出台政策，鼓励社会资本进入医疗领
域，但迄今为止，个体执业和在民营医院执业的医生数量依然非常有限

---

① 　各项比例综合并不等于百分之百，因为各项收入合计并不等于总收入，《中国卫生统计年鉴》
　　中的原文数据就是如此。

（周其仁，2008；顾昕等，2006；顾昕，2011；丁宁宁、葛延风主编，2008：39）。根据表4—2，截至2013年，尽管民营医院已占到所有医院的45.78%，但无论其所拥有的床位数、所雇佣的卫生技术人员，还是所提供的门诊和住院服务，都只占总量的10%—15%。根据表4—3，如果从所有类型的医疗机构来看，公立机构所聘用的卫生技术人员占所有人员的84.17%，所聘用的执业医师占全体医师的81.55%。

表4—2　　　　　　2013年我国公立医院与民营医院的比较①

项目	公立	比例（%）	民营	比例（%）	合计
医院数（个）	13396	54.22	11313	45.78	24709
医院床位数（张）	3865385	84.42	713216	15.58	4578601
医院人员数（万人）	460.6	85.77	76.4	14.23	537
卫生技术人员（万人）	383.9	86.76	58.6	13.24	442.5
诊疗人数（亿人次）	24.6	89.45	2.9	10.55	27.5
入院人次数（万人）	12315	87.92	1692	12.08	14007

资料来源：国家卫生和计划生育委员会（2014）。

表4—3　　　　　　2013年我国公立医疗机构与民营医疗机构的比较

项目	公立	非公立	合计	非公立的比例（%）
卫生机构数	535047	439351	974398	45.09%
医院	13396	11313	24709	45.78%
社区卫生服务中心站	26296	7669	33965	22.58%
卫生院	37395	213	37608	0.57%
村卫生室	391346	257273	648619	39.66%
门诊部	2931	8195	11126	73.66%
诊所	6431	144132	150563	95.73%
床位	1310866	39042	1349908	2.89%
卫生技术人员	6060885	1139693	7200578	15.83%
执业医师	1864176	421618	2285794	18.45%

资料来源：国家卫生和计划生育委员会（2014）。

---

① 医院人员数与诊疗人次数在公立医院与民营医院两项比例合计中并非100%，统计公报的原始数据就是这样。

非公立医院不但所占市场份额小，而且在税收、医疗设备的购买与配置、医保资格的认定、医学科研的开展、给医生提供的职业发展机遇等方面都受到现行政府规范的诸多限制，这使得体制外医院难以与公立医院展开有力竞争，也因此不太可能吸引大量高水平的医生（周其仁，2008）。因此，当代中国民营医院的这种现状就压缩了医学专业人士在体制外就业和获得资源的可能性，从而加剧了他们对公立医院和其他公立医疗机构的依附程度。

通过上面的理论分析和数据展示，笔者想表达的核心意思是：随着市场化医改的推进，2000年之后，中国公立医院的外部制度环境与内部运行机制已经发生了重大变化。（王佐①）：

> "四院"实际上是公家的壳儿、私人的心儿。我之前是（小城）中医院的副院长，后面因为年龄原因没当上院长，就开始带着我弟弟（王佑）做生意。1999年年初，俺俩手里有将近200万，就想着搞个医院……当了一辈子医生，做生意也是（经营）大型医疗器械，（所以）很清楚这中间的门道儿。（如果）在县城搞个纯私营（医院），活不了几天，肯定斗不过人家（公立医院），人（医疗技术人员）都不好找。（如果）承包科室，利润太小，没啥意思。所以，就想借着公家的牌子，自己干……我毕竟当过中医院的领导，跟（小城）卫生局的头头们都很熟悉，99年就开始运作。最后，（卫生局）给我开出来的条件是，在县医院、中医院、职业病医院之外成立"（小城）第四人民医院"，性质是医保覆盖的综合性医院，一个院长、四个副院长全部由卫生局任命，必须成立医院党支部，给了50个"正式编制"，这50个人必须都是有执业医师证的正规医生，其他的……包括（医院）位置、面积、实际招聘人数、科室设计、器械购置、人员工资全部自己解决，公家一分钱不出。
>
> 2000年3月15号（"小城四院"）成立，我前期投资了200万，银行贷了150万，（医疗）器械欠了将近100万……选位置的时候，我就考虑咱以后（的服务对象），当时县城里已经有三家大（综合性）医院了，加上防疫站和妇幼保健院，就有五家像样的（公立医院），还有不少私人诊所。（所以）我就盯上了城乡接合部，就在"城边儿

---

① 王佐，1950年生，小城本地人，"小城第四人民医院"的创始院长，2006年辞职做生意。

上"找地方。99 年年底，正好城关镇槐树村饭店不干了，三层楼，建筑面积有 3000 平（米），我直接签了 20 年承包合作，重新装修。一楼是挂号、药房、急诊室、放射科和中医理疗室，二楼是 20 个科室和三间手术室，科室全部"外包"，中间有一部分是"福建人"（承包的），三楼是 20 间普通病房和 5 间高干病房，后院有 10 亩，是 CT 室、锅炉房、食堂和停车场。成立的时候，医生招了 40 个、护士 20 个，买了 4 辆依维柯当救护车。后面（人员）不断进进出出，2003 年基本稳定了，固定人员 70 个，临时工 30 个，后勤、保安、司机有 15 个人，到现在规模也就是这样……你听着轻松，建这个医院比生个孩子还难。严格地说，"四院"属于半公立半私立（医院），公家只是给咱个名分，具体咋活全靠自己。

　　从"小城四院"创始院长的访谈中，我们可以对 2000 年新成立的这家医院的性质有非常明确的了解：这是一家由小城卫生局提供"领导任命"和部分"正式编制"，但需要"自谋生计"的"半公立半私立医院"。这种性质一方面说明了公立医院在中国医疗服务市场中的垄断地位，"公立属性"才能获取社会认可和资源聚集①，至少会赢得一定的发展空间；另一方面也说明了公立医院在市场化改革中所面临的"身份变异"，"小城四院"在这方面属于一种"特殊的典型"，它通过"关系运作"获取了"公立的外壳"，但实质属于"私人投资、市场经营"。因此，它本质上带有一种介于公立医院与私营医院之间的"模糊属性"②。同时，从"小城四院"成立之初的资金投入来看，200 万的私人投资和近 250 万的"外债"，给人的一个基本判断就是——这家医院的后期运行一定要想尽办法"收回成本"。这就涉及公立医院医生群体对经济利益的追求。其实，中国医生当下最为人诟病的就是"过度医疗"（柴会群、刘宽，2011；肖舒楠、雷李洪，2011；李红梅，2011；张伟，2010；梁杉，2010）。但是，包括医生群体对经济利益的追求、供方诱导的需求以及过度医疗等问题并非中国独有，而是其他国家都面临的问题（Shorter，1991；Starr，1984）。那么，为何当代中国的医患关系会如此紧张，医生的职业声誉会如此恶劣。

---

① 关于"公立医院"这块牌子内含的资源价值与政策关照，后续会有详述。
② 关于"小城四院"的这种"模糊属性"所带来的社会意义或社会后果，后续会有详述。

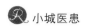

从这一问题出发，我们还是需要详细了解一下"小城四院"的医生来源与科室设计，进而对他们的执业行为展开分析。

二 "医源"与"掮客"：三类医生与两种商人

如前文所述，"职业"（profession）不同于一般的"行业"（occupation），其从业者不但需接受长时间的专门教育，应保有为他人服务的意识，而且更为重要的，是职业自主性（professional autonomy）——这是职业区别于其他行业的最重要的标准，是"一种对其工作的合法控制的状态"（Freidson，1970a：82）。同时，职业自主性的两个构成——法团自主性（corporate autonomy）与临床自主性（clinical autonomy），分别对应了医生职业中的职业伦理（医德）与专业知识（医术），而这两者既是医生"专业权威"的来源，也是医生"职业治理"的核心（姚泽麟，2016c）。下面，笔者就从这一角度来分析"小城四院"的人员构成与科室设置。

（一）三类医生："会诊中心"的返聘医生、"各地挖来"的职业医生与"临时就业"的专科医学生

从 1949 年以来的经验看，医生作为国家雇员、职业团体变成了半官方组织，因为医生不再保有法团自主性。于是，国家自 20 世纪五六十年代就单方面实施了激进的医学教育改革，导致医学专业知识的传承与医生的再生产遭受了巨大干扰（姚泽麟，2015a），政府大规模缩减医学教育的年限，新设了许多五年制甚至三年制的医学院校。"文化大革命"期间，医学教育还被"去中央化"（decentralized），医学教育的权力被下放到各省市，从而使得原本就存在于地区之间的有关医学教育的年限、质量等差异愈加扩大（Sidel & Sidel，1973）。这种医学教育培养出来的医生，其本身的专业能力与临床自主性就受到很大的削弱。至今，我国仍旧保留了大规模的大专甚至中专学历水平的医学教育。

据国家卫计委的数据（图 4—1），尽管 2010 年至 2014 年，职业医师的学历构成朝着高学历比例增加、低学历比例减少的方向变化，然而我国仍然有高于 45% 的执业医师没有本科学位。而社区医生的学历情况则更令人担忧，在社区卫生服务中心执业的医师，2010 年和 2014 年持有研究生学历的比例分别为 1.6% 和 2.3%，明显低于执业医师的整体水平，而仅有大专学历的比例则远高于整体水平。此外，中等职业学校中医学专业的招生与毕业

人数自改革以来不降反升，2011—2014 年的招生人数和毕业人数则各自均维持在 50 万人左右的规模，而同期高等学校中医学专业的招生与毕业人数规模略大一些，各自维持在 60 万人左右（国家卫生和计划生育委员会，2015：68—69）。

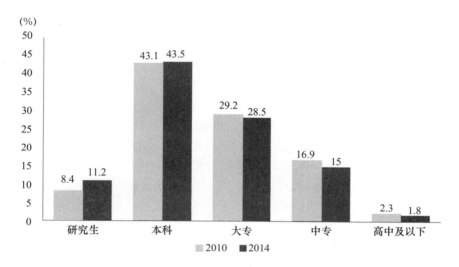

图 4—1 2010 年与 2014 年我国执业医师的学历构成比较
资料来源：国家卫生和计划生育委员会（2015：31—32）。

从上面的分析中，我们可以获得当代中国"执业医师学历不高"的宏观判断。下面，我们就来了解"小城四院"中的"三类医生"：

第一类是，"会诊中心"的返聘医生。2000 年"小城四院"成立之初，其依托的"革命班底"主要是小城"会诊中心"的返聘医生。按照当时（包括到现在）小城卫生系统的"潜规则"，年满 60 岁退休的医生都必须"强制性返聘"，返聘期间按照退休前的工资标准发放，返聘时间一般在 5 年左右。这种被表述为"发挥余热"的"行动中的法"有两个目的：其一，是"帮扶新人"，帮助新入职的年轻大夫尽快适应岗位要求，并且传授诊疗经验；其二，是"维持病源"，医生职业有一个特点是"越老越吃香"，这些拥有常年执业经验的临床大夫更容易获得病人的信任，在县域环境中，"熟人患者"可以为医院带来可观的稳定收入。从这些"返聘医生"的学历结构上看，这些当时已经超过 60 岁的老大夫很多都是"专科出身"，只有 20%—30% 拥有本科学历。同时，根据笔者走访时获得的信息，小城"会诊中心"出现的实际原因已经超出了前面提到的"两个目的"。其中一位"返聘医生"这样说道：

> 1998 年，县里成立"会诊中心"，是卫生局"生出来"的一个下属机构，类似于社区（医疗）服务中心。有人想当官，就得有地方让人家当。俺们这些人有 20 多个，之前都是县医院、中医院、职工医院的退休医生，有个别还是副主任医师。自己开诊所年龄太大了，也操不起那心，闲着也是闲着，公家一说，（我们）都愿意来（会诊中心），一个月能"捡"千把块钱。2000 年"四院"成立的时候，王佐跟卫生局打了招呼，我们这些人都过来了，不占编制，退休工资还是卫生局发，"四院"再发一份"小工资"。（但是）2003 年前后俺们这批人都走了，也就是帮帮忙，过渡一下。**（李青松）**

从这段话中，我们对"小城四院"的性质有了更深的了解，"有人想当官，就得有地方让人家当"这句口语表达暗含了小城医疗服务格局中的"权力斗争"，也可隐约透露出"创始院长"王佐在小城卫生系统中的"个人能量"。总之，"会诊中心"的退休返聘医生构成了"小城四院"初创时的"革命班底"，在"过渡时期"也确实发挥了"帮扶新人""带来熟人病源"的现实作用。

第二类，"各地挖来"的职业医生。2000 年"小城四院"成立之后，真正的"顶梁柱"是从各地"挖来"的"4050 医生群体"，包括石大夫、任阿姨在内的拥有丰富临床经验、可以长期执业的"中坚力量"。从职业发展的角度讲，"医生"在小城包括洛阳地区不算是稀缺资源，很多"单位医生"在 2000 年之后都受困于原单位的"效益问题"，出现了职业流动的主观动机。同时，一些经营私人诊所的医生也希望依托于一个"官方平台"来获取稳定收入并提高自己的诊疗技术。当然，这个过程也不是一蹴而就的。通过石大夫表述，我们可以获得更全面的信息：

> 咱来"四院"主要是因为"摩托厂"不中了，这边也挖人，就过来了。当时王佐天天催着"转编制"，俺们也很清楚这就是个"私立

医院"，刚开始确实红火，（但是）谁知道它能维持多久？所以，一直拖着不转编制，"厂里面"有一份退休工资，算是保底儿……2000 年的时候，"四院"到处"挖人"，主要是 35—50 岁这个年龄段的，有一定业务能力的想办法弄进来，但必须是科班毕业，有执业资格证（的医生）。当时很多人都转了编制，档案归县卫生局，有"托关系"要编制的，也有借着调动解决配偶工作的，像老黄当时来急诊室，他老婆就在后勤打杂……2003 年前后，（人员）基本稳定了，科室固定医生有 40 个，护士有 10 个，都是"正式编"。08 年以后，再进来的人都是"年薪制"了，具体金额只有院长和当事人知道……总的来说，"四院"当时"挖人"一靠编制、二靠收入，只要进来都签（劳动聘用）合同。**（石大夫）**

从这段访谈中，我们不仅可以获取关于小城四院"挖人"的细节，更可以获取县域医生的执业动机。2000 年之初，"编制"对于职业医生来说还是拥有很强的吸引力，不仅对于"外来的医生"，包括石大夫、任阿姨这样的"本地医生"同样看中"体制内身份"。这其中，"稳定的收入保障"是一个重要因素。从这批"骨干力量"的学历结构上看，1960 年之后出生、拥有本科（及相当）学历的医生比例占到了 60% 左右。他们也构成了"小城四院"诊疗活动的真正主力。

第三类，"临时就业"的专科医学生。姚泽麟（2016a）曾指出，民营医院因招聘不到足够的医务人员，而往往会出现"爷爷带孙子"的情况，即主要由公立医院退休医师与刚毕业的年轻学生构成。在笔者的走访及印象中，"小城四院"直到现在还有这样一群特殊的医生，他们年纪在 30 岁以下，有些甚至刚刚成年，穿着白大褂在各个科室内干着各种各样的"杂活"，对"前两类医生"以"老师"相称，每月的工资少得可怜，流动性极大。这些人就是"临时就业"的专科医学生。在小城中，与笔者年纪相仿的一些"80 后"囿于各种原因没有参加"高考"，很多人进入"技术学校"学习一技之长，"卫生学校"就是其中一类。他们像极了"流水线上的工人"，大都接受了基本的医学教育，但没有本科文凭，也没有通过执业医师资格考试，带有明显的"专科性质"，有些学骨科，有些学放射科，有些学眼科，有些学内科，等等。他们进入"小城四院"带有"见习医生"的属性，很多都是"托关系"才能进来，往往待个一两年（甚至更短

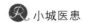

时间）就会离开。关于这群人，任阿姨这样描述道：

> 这些孩子最可怜了，都是本地或者周边"卫校"毕业的，大部分都是中专生，很少有大专的。在"四院"，这群人平时就看我们（怎么）看病，没（病）人了自己看点书、聊聊天。2000年的时候，一个人一个月不到300元钱……其实，这群人中间，护士比医生强。小妮儿当个护士，不需要太高的学历，时间一长也能干下去，医生不中，光看学不会，还得经过科班训练。所以，大部分人都待不长，收入太低，业务能力提升得太慢，没啥意思……并且，这些孩子们的家庭条件都算不上好，有些品行也不是很端正，来了就当廉价劳动力使，像手术室抬担架、扛氧气瓶、救护车接诊（之类的）就让他们出出力……"四院"当时应该是跟"县卫校"签的有协议，学生毕业来这儿实习一段时间，每个科室分的都有。这种"临时工"最多的时候有四五十个。也有极个别的，专升本、考研究生，（但是）大部分现在都不知道漂到哪儿了。**（任阿姨）**

笔者更愿意将这些"见习医生"称为"漂流的浮萍"。在整个社会流动中，这些人日后很难获得自己的社会地位，"医生"这份职业对他们来说并不固定，他们中的有些人会经营乡镇私人诊所，有些会换个医院继续当"学徒"，有些则直接转行"做生意"。从人数比例上看，他们占据"小城四院"医生的30%，这也大体印证了国家卫计委（2015）关于医生学历的统计数据。应该说，"小城四院"中这群"特殊的医生"不仅是医学教育权力下放地方之后产生的"质量差异"（Sidel & Sidel，1973）的结果，更是社会结构转型在医疗实践领域中的一种映射。在当代中国，"医生职业"非但没有实现类似美国的标准化、统一化的医学教育①，也失去了"恢复高考"之后第一批"医大学生"内在的伦理规训（包括生活伦

---

① 1904年，弗莱克斯纳（Flexner）的医学教育报告发布，全美医学院校全部仿照弗莱克斯纳认为典范的约翰·霍普金斯医学院进行改革，从而很快实现了医学教育的标准化和统一化，也加速了医生的职业化。报告发布后，全美开始实施医学生必须完成非医学专业的本科学位才能报考医学院修读医科的制度，而后经过严格的标准化训练，美国各院校医学生的知识与技能水平就不会有太大的差异。虽然我们不能绝对地认为学历等同于医生的医术水平，但良好的医学教育是医术的前提与保障。在这一点上，当代中国医学职业的权威已经受损（姚泽麟，2016c）。

理与职业伦理）。这说明，在当代中国的基层社会，"医生"变得越来越世俗化，这种世俗化仍带有"医学国家化"的影子（这一点主要体现在"编制控制"上），同时，"执业逐利化"也是原因之一。这些都使得医生临床自主性的行使受到了各种质疑。

从以上的分析中，我们看到，"小城四院"在2000年成立之后，其诊疗实践依靠的是"4050医生群体"，"返聘医生"只是起到了短暂的"过渡作用"，而新生代医生的专业技术能力并不过硬，且流动性极大。其实，在"4050医生群体"中，除了"被挖来"的职业医生之外，还有两类"商人医生"，他们有些人也具有一定的专业背景，但更多人是抱着"经营生意"而非"执业诊疗"的目的"挤进公立医院"的。笔者将他们单独罗列，既是为了与以上三类医生进行区分，也更想突出"小城四院"内部科室设计的"市场化"。

（二）两种商人："科室承包商"与"器械商"

从上文王佐院长和石大夫的描述中，我们对"小城四院"的人员构成有了基本了解。其中，笔者注意到一个问题：2003年，"小城四院"的医务人员稳定之后，县卫生局提供的50个"正式编制"已经基本用完，但"固定人员"（医生与护士）的数量是70人。也就是说，在"小城四院"中，"没有编制的固定人员"有20余人。在这部分执业人员中，护士只占寥寥数人，绝大多数则是"承包科室"的医生。这里，笔者将他们比喻为"掮客"。

根据笔者走访搜集到的资料，2000—2016年"小城四院"有15个固定的"专科门诊"，它们包括：麻醉科、皮肤科、男性泌尿科、放射科、CT科、耳鼻喉科、面部整形科、生殖健康科、牙科、妇产科、骨科、软伤科、胃病专科、肝病专科、中医推拿科。这15个"专科科室"全部由私人承包，绝大部分为洛阳本地人，他们没有医院发放的"基本工资"，只有经营获取的"内部创收"。

除了放射科与CT科外，其余科室的诊疗器械均由医院购置。在2000年，各科室按照2000元/月的标准向"小城四院"缴纳"基本承包费"，并按月15%的营业收入缴纳"医院管理费"，剩余部分则作为科室的内部创收。2012年之后，各科室的"基本承包费"提高至4000元/月，"医院管理费"也提高到每月营业收入的25%。同时，上文提到的"4050医生群体"散布到各个"承包科室"，与"承包商"一起负责日常的诊疗活动，因此，"编制医生"收入的一部分就来自"科室创收"。

据笔者了解，2000—2012 年，在这 15 个"承包科室"中，有 9 个科室①不止一次更换过承包人，原因大都是"入不敷出、创收太少"，但很快就有"继任者"递补。在其余 6 个科室②中，由小城当地人承包的"麻醉科"的经营效益最为稳定，皮肤科、男性泌尿科、生殖健康科从 2000 年开始一直由福建人承包，其间出现过"同乡内部转让"。另外，放射科、CT 科的情况最为特殊。由于设备成本原因，2000 年成立之初，"小城四院"的放射器械与 CT 仪器全部是"租借来的"。这两个科室的承包人始终是"器械商"，操作仪器的工作人员则是由器械商"委派来的"。表面上，放射科与 CT 科每月仍旧要向"四院"上缴基本的承包费和管理费。但实际上，"小城四院"需要按照协议每年偿还"器械使用费"与"器械折旧费"，并要按照"在编医生"50% 的工资标准支付仪器操作人员的工资。截至 2012 年，"小城四院"通过这种方式偿还了这两台大型器械 70% 的购置费用。2013 年，通过"以旧换新"外加 20% 现金的方式，"小城四院"从另外一个"器械商"手中购置了一台新的 CT 仪器，剩余部分仍旧按照之前的方式支付。

至此，我们可以对"小城四院"的运行机制有一个基本了解：这家医院的"专科门诊"全部是通过"对外承包"的方式出现的，这些"承包商"属于按月向医院上缴"承包费"和"管理费"的"没有正式编制的固定人员"。在这个过程中，以"4050 医生群体"构成的"正式编制医生"在这些"承包科室"中从事日常诊疗活动，并与"承包商"一起赚取"经营收入"。通过这种方式，"承包商"就与公立医院和编制医生紧密地捆绑在一起了，三者都具有了明确的"逐利取向"。这一点就解释了"四院医生"在日常诊疗过程中会不自觉地倒向"利益性执业"，从而使其在"医德"上背负了更重的舆论压力。另外，"承包科室"的医疗器材和器械大部分都是由医院购置，这就使得即便"承包商"出现更换，也不影响"正式编制医生"的日常诊疗活动。对于放射科与 CT 科，由于器械的成本过高，"小城四院"采取了"分期付款""参股租用"的方式与

---

① 这 9 个科室包括，耳鼻喉科、面部整形科、牙科、妇产科、骨科、软伤科、胃病专科、肝病专科、中医推拿科。

② 这 6 个科室包括，麻醉科、皮肤科、男性泌尿科、生殖健康科、放射科、CT 科。

"器械商"共同赚取经营利润。并且，从"承包商"的身份上看，在 2000 年，"莆田系"[1] 已经进入到了中国中西部地区的县域医疗服务市场当中。

据笔者的观察，"小城四院"的这种运营机制在洛阳地区并不典型，包括很多"纯粹的"公立医疗机构也会采取这种"市场化方式"来维持日常运转。但问题在于：既然是"市场化手段"，那么私营医院或者私立医疗机构不是更加适合"承包商"吗？他们为何要"屈身于公立医院"？并且，既然大部分的"承包科室"会经常出现"入不敷出、创收太少"的情况，那么为何还有更多的"后来者"？在这两个问题背后，"商人医生"与公立医院又是基于什么样的"共识"走到一起的呢？这些问题既涉及当代中国私营医院与公立医院之间的力量对比，也涉及"公立医院"这块牌子内含的社会价值与政策关照。从现有的政策规定上看，政府似乎并没有意图要对非公立的医疗机构进行限制；相反，政府鼓励社会资本办医。但事实上，私营医院拥有的各项资源一直处于很低的水平。正如周其仁所评论的：

> 法律上没有民间办医的限入或禁入的规定。从政策倾向看，动员社会各种资源办医一再得到政府文件和主管部门的鼓励。可是从结果看，非政府、非公有的医疗机构的绝对数不多，增长率不高，份额很小。这就是说，对民间办医，虽然法律不禁、政策鼓励，但实际结果就是不多。（周其仁，2008：20）

既然处处受限，多数民营资本也只能寻找某些医疗服务市场的"边缘"或"空白"，在诸如皮肤病、美容整形、不孕不育等"疑难杂症""极难根治"的专科上谋求生存和发展。其中，"福建人"在中国的"商人医生"中可谓嗅觉最为灵敏，莆田系的祖师爷詹国团就是靠卖皮肤病"秘方药"发迹的。这些"专科门诊"都是公立医院原先不太愿意涉足的领域，所以才会拱手让给这些"商人医生"的（姚泽麟，2016a）。在"小城四院"的实证材料中，这里的"拱手让与"似乎更接近于"抱团取暖"。用"创始院长"王佐的话来说：

> 狗有狗道、猫有猫道……包括"四院"跟这些"承包科室"都算

---

[1] 福建人承包了"小城四院"的皮肤科、男性泌尿科、生殖健康科。

是"没娘孩儿"。从想建这个医院开始，我就看透了（这一点）。2000年之后，国家明显是想"撒手医疗"。话又说回来，要不是国家放宽政策，我还建不起来"四院"嘞……（政府）给人的感觉好像是松一只手、留一只手。所以，才有了给编制不给钱，（政府）既要控制编制又不想负担财政（支持）。我也是借公家的壳儿、赚咱自己的钱……"科室承包"也是这个道理，（但是）他们比咱更难受。"四院"需要这些人（承包商）来创收，他们也必须靠着咱这个"公家牌子"活下去……（要不然），都得饿死。**（王佐）**

对王院长这段略带得意的表达，我们需要从以下几方面来进一步分析"承包科室"背后所映射出的"非公立医疗机构"在 2000 年之后面临的生存困境：

第一，由所谓的"非营利性"和"营利性"医疗机构的划分所带来的税收政策的不同。按照国际上的通行定义，"非营利机构是一种禁止将其净盈余分配给享受控制权的个人的组织"，这一特征亦被称为"不分配约束"（世界银行，2005：X - XI）。2000 年，国务院颁布《国务院办公厅转发国务院体改办等八部门共同制定的关于城镇医药卫生体制改革的指导意见》，明确将非营利性机构作为一种机构概念引入医疗领域。该意见要求在医疗卫生机构中建立新的管理体制。在新体制中，所有医疗机构被分为营利性和非营利性两类，后者被期望能够发挥"主导"作用。同年，财政部实施了《财政部国家税务总局关于医疗卫生机构有关税收政策的通知》，规定了对非营利性医疗机构按照国家规定的价格取得的医疗服务收入，免征营业税。不按照国家规定价格取得的医疗服务收入不得享受这项政策。而对营利性医疗机构取得的收入，按规定征收各项税收。倘若营利性机构将取得的收入直接用于改善医疗卫生条件的，则自其取得执业等级之日起，3 年内免征医疗服务收入营业税。这是公立的非营利性医疗机构和非公立的营利性医疗机构在税收方面的不平等待遇（沈彤，2007）。尽管 2010 年国务院办公厅印发了《关于进一步鼓励和引导社会资本举办医疗机构的意见》，其中明确，"社会资本举办的非营利性医疗机构按国家规定享受税收优惠政策，营利性医疗机构提供的医疗服务实行自主定价，免征营业税"（北京商报，2010），但民营医院的税负仍然较重（金春林等，2014）。金春林等（2014）的课题组调查报告指出：

尽管国内对非营利性医疗机构给予多方面的税收优惠政策，而由于上述非营利性民办医疗机构资产所有权方面的问题，大多数民办医疗机构注册为营利性医疗机构，实际上享受不到这些税收优惠。近年来，国家提出对营利性医疗机构免征营业税，但仍需按规定缴纳企业所得税，且3年优惠期届满后还需缴纳房产税、城镇土地使用税和车船使用税，其他税种、税率等同于企业，税负仍然偏重，影响到机构的发展壮大。另外，国家规定科研和教学用品的进口医疗器械可免征进口关税及增值税，由于绝大多数民办医疗机构不是学校附属医院，因此也享受不到这一税收优惠政策。

高税负直接影响到非公立医疗机构的生存压力。在没有税收优惠、与公立医疗机构进行不平等竞争的压力下，民营机构不但难以提供医疗服务价格上的优惠以吸引病人就医，而且不少医院总是要在为数不多的"愿者上钩"的病患身上尽量榨取钱财，甚至不惜使用坑蒙拐骗的手段，这就造成了普通人对这些机构的恶劣印象。在本书中，"小城四院"本身的"公立非营利属性"使其受到较低税负的政策关照，并在"返聘医生"及"4050医生群体"的职业口碑下，获得了2000年成立之初较为顺畅的发展空间。同时，"小城四院"本身的私营性质又需要"主动引入"这些"承包商"来经营科室，而这些被承包的科室所需上缴各项费用较之"非公立的营利性医疗机构"要低，也能借助其他外部力量实现更好的经营。这方面因素使得"小城四院"的营利属性有了一定的制度保护。

第二，是医疗保险的定点机构问题（农圣等，2014；危凤卿等，2014）。一家医疗机构如果被纳入医疗保险定点机构的范围，就意味着这家机构能够吸引一定的病流量和保证一定的服务量，即有了一定水平的营业额。这是因为被社会基本医疗保险覆盖的病人到定点机构看病才能报销医疗费用，而到非定点机构使用医疗服务就需要自费。但非公立医疗机构进入医保定点范围存在着很大的制度性障碍。一个明显的证据就是，2010年年底，国务院办公厅转发了发改委、卫生部等《关于进一步鼓励和引导社会资本举办医疗机构意见的通知》，提出了6条措施放宽社会资本举办医疗机构的准入范围，其中一条便是将符合条件的非公立医疗机构纳入医保定点范围。"通知要求，对符合医保定点规定的非公立医疗机构，社会保障、卫生和民政部门要将其纳入医保、生育、工伤等保险范围，并执行与公立医疗机构相同的报销政策。各地不得将投资主体性质作为医保定点机构的审核条件。"（吴鹏，2010）这就是说，之前对于非公立医疗机构进入医保定点范围是限制的。对于一个医保病人来说，他去定点医疗机构看病跟不去定点医疗机构看病的成本会相差巨大，所以他当然到定点医保机构看病，而这绝大部分都是公立医疗机构。但是，这项政策实施的效果并不明显。医保覆盖范围对患者的就医选择产生了直接的约束，使之即使有心去民营医院，最后也只能望而却步，除非他渴求的疗法只有民营医院才有，或者该种疗法或药物本来就不在医保范围之内。

与第一点障碍相叠加，这两项不利因素共同造成了非公立机构招聘不到足够的医生，而这反过来又加剧了非公立医院的劣势。一个医院如果没有好的医务人员，也就不会对病人产生吸引力。这一点也造成了"小城四院"区别于"纯粹私营医院"的社会价值增量，"医保覆盖医院"不仅保证了就医患者能够报销一定比例的费用，也保证了"承包科室"可以借此获得相对稳定的病人来源。但问题在于，"四院医生"究竟是好医生还是不好的医生？换言之，本节通过"三类医生、两种商人"对"四院医生"的医术与医德进行了总体介绍，在明确了他们日常诊疗的逐利性倾向之后，我们需要进一步搞清楚：在道德与利益之间，他们究竟是如何进行执业诊疗的？以及为什么会以这种方式进行执业？

在本节的末尾，笔者想补充一个"额外的信息"：2001年，"创始院长"王佐为"小城四院"争来了"法医鉴定中心"的牌子，这是当时小城医疗服务市场中的"独一份"。

第二节　在道德与利益之间："四院医生"的收入结构与权力支配

一　双轨分配体系：城市公立医院医生的"正式收入"与"非正式收入"

正如笔者在第三章中所描述的，在失去"组织庇护"之后，"黄河厂职工医院"的生存与发展必须依赖于自身所售卖的药品与提供的医疗服务。这说明，20 世纪 90 年代后期，城市公立医院已经呈现出"执业诊疗"与"经济利益"的"混合性质"，"体制内医生"的实际收入分为正式收入（formal income）和非正式收入（unofficial income）两个部分。2000 年以后，政府的财政拨款近十几年来一直维持在 6%—8% 的低位水平，公立医院被要求"独立经营、自负盈亏"。也就是说，公立医院空有"公立之名"，其生存方式却无"公立之实"。这一点非常明确地体现在"小城四院"的实际运营上。同时，笔者在上一节提及了"编制医生"与"科室承包商""器械商"之间的"利益捆绑"。那么，这一节我们就来详细了解一下"四院医生"的收入结构。

（一）正式收入：基本工资与绩效工资

正式收入（formal income）即是合法收入或由医院发给医生的收入，包括基本工资和绩效工资。基本工资又分为岗位工资、薪级工资和其他。这是计划经济时代遗留下来的产物。作为公立医院占有编制的国家工作人员，医生的这部分工资严格按照国家所出台的《事业单位专业技术人员基本工资标准表》（表 4—4）。据此文件，"岗位工资"共有 13 级，与职称有关。"薪级工资"则有 65 级，刚参加工作时与学历有关，之后则随工作年限的增加而增加。以任阿姨为例，2005 年，她的岗位工资是 730 元（是中级职称的中间一档——九级），薪级工资则是 583 元（26 级）。这样，她每月从"小城四院"领取的基本工资是 1313 元。需要注意的是，无论医生在哪一级公立医疗机构，只要是同样的学历、同等职称、相同年资，这些基本工资收入都是一样的。

而所谓"绩效工资"，即是根据医生的工作表现而给予的奖金。这包括两部分：其一是医院层面的奖金分配，是根据整个医院每个月所收入的经济效益来发放的；其二是科室层面的奖金分配，通常要比医院奖金多。相比来讲，医院平均奖金数额较小，而科室奖金数额较大。一般来说，每个人根据职称、年资、学历等因素有一个"奖金系数"。医院根据每个科室所创造的收入，按一个百分比返还给科室，作为该科室该月的奖金分配"基数"。每个人的系数乘以基数即为该名医生当月的科室奖金。

表4—4 事业单位专业技术人员的基本工资① （单位：元）

岗位工资		薪级工资										
岗位	工资标准	薪级	工资标准	薪级	工资标准	薪级	工资标准	薪级	工资标准	薪级	工资标准
院士	一级	2800	1	80	14	273	27	613	40	1064	53	1720
正高	二级	1900	2	91	15	295	28	643	41	1109	54	1785
	三级	1630	3	102	16	317	29	673	42	1154	55	1850
	四级	1420	4	113	17	341	30	703	43	1199	56	1920
副高	五级	1180	5	125	18	365	31	735	44	1244	57	1990
	六级	1040	6	137	19	391	32	767	45	1289	58	2060
	七级	930	7	151	20	417	33	799	46	1334	59	2130
中级	八级	780	8	165	21	443	34	834	47	1384	60	2200
	九级	730	9	181	22	471	35	869	48	1434	61	2280
	十级	680	10	197	23	499	36	904	49	1484	62	2360
助理	十一级	620	11	215	24	527	37	944	50	1534	63	2440
	十二级	590	12	233	25	555	38	984	51	1590	64	2520
员级	十三级	550	13	253	26	583	39	1024	52	1655	65	2600

资料来源：人事部、财政部（2003）。

这就是通常所说的"挂钩"，即将医生的收入与其所提供的服务产生的经济效益联系起来，这是国家从经济改革开始医院调动医生积极性的一项最为基本的手段（Bloom et al.，2001；Sun et al.，2008；李玲，2010；丁宁宁等，2008），也是与改革前对医生的激励制度的基本区别。从"小城四院"的情况看，"编制医生"每月从"科室创收"中分得的"科室奖金"，除了按照"奖金系数"分配之外，带有更多的"内部分配"色彩

---

① 各专业技术岗位的起点薪级分别为：一级岗位39级，二级至四级岗位25级，五级至七级岗位16级，八级至十级岗位9级，十一级至十二级岗位5级，十三级岗位1级。

（这一点，笔者在下节会有详述）。这里，我们已经看到了明显的市场分配机制的痕迹。通过这种制度设置，公立医院成功地将国家给予自己的自负盈亏的压力层级降解至各个科室，而各个科室又将这种压力分解到每个医生，由此改变了我国城市医生职业的基本工作条款（Freidson，1970a），亦导致其执业行为逻辑发生了根本的改变。

（二）非正式收入：回扣、红包与其他

除了政府与公立医院所允许的通过绩效工资（即奖金）对医生的激励外，另一种激励源泉绝不亚于甚至还超过绩效工资的效果，这就是"非正式收入"（unofficial income）。医生的非正式收入主要是指除了医生的雇主即公立医院所提供的基本工资和奖金外，他们通过其他途径获得收入，而这些收入常常是灰色的，甚至根本就是不合法的。在笔者看来，这亦是另外一种"挂钩"，而且是更为重要的一种"挂钩"。根据笔者走访"小城四院"及相关研究显示（Bloom et al.，2001；Yang，2008；Sun et al.，2008），正式收入只是医生收入的很小部分，而真正的"大头"则是非正式收入。这些"非正式收入"包括来自药品和医用耗材的"回扣"以及病患赠予的"红包"。这也成为他们诱导病人、追逐经济利益的更为重要的激励因素。

"回扣"的笼统定义是"医药销售收入中返还医院和包括医生在内的相关人员的部分"（朱恒鹏，2007）。根据相关的研究（朱恒鹏，2007；Bloom et al.，2001），从 20 世纪 90 年代开始，回扣如雨后春笋般出现，因为药品生产厂家、药品销售企业和医药代表普遍使用"回扣"来向医生和医院推销药品。回扣与医生所开具的处方用药量挂钩。而医用器械、耗材等亦是如此。医生来自回扣的收入并未有精确的估计。据 Wang 的估算，回扣可以达到普通药品成本（医院买入价）的 8%—10%，高档药品的 30%（Wang，1995，转引自 Bloom et al.，2001：30）。而据 Zhou 估计，一个中等规模医院的回扣就相当于政府给予的财政拨款（Zhou，1997，转引自 Bloom et al.，2001：30）。据朱恒鹏（2007）对单独定价新药的研究，医院销售此类药物的利润率（包括回扣）在 20%—50%，而医生等相关人员的回扣在 10%—30%。

"红包"则是另外一种不可忽略的非正式收入。长期以来，红包（其他形式的现金或礼物，包括购物卡等）被学界认为是对医生正式收入不足的一个补充，即是患者和医生对"不完美市场"的一个自然反应（Ensor & Savelyeva，

1998；Ensor，2004；Lewis，2007）。这不但在中国是如此，而且在其他经济转轨国家也是如此（Ensor，2004；Lewis，2007；Gaal & McKee，2004；Fan，2007；Bloom et al.，2001；科尔奈、瓮笙和，2003）。笔者认为，红包流行的确切程度无从得知，但从我国政府历年来试图打击红包等所谓"医疗卫生行业的不正之风"的各种运动来看（卫生部，1993；1995；2004；2007；2012），红包在医疗领域应该是广泛存在的。

同回扣相似，作为一种非合法收入，红包的确切数字我们无从得知。是否送红包与患者和医生建立巩固的委托责任关系与信任关系的意愿有关，其中的一个重要表现就是患者是否需要开刀动手术。送价值多少的红包或礼物，会受到患者的经济条件、其疾病大小、医生职称、医患之间的关系远近等因素的影响（Cheris & Yao，2012）。从笔者田野调查搜集到的情况看，"主刀大夫"的一个红包可能远远高于国家支付给他的基本工资，而各种类型的消费卡赠予则惠及"非手术大夫"。这支持了现有研究的结论，即红包可能是社会主义国家中，医生补充自身收入不足的一个重要途径（Field，1988、1991、1993、1995；Heitlinger，1991、1993、1995；Hoffman，1997）。但与回扣相比，红包的这种补充作用可能要小得多，一是因为它不像回扣是一种较为恒定的收入来源，红包的赠送非常讲究关系性质和具体情境等（Cheris & Yao，2012）；二是因为通常只有职称较高、年资较长的大夫才会收到红包，但回扣的受益者范围则更大。

对医生来讲，回扣直接来自其上游的药品企业和医用器械公司；而红包则来自下游的患者。当然，追根溯源，回扣与红包都来自患者。在此，我们看到了强烈的市场分配色彩，这实际上是身份在体制内、作为公立医院雇员的医生，通过市场交换的方式，将自己的职业权力转换为经济利益。因而，当代中国城市公立医院医生的职业收入结构实际上可以称为一个"双轨分配体系"（dual distribution system）。

既然，回扣与红包等形式的非正式收入在中国城市医生的职业收入中占据重要比重。那么，问题也随之而来，他们"为什么要"以及"为什么能"通过非正式甚至违法的手段获取到这些经济利益？进一步追求，城市公立医院医生的执业行为到底是什么样子，他们是如何在医德与逐利之间"自由行走"的？下面，我们就通过"小城四院"的经验材料来一睹医生职业的"效益获得"与"人文关怀"。

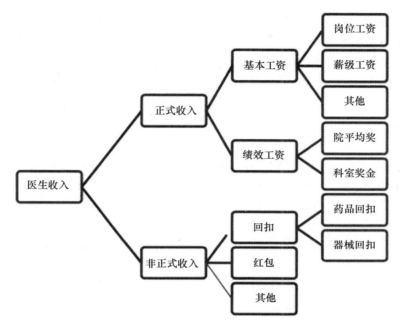

图4—2 医生的收入结构①

二 双向支配："小城四院"医生诊疗实践的"效益获得"与"人文关怀"

讨论当代中国城市医生的执业行为，绕不过两个基本问题：其一是制度设置对医生的限定，其二是医生对职业的"本我表达"。包括本节所论述的医生的"盈利行为"，笔者认为，我们首先要摒除一个"前见"：医生是一群身披白大褂、手持医疗器械的"宰人群体"。因为，最通俗的常识会给予我们最基本的理性假设：第一，"性本善良"是医生的职业底线。很少有人主动愿意背负极大的舆论压力和声誉成本去追求高风险收益，尤其对于20世纪50至60年代出生的职业医生而言，他们既是在计划经济时代获得专业技能的医生，也是在市场经济时代背负骂名的医生，其中的"声望落差"与国家体制的转型必然关联；第二，"竭泽而渔"不是长久

①　本图引自姚泽麟（2017a：113）。

之计。即便存在逐利的空间和动机，也很少有人会以行业的长久发展为代价谋求一时的暴利，对医生这种高度专业性的职业而言，他们会更加注重执业的长期效益。因此，他们的"盈利手段"一定带有某种关系维持的色彩。这两个假设回应的是职业医生"为什么要"与"为什么能"通过"非正式途径"获得收益。下面，笔者从一张"小城四院"病人的手术费清单说起。

表4—5　　　　　"小城四院"病人靳小楠的踝关节手术费清单
结账日期：2016—12—9　入院时间：2016—12—2　出院时间：2016—12—9　共7天

项目	金额	项目	金额	项目	金额	项目	金额
床位费	210	病理费		特殊治疗费		取暖费	105
护理费	70	检查费	210	手术费	821	陪床费	
诊疗费	70	放射费	150	麻醉费	110	其他	
西药费	962	超声费		材料费	5683.23		
中成药	320	普通治疗费		人工器官			
化验费	190	输血费	270	接生费			
中草药费	130	输氧费	35	婴儿费			
合计（小写）：9336.23				合计（大写）：玖仟贰佰陆拾陆元贰角叁分整			

资料来源：田野调查（2017年2月）。

从上面这份清单中，我们可以看到，靳小楠进行踝关节手术入院治疗7天，合计花费9336.23元。其中，手术费只有821元，仅占总费用的8.79%，而材料费一项就有5683.23元，占到总费用的60.9%，药品费用占到了总费用的15.1%。

这份花费明细暗含了一个非常吊诡的事实：中国的医生为病人提供医疗服务的同时收取医疗费用，但这些医疗费用实际上并不能体现医生的专业知识、复杂的手术技能、高昂的教育成本，等等。而这些专业知识和技能、教育成本等，按照职业社会学的观点，恰恰是医生之所以能在资本主义市场经济中保持一个高收入、高职业声望、高社会地位的垄断状态的原因。用Larson（1977）的话来说，这是一种"市场交换"。然而，在社会主义中国，这一等式并不成立。这其中，国家对医疗服务价格的严格管制，使得医生的正式收入长期处于"扭曲状态"，进而造成了医生利用其手中的"支配权力"进行"额外谋利"；同时，公立医院医生本着长期执业的发展诉求，并不会肆意进行"竭泽谋利"。这既是一种理性选择，更凸显出人情互动的差异性。下面，我们就从"效益获得"与"人文关怀"两个方面展开论述。

（一）效益获得：国家的价格管制与医生的执业利益

现行的医疗服务价格主要包括四个部分：劳务价格、固定资产折旧价格、医用材料价格和药品价格（孟庆跃等，2002）。对医疗服务价格的管制是国家干涉医生职业的重要途径，这在其他国家亦屡见不鲜（Moran & Wood，1993；Frenk & Duran-Arenas，1993）。在经典社会主义国家，处于中央计划经济体制之下，所有资源均由国家分配，一切活动均由国家控制，医疗服务也不例外。国家在此领域的价格管制导致了医疗服务中一系列的价格扭曲，于是催生出了所谓的"影子市场"，即社会自发的对国家消除市场分配方式的反动（Field，1991；Heitlinger，1993、1995；Ensor & Savelyeva，1998；Ensor，2004；Lewis，2007）。不过，在当代中国，由于制度与转轨前相比已经发生了剧烈的变化，因而其后果也完全不同。

政府迄今为止对医疗服务价格的规定可能是出于好意，其是为了保证基本医疗服务对民众的广泛的可及性（Liu et al.，2000；孟庆跃等，2002；Sun et al.，2008）。根据孟庆跃等人（2002）的研究，这源于价格政策制定者的认识错误。他们认为，价格越低则越能保护病人的利益。于是，当中国共产党在中华人民共和国成立之初"一穷二白"的条件下制定并实行一系列政策，以向城市民众提供涵盖广泛、待遇优厚的医疗服务和保障时，对医疗服务的价格控制就是题中应有之意。国家严格控制了每一项医疗服务的收费标准，以最大限度地保证每一个人都不会因为经济问题而得不到必要的、基本的医疗服务。

随着20世纪70年代末一系列改革的开展，医疗服务所嵌入的社会经济环境已经发生了根本的变化，国家对医疗领域的价格管制也出现了松动（Sun et al.，2008；丁宁宁等，2008：40；周学荣，2008：134）。1992—1996年，我国短暂放开了对药品的价格管制，尝试由市场定价，但政府很快就发现了诸多问题，包括价格上涨、医疗服务质量难以控制、腐败、药品回扣，等等。于是国家在1997年又重新收回了医疗服务的定价权（Sun et al. ，2008：1044）。到 2000 年，国家计划委员会、卫生部、国家中医药管理局出台了《全国医疗服务价格项目规范（试行）》，其中涉及 48 个大类项目、3965 个具体明细分类项目的价格。分别按次、日、项、每个部位、每个脏位、每个疗程、片数、分钟、公里等对计价单位，明确了医疗服务价格全国统一的项目分类、项目名称、项目内容（周学荣，2008：146）。其后，国家相关部门又出台了多项关于医疗服务定价的措施，显示了国家对该领域的强力干预。

　　问题在于，按照新制度经济学的基本观点，定价是一件费时费力又费财的事情，因为要准确测算一个产品或一项服务的成本然后才能定价，需要搜集的信息太多，由此耗费了大量的人力物力。更要命的是，医疗领域本来就相当专业复杂，加之其知识技术发展迅速，医疗服务成本的实际变化要比搜集信息、下达价格指令快得多。于是便出现了这样的情况：过去有的项目，就"循序渐进"地让它涨价，所以几十年下来都变化不大；而另外一些新出来的产品、技术，因为无力可循，于是只好"放任自流"（任凭市场调节，出现高额费用）。比如周其仁（2008：38）就提到：在肿瘤治疗中，同样的治疗技术，现在的价格与大约 20 年前相比，在扣除了物价指数之后，并没有变贵的趋势。而高收费无一例外都是新医疗技术。笔者认为，这种"定价机制"既没能延续"价格越低则越能保护病人的利益"的定价初衷，也没能体现"价格随市场自由波动"的涨幅规律。这种"该涨的不涨、该抑的不抑"的吊诡现象滋生出种种不良后果，其中的关键就是"价格扭曲"，集中体现在医疗服务价格四部分构成比价的不合理（孟庆跃等，2002）。具体而言，反映医疗服务人员的技术劳务和知识价值的那部分服务价格定得极为不合理，而且只占到了医疗服务总价格很小的比例，因而成为医疗服务价格中价格扭曲最为严重的要素之一（周其仁，2008；The Lancet，2010）。

　　表 4—6 反映了 1998 年卫生部对医疗服务的成本测算，结果显示，医疗人员的劳务成本在门诊和住院治疗中的比例分别只有 16.93% 和 21.79% ，而占最高比例的是药品，在门诊中超过一半，在住院病房中也占到了 43.30% 。而且"越是层次低的医疗机构，药品支出的比重越大"（孟庆跃等，2002：33），即"以药养医"（李玲，2010；Eggleston et al.，2008）的倾向越重。

表4—6 **服务单元成本和部分服务项目成本构成** （%）

服务单元	劳务成本	固定资产折旧	材料费	药品	其他
诊次单元	16.93	10.15	7.17	51.42	14.33
床日成本	21.79	7.43	9.10	43.30	18.38
服务项目：					
挂号	52.02	6.41	4.03		37.54
血常规	15.31	26.17	43.46		15.06
快速冷冻切片	17.71	22.40	44.16		15.72
先天性心室缺损修补术	18.57	33.40	34.64		13.69
头颅 CT 平扫	8.84	52.14	21.99		17.03
核磁共振检查	9.57	59.14	17.92		13.37

资料来源：国家卫生部卫生经济研究所成本测算中心《成本测算报告》（1998）（转引自孟庆跃等，2002）。

表4—7 则是孟庆跃等人的测算。数据显示，所选项目中只有少数几个的平均收费水平除去劳务成本的结果为正数，且数额巨大（尤其是 CT 和 MRI 检查）。但是大部分项目都是负值，换言之，这些医疗服务项目的收费连劳务成本都不能涵盖。

表4—7 **省级医院技术劳务服务项目的平均劳务成本和收费标准比较** （%）

项目名称	平均收费水平（1）	劳务成本（2）	（1）－（2）
专家挂号诊察费	6.00	14.98	-8.98
普通挂号诊察费	2.75	3.87	-1.12
住院诊察费	4.25	17.78	-13.53
重症监护费	91.50	164.61	-73.11
1 级护理费	6.25	27.62	-21.37
CT 头颅平扫	230.50	17.99	212.51
MRI 头颅检查	802.00	42.02	759.98
腹部彩超常规检查	98.75	14.27	84.48
阑尾切除术	274.00	309.06	-35.06
胃大部切除术	799.00	717.36	81.64
冠状动脉搭桥术	1830.10	2384.25	-554.15

资料来源：孟庆跃等（2002）。

"医疗服务贱价"也被"四院医生"所诟病（**王佐、章建生、瞿进**①）：

王佐："四院"靠啥赚钱？一靠药，二靠器械（耗材折旧费、检查费）……靠"治疗费"？咱还得倒贴。我建"四院"的时候根本不指望上头（卫生局的财政支持），能给咱（公立的）名分就已经很不错了。（运行过程中）尽可能地降低成本，提高药品费用和检查费用，这样起码不赔。所以，当时"学生们"（临时就业的专科生）的工资确实低，但"承包科室"的上缴费用不算低。这都是被逼的……一个阑尾炎手术（费用）定价不到200元，做一台手术起码得3个人，不住院、不继续用药，咱从哪"回本"？一个打架斗殴，颅骨打裂了，除了药物之外，多做几次CT，既是对他（病人）负责，咱也能创收。2000年的时候，咱的检查费在县城里面只是"平价"，不算高，（但是）药物（利润）加价起码有20%，高档药、新药有翻倍的，后面慢慢降下来了……

章建生：我在病房当主任，早上查房的时候最烦的就是"拖着不走"的。一个床位一天收不到100元钱的用药费，病情也稳定了，咱就建议他们（病人）回去"养"……不是说没医德，关键是"占地方"，新人（病人）上不来。一般来说，新入院的（常见病病人）前一周的消费是最高的，过了一周，住院的意义已经不大了。慢性病更是这样，谁能保证他（病人）进来医院就能彻底根治，所以，多来几次、每次住一个星期左右（对医院来说是）最好了……

瞿进：我是门诊主任，相当于是"供货"的。"承包科室"的（商人医生）比医院还精，一进来先做检查，能治疗就开药，能维持下来就尽量住院。这样病人（的就医）成本就是高，关键是"治疗（费用）"太低了。牙科，拔个牙也就是15元钱，但是加上前头麻醉、后头消炎、条件好的还建议用进口药，一趟下来得将近300元钱。"脏病"是最（典型了）……谁都不愿意让别人知道，其实（药物治疗的）成本低得可怜，但是淋病、梅毒没2000元钱你出不去医院。为啥？这就是心理（作用）……他担心治不干净，更担心（隐私问

---

① 章建生、瞿进分别是2000—2010年"小城四院"的病房主任和门诊主任。

题），医院就能给他单独开个高干病房。

从上面三位时任"四院领导"的访谈中，我们听到了很多"盈利策略"，也听出了很多"无奈"。"回本""供货""拖着不走"……这些词汇充满了市场运转的高效追求，患者被"物化"、医生的执业行为被"利益化"，这些背后都带有"被制度所迫"的职业声讨。此处，笔者想用"剖腹产"的例子进一步举证城市公立医院医生"效益获得"的内在机制。

由图4—3可以看出，在1950—1970年，中国的剖腹产率仅为5%左右。但70年代之后迅速攀升（这一时间点与中国医疗体制改革相吻合），到80年代上升至30%—40%，到了90年代，则达到了50%。21世纪的头十年里，这一数值持续攀升，剖腹产率一直维持在50%—60%。当前中国大陆大部分城市的剖腹产率在40%—60%，少数已经超过80%，某些医院已经超过了90%（张伟，2010）。同时，结合世界卫生组织在英国著名医学杂志《柳叶刀》上的研究报告①，中国的剖腹产率在2010年前后为46.2%，是调查涉及的亚洲九国中剖腹产率比例最高的国家，而且中国11.7%的剖腹产率完全是在没有医学指征的情况下实施的，这一比例也远高于其他亚洲国家。也就是说，中国有接近5.1%的产妇是在没有剖腹产医学必要的情况下实施的剖腹产手术。世卫组织指出，无指征剖腹产手术会增加产妇由生产过程导致的发病率和死亡率（Lumbiganon et al.，2010）。孕产行为不仅成为医学化研究者关注的对象（Barker，1998；Verweij，1999），也内含医院对"效益获取"的功利驱动。

根据笔者在"小城"的田野调查，中国县域公立医院中的剖腹产率和无医学指征的剖腹产率已经超过了以上的平均水平，很多孕妇及其家属进入医院已经做好了"肯定要剖腹产"的心理准备，其原因听起来也非常站得住脚——"剖腹产安全"。"小城四院"妇产科郭竹青②这样说道：

---

① 报告的数据资料来自2007年10月至2008年5月，世卫组织针对亚洲在柬埔寨、中国、印度、日本、尼泊尔、菲律宾、斯里兰卡、泰国和越南进行的专项调查。该调查旨在全球范围内探讨避免无医学指征剖腹产手术的重要性。报告显示，亚洲九国的平均剖腹产率为27.3%。
② 郭竹青，1963年生，小城本地人，2000—2008年任"小城四院"妇产科主任，后到南方医院打工。

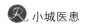

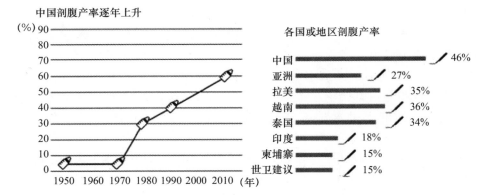

图4—3 中国的剖腹产率以及与世界各国的比较
资料来源：网易发现者（2011）。

剖腹产是一种备选方案，中国人自古都是顺产（为主）。一个剖腹产的（手术）价格赶上三个顺产接生（价格），医院当然更愿意（这种诊疗方法），利润高。（**郭竹青**）

从中，我们可以大体推测，中国剖腹产率在20世纪70年代之后火箭式蹿升与医疗卫生体制的改革密切相关（杨蕾、任焰，2014；郇建立、田阳，2014）。进一步讲，剖腹产案例所映射出的"过度医疗"问题，不仅与医疗实践领域中的"消费主义"（"医学化"对病人就医行为的影响）有关，也与医疗改革中的"市场主导"（"市场化"对医生诊疗行为的影响）有关。从"相关性"角度讲，后者可能更占有主导地位。

讽刺的是，公立医院医生之所以能够在"被逼无奈"的情况下实现"效益获得"，其中的根源就是"公立属性"。这里必须强调的是，中国城市医生所具有的"优势地位"并不能完全用专业人士与外行人士之间的知识鸿沟来解释。一般认为，医生天然具有对患者的优势，因为医生掌握着患者不可能掌握的专业知识，这也是医生权力的来源。但是在中国，如上一章"黄河厂的故事"提到的，在医患之间信息不对称这一基本条件之外，中国的医生群体正是依附于公立医院才获得了一种"额外的权力"，借用Field（1988；1991；1993）的术语来讲，这就是"科层制权力"。公立医院医生作为拥有垄断医疗服务的"公人身份"，事实上加强了他们在面对上游市场与下游客户时的优势地位。只是，较之于"单位体制"，市场体制更激发了医生利用"科层制权力"进行牟利的内在动机。换言之，2000 年之后，中国公立医院医生的"权力性质"没有发生根本性改变，但是"权力行使"的目的发生了变化。在这方面，朱恒鹏（2007；2011）所提出的公立医院的"双向垄断"，以及包胜勇（2008：86—87）所谓的公立医院既是药品的最大买方，也是药品的最大卖方的论断对于我们理解城市医生群体的"科层化权力"极有价值。

　　根据以上的分析，笔者认为，在当代中国，城市公立医院医生似乎在逼仄的环境中活得"游刃有余"。其一，他们的现实苦衷来自"国家的撒手"，具体而言是国家在医疗改革中的"市场化取向"，使得医生必须在执业诊疗之外思索"自负盈亏"的职业手段，尽可能多地获取"非正式收入"以理顺基本医疗服务的"定价扭曲"，并获得更加平衡的心理满足。这就是他们"为什么会"进行"效益获得"。在这一点上，医生确实有"值得同情"的现实无奈。其二，公立医院医生之所以能够完成"效益获得"，是其在执业诊疗过程中通过"职业权力"的行使实现的。这种"职业权力"拥有内外两种特征：外部特征就是"公立医院"在当代中国医疗服务供给格局中的优势地位，使得公立医院较之私营医院拥有更加稳定的政策支持和客户群体；内部特征是"公立医院"提供给医生的"科层制权力"，较之于"单位制"下的职业医生，这里的"科层制权力"已不再是单位内部权力结构的产物，而表现为带有市场化色彩但又区别于西方医生的"职业控制权力"。具体而言，在市场体制下，公立医院的医生拥有掌控上游药商与下游患者的双向权力，通过这种权力的行使，医生获得了可操作的"获利手段"（姚泽麟，2015a）。换言之，国家限制了医生，也放纵了医生，实际上是将医生置于患者与国家之间，变相地建构了一种"特殊的中介"。在实际操作过程中，医生也非常自然地利用了这种"科层制权力"来平衡"因经济供养不足所带来的不公平感"。但是问题在于，这种"火候的拿捏"是非常危险的，一旦失控就是医患纠纷，甚至是更为严重的"医闹"和"医暴"。结合医患关系的实际表现，并回应本节开篇时的"竭泽而渔论"，笔者在下面"人文关怀"一节中具体分析"非冲突性"的医患互动，再在下一节对"冲突性"的医患互动展开单独分析。

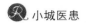

（二）人文关怀：医德的伦理约束与医患的差异互动

医患关系是指在医疗服务的供需过程中，医生与患者形成的人际关系。在医生与患者的互动并由此形成的关系中，其他医务工作者与患者的家属和亲朋好友都参与其中。从广义上讲，每个人都是潜在的患者，因此，医患关系是医疗服务的提供者与普罗大众的关系。这种关系，在笔者看来，其内核是信任，其外在表现则是病人的遵从和医生的服务取向等。如果医生能够依照其职业伦理服务病患，患者能遵从医生，双方都信任对方，则医患关系的质量较好。但如果医患之间产生矛盾和冲突，比如医患纠纷和诉讼增多（Shorter，1991），或者医闹事件频发（徐昕、卢蓉蓉，2008），双方的互信不足，则可以被认为医患关系紧张，其质量就差。

帕森斯是最早系统研究医患关系的社会学家（Parsons，1951）。在他那里，医患关系是以不对称性和相互性为特色的（亚当·赫尔兹里奇，2005）。不对称性是指医生处于主动地位，因为只有掌握医学专业知识的医生才能帮助病人解决病患问题。而相互性则是指两者的角色规范互为权利义务。在这种理想模型中，医患关系是和谐稳定的，患者是积极求助医生帮助的被动行动者形象，而医生则是一副利他的专业人士形象，其行为是普世主义的（universalism）、专业性的（specificity）、情感中立的（affective neutrality）和集体的（collective）取向（Parsons，1951）。这些与其形象紧密相连的行为取向，亦是医生自我宣称的职业伦理，实际上就是社会对医生的角色期待、是医生的行为规范。换句话说，这种不对称性与相互性是以医生履行这些规范为前提的。因此，与商人的利己不同，医生是利他的，他需要将病人利益放在首位。

由此可见，尽管医患之间存在近乎不可克服的信息不对称，但帕森斯和同时代的学者（包括 Arrow）确信医生不会滥用权力以谋取利益（Potter & McKinlay，2005）。这一模型遭到了弗莱德森（Freidsons，1970a）的批驳。他指出，医生职业并非在"真空"中执业，其行为受到工作条件（the terms of work）的影响，因此医患之间存在权力不对称，医生有滥用权力的可能性。其后对医生职业的分析更加确证了这一点（姚泽麟，2017c）。既然医生在执业过程中有违反其职业伦理的可能性，医患关系就并非普遍和谐。

那么，医患关系受到哪些因素的影响呢？研究表明，医护人员的个人特质、患者的家庭情况、医疗卫生体制都会影响医患关系（Haas et al.，

2000），而医疗卫生体制无疑是其中的关键因素之一，因为这是医生执业与医患互动发生的主要环境（Potter & McKinlay，2005）。庞大而无形的体制主要通过影响医生的执业行为而塑造医患关系，这种影响通常包括医生服务目标的替换、行为逻辑的更改、服务质量的下降等。需指明的是，医疗卫生体制对应的是"制度决定论"，本章开篇的"两个提问"及内含的"两个假设"包含了这一点。笔者认为，针对医患关系的分析还需要关注具体的"行动过程"，即"制度外因素"。因为，同样的制度环境可以衍生出不同的行为表现，这其中**"关系距离"**是一个重要的变量。具体而言，医生与患者的"关系位阶"如何在医疗服务过程中影响医患之间的关系互动。通过这一点的观察，不仅可以描述不同患者的就医行为，也可以进一步探析医生"效益获取"的具体手段。下面，我们通过石大夫的访谈展开分析：

> **笔者**：在"四院"的时候，有没有遇到过比较"难缠"的病人？
>
> **石大夫**：难缠的病人在哪儿都有，在镇上、摩托厂都会遇到，关键是看碰到啥样的人。在"四院"，病人主要有这么几种：**第一种**是各乡镇的农民。因为"四院"的位置就在"城边儿上"，很多下面（乡镇）的病人奔着医疗条件好就来县里面看病，回去也方便。（但是）这种病人的经济条件大部分都很一般，跟县城里的工薪阶层差不多，但也有一些（乡镇）企业家过来。其实，"四院"建立的时候在宣传上投入了不少，就是想跟县医院、中医院竞争乡下的病号。**第二种**是县城里面的病人。"四院"当时的定位是"物美价廉"，用相对低的（医疗服务）价格治常见病，并且（医疗服务）态度好，刚开业的时候救护车出诊都是免费，先把病人接过来再说。这种病号从下岗职工到企业老板都有，中间也通过（私人）关系维持了一些（病源），靠熟人之间相互介绍带过来病人。这方面，王佐"很会来事儿"，县城各个单位的领导来看病全部都是高干病房，甚至有些费用全免，就是为了打开市场，站住脚。**第三种**是"法医鉴定的病人"。2001年"四院"争到"法医鉴定中心"，当时是县里唯一一家，之前都是（由）公安局内部的鉴定科（进行法医鉴定）。只要110出警，直接把人拉到"四院"，这完全是公对公建立起来的（病源渠道）。这种病人来了之后，先是到急诊进行急救，住院过程中再鉴定伤情，鉴定报告

后面递交给公安局作为检察院公诉的伤情证据（参考）。当然了，有些伤情不重的，公安局只是做治安处理。这部分病人是比较特殊的，其实包括前两类，病人是一方面，很多时候是病人家属比较难缠，不好对付。

笔者：遇到难缠的病人，都是什么情况？

石大夫："四院"的性质之前都说过了，实际上就是个"私立医院"。王佐利用个人运作争取来了一些（政策）关照，但是需要创收。当时各个科室每个月都有（创收）任务，完不成开会批评。从这一点说，在"四院"当医生光心善不中，2000年以后（的医生执业环境）已经不是80年代了，救死扶伤可以，但是医生也要考虑经济收入。说到这了，难缠的病人之所以"难缠"无非是这几种情况：第一是嫌治疗**费用**高，第二是嫌治疗**效果**不好，第三是嫌医务人员**态度**不好。（除了）这三种之外，真正胡搅蛮缠的很少。但是，人一旦进医院确实没尊严，换成我（作为病人或病人家属），我也觉得不舒服。让你臀部注射，你就得脱裤子，让你做胆囊摘除手术，你就得挨刀，让你小孩做骨穿，大人再心疼也得配合。这就是医生跟病人之间的不平等，天然的不平等。谁让你得病呢？加上，现在的医院……从（科室、病房）环境到（医务人员）态度都有问题，人来人往、乱糟糟的，谁不烦？医生也是人，他（无心）的一句话可能就会点起来病人的情绪，得病的人都是很敏感嘞，听不得一点儿不舒服的话。再加上，"病"这种东西，谁当医生都不敢保证完全能治好，但是病人总想着来了就得痊愈，一旦出现（不良的治疗结果）……包括病人家属（情感上）受不了，尤其是伤残、死亡的病例是最麻烦的，年龄大、自然死亡的还好说，要是家里有点儿势力的、（患者）年纪不大的，（一旦出问题）就很容易借题发挥。所以，我感觉现在很多人到医院的动机不单纯，不光是来看病，很多时候好像是借着看病来泄愤的，社会对他的不满、生活对他的不公平，全都发泄到医生身上了。另外，现在的收费确实也有问题，病人的负担确实高，大环境（社会舆论）对医生和医院的评价越来越低……

笔者：既然是这种情况，医生是怎么处理的？如何尽量避免医患冲突？

石大夫：咋处理？说直接点儿就是看人下菜。刚才都说了，病人实际上也分三六九等。同样的病，不同人的要求不一样，有些是为了费用低一点，有些人干脆是想免费治，有些人还带着建立社会关系（的目的），有些人甚至是借着看病来摆谱的，啥人都有。作为医生，要想不出事，就得会将心比心，你站到他（病人）的立场上，替他想想他（病人）想要啥，这样就容易处理关系。其实，社会上很多行业都一样，没有社会经验、生活经验就容易产生矛盾，法院里面的老法官的信访率就是低、老生意人就是不容易上当、老教授就是能带出来好学生。为啥？（他们）知道咋跟人相处，我也一样。在"四院"的时候，有些病例确实很典型。

笔者： 那就说说这些典型的例子吧。

石大夫： 先说惨一点吧。改革开放之后，别说"摩托厂"这种单位不中了，下面（乡镇）老百姓日子的差距也越拉越大，像老家镇上老杨家的（例子）算是极个别的，更多的人都是奔着日子能过下去。我当医生看病号，实际就是在跟不同级别（社会阶层）的人打交道。在"四院"，从下面（乡镇）来的病号还是多一些，有些人进来科室直接扑通一下跪下了，有病、没钱，熬下去不是事儿，不得不进医院了。咋办？我管"法医鉴定"的时候，开会跟下面科室的人都说过，只要是遇到这种情况，全部免费。人得有最起码的同情心，这跟当不当医生已经没关系，这一跪说明他们真是没办法了。并且，这种人一般都不会骗人，确实是有病，更不会三番五次地来。有时候，我在街上买菜还能碰上这些摆摊的，看见我眼圈都红了。你帮他一把，他就会记住你。所以，碰上这种**社会底层**的人，就当是积德行善。**第二种**也是穷人，但是属于"不照道儿"①的穷人，就是县城周边的小地痞，纹着身，没啥正经营生。这样的人我碰到过几个，不好归不好，但是心地比较单纯，有的是老婆生孩子手头紧，有的是老爹老娘有病看不起，有的是小兄弟打架受伤自己充大个儿。遇到这种情况，能免就免，（治疗）费用高的减去一大半，医院收个零头。为啥？一来是不给他们多纠缠，这种人啥事儿都能干出来，你难为他，他真敢给你过不去；二来也是帮忙，像生孩子、给父母看病，起码能说明这些人还有良心，咱也算是积德了。

---

① "不照道儿"，小城方言，不走正道。

所以，有些人临走的时候直接说，附近有啥事儿就打电话啊，全能摆平……呵呵，这算是比较典型的一类。**第三种**是有点儿身份的（病人），他们来看病实际上是一种社交活动。比如县城各个局里面的领导、乡镇企业家之类的。他们来看病非高干病房不住，一星期能治好的病，他必须得拖上半个月，为啥？摆谱。他们在医院里一住，很多社会关系就会借着看病来送礼、走人情，他们手下人也能好好表现。这些人看病从来不问价钱，医院也比较喜欢这种病人……这种人来医院一定要让他们舒服，得满足他们的虚荣心，这样医生也能建立一些社会关系。**最后一类**人算是最大众的（病人），像各单位里面的普通职工、退休教师、做个小生意之类的。说他们大众，但是也很有特点。他们喜欢货比三家，最喜欢"遛医生"，比如一个腰椎间盘突出，他们得事先了解一下县医院、中医院、四院哪个医院收费低、哪个医院有熟人。所以，跟这种人打交道比较费时间，他们来看病也是磨磨叽叽的，转着圈地"攀关系"，也属于"小喇叭"，各个单位有啥疙疙瘩瘩的事儿他都说，跟在"厂医院"有点像，八点坐到科室，十一点还不走。这种（病人）是最常见的，也是最容易建立信任关系的。这些人大部分都没多少社会能力，就是图一个看病放心，能稍微便宜一点，他们高兴得不得了。**（石大夫）**

如果说帕森斯（Parsons，1951）的"病人角色"理论是一种理想类型的话，那么，从上述石大夫的访谈中，我们看到的是一种情境式的医患互动场景。这其中，石大夫不仅肯定了医患之间的结构性差异，更从社会阶层的角度将病人分为了几种类型，进而将"难缠的病人"定义为一种"潜在的""随时可能发生冲突"的诊疗对象。换言之，在实际的诊疗过程中，每个患者都可能成为"医患纠纷"中的患者，但是医生尤其是具有社会经验和生活经验的医生知道如何与不同阶层属性、不同诊疗需求的患者打交道，尽可能地将医生与患者的角色规范建构为彼此的权利义务，进而避免"冲突性"医患互动的发生。从这个角度出发，我们可以做出这样的判断：

其一，医生执业过程中的"效益获取"是一种"策略性获取"。这里的"策略"说明医生不会、也不可能拥有毫无限制的科层制权力，即便他们在权力关系上拥有对病患的专业控制，但在实际诊疗过程中仍需要关照病患的具体需求，进而采取有针对性的医疗服务。具体而言，在当代中国，医生执业的逐利手段不仅需要专业知识来提供技术保障，更需要人文关怀来提供伦理保障。这里的"伦理保障"不仅是一种纯粹的、治病救人的德化约束，更表现为医患之间"差异交往"的执业经验。

其二，延续第一点判断，"差异交往"的实质是医生根据"关系距离"对差异性患者展开差异化处置。布莱克在《社会学视野中的司法》一书中论及了"对手效应"，即"谁控告谁"这一问题。在他看来，原、被告双方自方因阶层差异形成的案件社会结构是预测案件如何被处理的最重要因素（布莱克，2002：7）。其中，根据当事人双方的"相对"社会地位不同，可将案件分为上行与下行（"上行"是原告或受害人的社会地位高于被告或罪犯，"下行"是原告或受害人的社会地位低于被告或罪犯），上行的案件会引起最多的法律量。这就是"案件社会结构论"中的社会距离概念。借鉴这一概念并结合上述访谈内容，笔者认为，从"关系距离"的角度讲，医生与患者可能会存在上行（医生的社会地位高于患者）、平行（医生的社会地位与患者相当）与下行（医生的社会地位低于患者）三种"关系类别"。针对"上行关系"，医生会本着积德行善的朴素理念对患者实施"底层救济"，对无力进行基本医疗保障的病患减免医疗服务费用，以履行德性操守并获取相应的职业口碑，当然，这是一种"非常态化执业"；针对"平行关系"，医生会本着维护熟人关系、获取社会信息的目的展开"关照性执业"，毕竟，普罗大众是人数最多的病源，"适当让利"既可以保证稳定的执业收入，也可以发展潜在的病源渠道；针对"下行关系"，医生会本着满足"客户"社交需求等多元就医目的展开"回应型执业"，这些患病群体是没有就医成本顾虑的一群人，也是院方和医生寄希望于拓展社会资源存量与"额外逐利"的特殊对象。

当然，笔者在此处对"关系距离"的讨论是建立在一个前提之上的：从医生与院方的角度出发开展的实证分析，处置病患的医生也是拥有丰富社会经验与执业经验的"熟练大夫"，这里的医患关系是一种整体和谐的医患关系。那么，可以进一步展开讨论的问题也随之产生：如果将医生的"效益获得"与医患之间的"关系距离"放在病患的就医过程当中进行"反方向"考察，我们是否可以发掘出关于"冲突性医患互动"的理论解释。因为，现有研究的绝大部分案例显示，医患纠纷主要是医患互动过程中患者的能动选择，患者的弱势地位在情感因素的作用下所形成的"需求失落"与"信任反转"是医患纠纷发生的直接诱因。从这个角度出发,我们既可以对以上理论分析做进一步检验,也可以一探其中的"过程—事件"究竟是什么样子。

第三节 "小城四院"医患纠纷的发生与解决(2000—2015)

一 "小城四院"医患纠纷的事件概况(2000—2015)

医患纠纷是医生与患者在专业诊疗过程中发生的一种"冲突性互动",是医疗实践中的一种特殊现象。从 2000 年"小城四院"成立至今,医患纠纷就一直不断发生。其实,行文至此,笔者才感到刚刚"进入正题",但又非常困惑于一个基本问题:究竟什么算是"医患纠纷"?如果说,现在频繁曝光的"医闹""医暴"等极端的医患纠纷构成了我们认识的"上限",那么医患纠纷的"下限"是什么?它的基础性指标如何界定?针对这一点,学界莫衷一是。在笔者田野调查的过程中,院方对此不断重复的一句话是:只要涉及"闹"就算是纠纷。从学术的角度讲,这是一个非常模糊的界定,"闹"的含义包括秋菊式的"讨说法"、民工求薪式的"讨补偿"、上访民众式的"讨公道",当然还有类似广东暴力伤医案中的"极端泄愤"等形式。对此,笔者认为,医患纠纷是发生在医疗机构与患者之间、基于专业医务人员的执业诊疗行为(包括执业态度、执业伦理、诊疗效果、诊疗费用等)产生的"认同偏差",进而出现的"非合作性互动"和"多元解决途径"。这里,笔者界定"医患纠纷"的能动方来自患者,无论其是否具有主观故意,客观上出现的影响医院运行、干扰医生正常诊疗工作、扰乱公共秩序的破坏性行为都可纳入"非合作性互动"的范畴。同时,"多元解决途径"可大致分为"法律途径"与"非法律途径"两种类型(这一点在"实证研究"部分会有详述)。

就"小城四院"的情况而言,根据院方的赔偿纪录和受访医生的回忆,笔者整理出了 2000—2015 年的 22 起医患纠纷。当然,这不可能是这期间发生的全部纠纷案例，但至少可以为我们提供一个基本的认识框架。

表4—8　　　　"小城四院"医患纠纷事件概况统计（2000—2015）

序号	时间	患者身份	患者年龄	性别	是否为城镇户口	是否有医保或商保	涉事科室	纠纷起因	患方反映	医患双方处置方式	院方赔偿金额
1	2001	农村孕妇	29岁	女	否	否	妇产科	难产、脏器衰竭，抢救无效死亡	哭闹、围堵	内部解决	1.5万元
2	2002	农村企业家	47岁	男	否	是	心电图、B超科	心电图检查中突发心脏病猝死	围堵、打砸、见报宣传	法律途径、内部解决	7万元
3	2003	县城小学生	9岁	男	是	是	牙科	拔智齿感染导致左侧面部神经麻痹，患者家属追责医院	围堵、打砸	内部解决	3万元
4	2005	农村妇女	39岁	女	否	否	急诊科	肠胃炎急诊，患者认为受到医生性骚扰	哭闹	内部解决	0.5万元
5	2005	农村青年	27岁	男	否	否	法医鉴定中心	村落斗殴导致头部受伤，患者不满法医鉴定结果	围堵、打砸	法律途径	-6万元
6	2006	"黄河厂"职工	50岁	男	是	是	胆囊科、外科	胆结石手术，患者认为医疗费用过高	哭闹、上访	内部解决	0.7万元
7	2007	农村孕妇	34岁	女	否	否	妇产科	临产期上厕所失足滑倒后休克，致胎儿流产	哭闹、围堵	内部解决	1.9万元

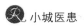

续表

序号	时间	患者身份	患者年龄	性别	是否为城镇户口	是否有医保或商保	涉事科室	纠纷起因	患方反映	医患双方处置方式	院方赔偿金额
8	2007	农村中年	36岁	男	否	否	法医鉴定中心	村落斗殴导致髌骨骨折,患者不满法医鉴定结果	围堵、打砸	法律途径	-7万元
9	2008	县城退休干部	62岁	男	是	是	化验科	例行体检过程不满医务人员服务态度,发生言语和肢体冲突	静坐、上访	内部解决	0.2万元
10	2008	邻县务工人员	35岁	男	否	否	内科	尘肺病人不满院方保守治疗、吊死在医院病房	上访、哭闹	内部解决	11万元
11	2009	县城无业人员	39岁	男	是	是	男性泌尿科	前列腺手术导致输精管受损,丧失生育能力	上访、围堵、打砸	法律途径、内部解决	21万元
12	2009	县城社会青年	23岁	男	否	是	急诊科	群殴导致左臂被砍断,急诊中与医务人员发生严重肢体冲突	围堵、打砸、攻击医务人员	法律途径	-5万元
13	2010	县城中学教师	37岁	女	是	是	内科	例行体检过程中患者不满疑似癌症的诊断结果,与院方言语冲突	上访、静坐	内部解决	0.2万元

续表

序号	时间	患者身份	患者年龄	性别	是否为城镇户口	是否有医保或商保	涉事科室	纠纷起因	患方反映	医患双方处置方式	院方赔偿金额
14	2011	县城下岗职工	46岁	男	是	是	急诊科	患者系酗酒酒精中毒，急诊中发生输液反应，后抢救无效死亡	围堵、攻击医务人员	法律途径、内部解决	5万元
15	2012	县城活塞环厂职工	44岁	女	否	是	外科、骨科	工伤认定过程中，患者认为单位与医院合谋降低工伤标准	围堵、攻击医务人员	法律途径、内部解决	2万元
16	2012	县城林业局领导	41岁	男	是	是	耳鼻喉科	下鼻甲切除术后出现空鼻症，患者追责主刀医生侵权	与医院领导商谈	法律途径	7万元
17	2013	县城磷肥厂退休职工	74岁	男	是	是	内科、外科	脾脏切除手术过程中发现胆结石，二合一手术后脏器衰竭死亡	围堵、打砸、上访	法律途径、内部解决	37万元
18	2013	农村菜农	45岁	女	否	否	胃肠科	患者因家事喝农药自杀后送医，患方不满医疗费用过高	围堵、攻击医务人员	内部解决	0.9万元
19	2014	县城青年	22岁	男	是	是	神经科	抑郁症治疗效果不佳，患者自杀未遂，患者家属追责医院	哭闹、围堵	内部解决	0.5万元

· 195 ·

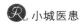

续表

序号	时间	患者身份	患者年龄	性别	是否为城镇户口	是否有医保或商保	涉事科室	纠纷起因	患方反映	医患双方处置方式	院方赔偿金额
20	2014	县城高中体育生	17岁	男	是	是	软伤科	跟腱修复手术导致右脚马蹄足、患方追责医院	哭闹、围堵	法律途径、内部解决	9万元
21	2014	县城土地局职工	40岁	女	是	是	妇科、性病专科	阴道息肉切除术后影响性生活，患者追责主刀医生侵权	与医院领导商谈	内部解决	0.3万元
22	2015	县城建行职工	48岁	女	是	是	胃肠科、化验科	胃癌复查过程中患者家属不满院方接待态度，发生言语冲突	哭闹、围堵、攻击医务人员	内部解决	0.5万元

注：1. 2003年，"非典"期间的医患纠纷在此表中是缺失的，算是一个受控制变量。

2. 此表是一个"概况表"，其中的诸多细节，尤其是本章着重分析的"关系距离"在此表中只是略述。

3. 关于"院方赔偿金额"，表中患者有些是拥有医保和商业保险的，这里的数字是"小城四院"单独赔偿实际金额。同时，"－"（负值）表示"小城四院"作为医患纠纷中的受害方所得到的补偿。这类纠纷不多，但非常典型。

4. 关于"医患双方处置方式"，表中显示了两个信息——"内部解决"与"法律途径"。除去赔偿金额是"－"（负值）的纠纷，其余案例全部是患者主动采取措施后院方进行"回应型处置"。因此，同时显示两种处置方式的纠纷，以后者作为最终处置方式。另外，这两种方式的具体内涵在实证分析中会有详述。

5. 鉴于调查案例的特殊性，"患者"的详细信息在本表中是缺失的。

二 "小城四院"医患纠纷的数据描述（2000—2015）

2000—2015 年"小城四院"共发生了 22 起医患纠纷，平均每年约 1.4 起。其间，2000—2006 年共发生 6 起医患纠纷，平均每年不足 1 起；2007—2015 年共发生 16 起医患纠纷，平均每年 2 起。下面，笔者将从"患者信息""科室分布""纠纷起因""患者行为方式""赔偿金额""解纷方式"六个方面进行单项数据描述。

从"患者信息"的角度看，在 2000—2015 年"小城四院"发生的 22 起医患纠纷中，农村户口患者有 10 人（6 男 4 女）、1 人拥有医保或商保，城镇户口患者有 12 人（9 男 3 女）、8 人拥有医保或商保。如表 4—9 所示，城镇户口的患者占到了 54.5%、男性患者占到了 68.2%、无医保或商保的患者占到了 59%，明显高于其参照项。这三项基本数据显示，城镇患者、男性患者和医疗保险的患者在就医过程中更有可能发生医患纠纷。

表4—9　　　　"小城四院"医患纠纷的患者信息（2000—2015）

	城镇户口	农村户口	合计	男性	女性	合计	有医保或商保	无医保或商保	合计
人数	12 人	10 人	22 人	15 人	7 人	22 人	9 人	13 人	22 人
百分比	54.5%	45.5%	100%	68.2%	31.8%	100%	41%	59%	100%

从"科室分布"的角度看，在 2000—2015 年"小城四院"发生的 22 起医患纠纷中，共有 17 个科室出现过纠纷，并有 5 起纠纷同时涉及 2 个科室。如表 4—10 所示，在涉事的 17 个科室中，"承包科室"有 9 个，分别为：妇产科、牙科、软伤科、胃肠科、男性泌尿科、耳鼻喉科、性病专科、胆囊科、骨科；有 7 个科室发生了 2 起及以上纠纷，分别为：急诊科、外科、内科、妇产科、法医鉴定中心、胃肠科、化验科，且大多为"常见病科室"。这其中，"急诊科"与"法医鉴定中心"在 2005—2007 年共发生了 3 起性质严重的"医暴事件"，即医患纠纷的"预警科室"。

表4—10　　　　"小城四院"医患纠纷的科室分布（2000—2015）

涉事科室	案件发生数	所占百分比	涉事科室	合并案件数	所占百分比
急诊科	3 起	13.6%	急诊科	3 起	11.5%
妇产科	2 起	9.1%	外科	3 起	11.5%
法医鉴定中心	2 起	9.1%	内科	3 起	11.5%
内科	2 起	9.1%	妇产科	2 起	7.7%
神经科	1 起	4.5%	法医鉴定中心	2 起	7.7%
牙科	1 起	4.5%	胃肠科	2 起	7.7%
化验科	1 起	4.5%	化验科	2 起	7.7%
软伤科	1 起	4.5%	神经科	1 起	3.8%
胃肠科	1 起	4.5%	牙科	1 起	3.8%
心电图、B超科	1 起	4.5%	软伤科	1 起	3.8%
男性泌尿科	1 起	4.5%	心电图、B超科	1 起	3.8%
耳鼻喉科	1 起	4.5%	男性泌尿科	1 起	3.8%
妇科＋性病专科	1 起	4.5%	耳鼻喉科	1 起	3.8%
外科＋胆囊科	1 起	4.5%	妇科＋性病专科	1 起	3.8%
外科＋骨科	1 起	4.5%	胆囊科	1 起	3.8%
外科＋内科	1 起	4.5%	骨科	1 起	3.8%
胃肠科＋化验科	1 起	4.5%			

注：由于四舍五入，结果不为100%。

从"纠纷起因"的角度看，在2000—2015年"小城四院"发生的22起医患纠纷中，患者基于"诊疗结果""诊疗费用""诊疗态度"引发的不满是纠纷发生三大原因。如表4—11所示，患者因"诊疗结果"产生的纠纷共17起，占总数的77.3%；其次为"诊疗态度"，共3起，占到了13.6%；最后为"诊疗费用"，共2起，占到了9.1%。因此，患者由不满"诊疗效果"引发的对医务人员的"侵权追责"可被视作医患纠纷发生的主要原因。同时，笔者认为"诊疗结果"一项指标更可能涵盖"诊疗费用"与"诊疗态度"，因为在由这一自变量引发的医患纠纷中，患者大多会附带表现出对"诊疗费用"与"诊疗态度"的不满。

表4—11　　　　"小城四院"医患纠纷的起因分析（2000—2015）

	诊疗结果	诊疗费用	诊疗态度	合计
案件数	17 起	2 起（6、18）	3 起（4、9、22）	22 起
百分比	77.3%	9.1%	13.6%	100%

注：括号内显示数字为表4—8中的纠纷事件编号。

　　围绕"诊疗结果"出现的17起医患纠纷中，笔者按照"患者受损伤程度"分为命案、严重伤残、中度损害、其他四种类型。如表4—12所示，在2000—2015年"小城四院"因患者针对"诊疗结果"不满引发的17起医患纠纷中，"命案"有5起，占总数的29.4%；"严重伤残"有3起，占到了17.6%；"中度损害"有2起，占到了11.8%。在"其他"一项的7起纠纷中，案件5、8、12属于"院方受到无理攻击"、赔偿金额为"－"（负值）的特别案例。从22起医患纠纷的"患者受损伤程度"上看，由"命案""严重伤残""中度损害"构成的医患纠纷共有10起，占到了45.5%。因此，2000—2015年"小城四院"22起医患纠纷中有近一半纠纷可视作"典型的医疗事故"。这也能从侧面说明，2000年之后中国基层民众的健康观与维权意识发生了较为明显的改变，患者在就医过程中更加注重"侵权追责"。但由"其他"一项显示出的3起特别案例，也部分说明了当代中国基层社会民众维权的"非理性化"。

表4—12　　　17起因"诊疗结果"引发医患纠纷的"患者受损程度"
分析（2000—2015）

	命案	严重伤残	中度损害	其他	合计
案件数	5 起 （1、2、10、 14、17）	3 起 （11、16、20）	2 起 （3、7）	7 起 （5、8、12、13、 15、19、21）	17 起
百分比	29.4%	17.6%	11.8%	41.2%	100%

注：括号内显示数字为表4—8中的纠纷事件编号。

从"患者行为方式"的角度看，在 2000—2015 年"小城四院"发生的 22 起医患纠纷中，患者主要采取了"哭闹、围堵、打砸""攻击医务人员""上访、静坐""与院领导协商""见报宣传"这五种行为选择。如表 4—13 所示，患者在医患纠纷中采取最多的行为方式是"哭闹、围堵、打砸"，共出现了 18 次，占到了 56.2%；"攻击医务人员"出现了 5 次，占到了 15.6%；"上访、静坐"单独出现了 2 次，与"哭闹、围堵、打砸"合并出现了 4 次；"与院领导协商"单独出现在 2 起医患纠纷中，"见报宣传"与"哭闹、围堵、打砸"合并出现了 1 次。这其中，采取"攻击医务人员"的 5 次医患纠纷分布在 2009—2015 年（2010 年、2014 年没有，其余 5 年各出现一次）。可见，在 2000—2015 年（尤其是从 2009 年开始），"小城四院"医患纠纷中患者的行为方式呈现出"情感性泄愤"与"暴力性攻击"的极端化趋向。

表 4—13　　　　"小城四院"医患纠纷"患者行为方式"的合并
分析（2000—2015）

	哭闹、围堵、打砸	见报宣传	攻击医务人员	上访、静坐	与院领导协商	合计
案件数	18 起	1 起	5 起	6 起	2 起	32 起
百分比	56.2%	3.1%	15.6%	18.8%	6.3%	100%

注：数据统计为"合并案件数"。

从"赔偿金额"的角度看，在 2000—2015 年"小城四院"发生的 22 起医患纠纷可分为两大类：第一类是"院方获赔纠纷"，第二类是"患方获赔纠纷"。按照金额分布，笔者设计出 0 元以下（院方获赔）、0—1 万元（不包含 1 万元）、1 万—5 万元（不包含 5 万元）、5 万—9 万元（不包含 9 万元）、9 万元以上（包含 9 万元）这四个"赔偿区间"。如表 4—14所示，在 2000—2015 年，"小城四院"在 3 起"院方受到无理攻击"的"医暴事件"中获赔 18 万元，其余 19 起医患纠纷均为"患方获赔"，"小城四院"合计支出 109.2 万。

表4—14 "小城四院"医患纠纷的"赔偿金额"分析（2000—2015）

	0元以下（院方获赔）	0—1万元（不包含1万元）	1万—5万元（不包含5万元）	5万—9万元（不包含9万元）	9万元以上（包含9万元）	总计
案件数	3起（5、8、12）	8起（其他）	4起（1、3、7、15）	3起（2、14、16）	4起（10、11、17、20）	22起
百分比	13.6%	36.4%	18.2%	13.6%	18.2%	100%
金额	−18万元	3.8万元	8.4万元	19万元	78万元	91.2万元

注：括号内显示数字为表4—8中的纠纷事件编号。

从"解纷方式"上看，在2000—2015年"小城四院"发生的22起医患纠纷中，解纷方式主要有三种：其一是单独法律途径，其二是单独内部解决，其三是法律途径＋内部解决。在表4—8中，笔者将其表述为"医患双方处置方式"，这种表述有两层意义：第一，在这22起医患纠纷中，有3起"院方受到无理攻击案例"（表4—8中的案件编号为5、8、12），这3起纠纷完全是由院方采取法律途径解决的；第二，在剩余19起"患方获赔"的医患纠纷中，患者针对院方的执业诊疗活动发出质疑，进而采取法律途径或内部解决的方式寻求纠纷解决，在这个过程中，院方也做出了回应性举措。因此，最终的处置结果应该说是双方互动、妥协的产物。如表4—15所示，在2000—2015年，"小城四院"发生的22起医患纠纷中，从"最初尝试途径"来看，医患双方采取"单独法律途径"解决的纠纷有4起（患方只有1起，表4—8中的案件编号为16），占总数的18.2%；"单独内部解决"的纠纷有12起，占总数的54.5%；"法律途径＋内部解决"的纠纷有6起（全部为患者一方发起），占总数的27.3%。但是，从"最终处置结果"来看，在患方尝试"法律途径＋内部解决"的6起纠纷中，最终的处置结果全部是"内部解决"。换言之，在2000—2015年"小城四院"发生的22起医患纠纷中，最终通过"法律途径"实现纠纷解决的只有4起（院方3起、患方1起），其余18起纠纷是通过"内部解决"的方式完成最终处置的。但在这18起"内部解决纠纷"中，有6起在处置过程中动用了"法律资源"。这一点至少说明，2000年之后，中国的基层民众开始尝试运用法律途径来解决民事纠纷，但成功解决纠纷的比例非常低，更多的民众仍是选择"非法律途径"来解决纠纷。其

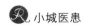

中的原因，笔者会在下节中进行详述。

表4—15 "小城四院"医患纠纷的"解纷方式"分析（2000—2015）

	最初尝试途径			
	单独法律途径	单独内部解决	法律途径＋内部解决	合计
案件数	4起（5、8、12、16）	12起	6起（2、11、14、15、17、20）	22起
百分比	18.2%	54.5%	27.3%	100%
	最终处置结果			
	法律途径		内部解决	合计
最终处置方式案件数	4起（5、8、12、16）		18起	22起
百分比	18.2%		81.8%	100%

注：括号内显示数字为表4—8中的纠纷事件编号。

三 "小城四院"医患纠纷的典型案例分析（2000—2015）

通过上面的"数据描述"，我们对"小城四院"在2000—2015年出现的"医患纠纷"有了一定的了解。从社会学的角度讲，针对一组数据的分析不仅要看"单项性质"，更要挖掘其中的"相关关系"。因此，以上的"规律性指标"并不能为我们带来针对医患纠纷的深度解释，尤其缺失"关系距离"在医患纠纷中的功能论证。同时，鉴于此处的样本量和研究性质，笔者将通过"典型案例分析"展开进一步的质性研究，以期对"小城四院"医患纠纷的发生与解决有更深入的了解。

在"典型案例选择"上，笔者本着"代表性原则"，兼顾纠纷的"发生时间""科室分布""成因类型""处置方式"以及患者的"城乡身份""医保情况""行动反应"等过程性指标的均衡性，挑选了五个案例进行分析①。需要再次指明的是，笔者在本节着重回答"纠纷的发生与解决"，这就涉及"纠纷为何会发生"和"纠纷如何被解决"这两个问题。其中，

---

① 针对这五起"典型个案"（表4—8中序号为2、5、11、16、22的纠纷事件）的资料收集，笔者对相关医务人员和个别患者及家属进行了访谈。

由社会阶层分化、医疗损害程度、资本动员能力等因素构成的"差异性"是一个重要的自变量。同时，在"解纷路径"上，笔者有意挑选了涉及使用"法律途径"这类医患纠纷，围绕民众的"法律意识""法律动员"等理论对"法律途径为什么没有走到最后"这一问题进行着重回答。

【案例1】2002年"民企老板"的心脏病猝死纠纷

　　2002年秋，小城河滩镇摩托车厂老板宋建民因突发心脏病被送往"小城四院"抢救。下午七点宋建民在"小城四院"心电图、B超科室接受心电图检查，在心电图纸质结果显示到7厘米时，宋建民突然死亡，患者家属随即情绪失控。这是"小城四院"建院以来第一起"医疗命案"，这7厘米检查结果成为这起医患纠纷唯一的"医学证据"。事件发生后，"小城四院"院领导当即赶赴现场。从2002年9月底到10月初，宋的家人多次带人围堵"小城四院"，并发生了一次打砸行为，严重影响了医院的日常诊疗活动。2002年11月，河南农林报刊发文章《乡镇企业家猝死病房，"小城四院"难辞其咎》，这起医患纠纷呈现出"越境态势"。

　　事态扩大后，"小城四院"院领导多次主动与死者家属协商纠纷解决，但是对方始终态度强硬，坚持走法律途径。2003年1月，宋家以民事侵权为由向小城人民法院提起诉讼，要求"小城四院"民事赔偿100万人民币。2003年2月，小城法院民事庭一审以证据不足为由没有宣判，并启动了法庭调解。在法庭调解过程中，小城人民法院告知原告（宋家）胜诉概率不大，建议庭外和解，但宋家仍旧动用社会关系不断向法院和"小城四院"施压。2003年3月，"小城四院"院领导迫于压力请河滩镇镇长出面作为"中人"参与调解这起医患纠纷。在这次调解中，河滩镇镇长向宋家明确了利害关系，并对其围堵、打砸行为进行了口头警告，"撮合"双方协商具体的赔偿金额。

　　客观而言，"小城四院"在这起医患纠纷中并不存在诊疗过失。最终，宋家同意撤诉，与"小城四院"达成了7万元的赔偿协议，并于当日完成了款项交付。这起医患纠纷就此结束。

　　在这个案子里，我们看到了一个与医患关系"结构性不对等"迥然不同的场景。在"医学现代化"理论中,医生(院方)与患者之间存在医学知识和病理信息掌握上的技术不对等、社会地位和资源控制上的力量不对等、纠纷发生后组织和个人之间的身份不对等(Shorter,1991;Mullies,1995;Hafferty & Light,1995;Buchan,2002),医生(院方)是占据支配性地位的。然而,在"民企老板"的猝死纠纷中,作为没有明显医疗过错的"小城四院"却始终表现出一种"求和"的姿态,而死者家属在坚持"法律途径"解决纠纷的过程中则呈现出利用法律、对抗法律的意识角色(尤伊克、西贝尔,2005),甚至院方需要借助"镇长"这样的外力来增加诉讼过程中的博弈砝码。显然,这起纠纷事件的解决过程带有"民间力量"挑战组织权威的特征,"小城四院"从一开始也明确意识到自己碰到的是一个"强势的对手"。这其中,"结构性反转"的原因并不是西方学者基于"医学化扩张"提出的"患者的赋权"(Szasz & Hollender,1956;Emaneual,2002;Roter,2000),而在于死者宋建民生前的社会背景和政治身份。

改革开放以来,中国政府"以经济建设为中心"的发展政策极大提高了民营经济体的"社会赋能",很多私营业主不仅成了地方政府的纳税大户,更被授予了"人大代表""政协委员"等政治身份。本案中的死者就拥有这样的社会能量。在笔者收集有关这起案件的材料时,从不同受访者口中反复听到这样一句话,"'四院'倒霉,人家上头有人""不然,老宋家也不敢这么强"。法律市场理论强调,立法无法从根本上协调社会利益冲突(Chambliss,1979),法律实践充斥着行动主体的"法律议价"(Mnookin & Kornhauser,1979),拥有金钱、地位等资源优势者更具诉讼能力(Galanter,1974),"案件的社会结构"潜藏着法院对资源持有弱势主体的"司法歧视"(Black,1993;1973)。然而,该理论只能部分解释本案的发展过程。因为,"法律议价"固然体现出了患方与院方在资源持有上的强弱关系,"小城四院"一味求和,小城法院也面临着来自患者一方的"社会性渗透"(贺欣等,2016),但国家法律却没有表现出"司法歧视"和"制度失灵"——小城法院拒绝了死者家属100万的民事赔偿诉求,并极力维持这起医患纠纷中诉讼双方的博弈平衡。

因此,这起"猝死纠纷"的讨论价值就在于,当医患纠纷的社会意义远超医学意义的情况下,如何理解转型中国纠纷解决中的法律秩序生产。苏力(1996:40)认为,法律本身所追求的秩序与本土自生秩序之间往往会产生冲突，人们会受到传统风俗、传统行为方式和价值观念的影响，进而出现法律秩序生产的本土特征。在这种关系结构下，现代性与地方性的悖论是形塑"继受性"法律制度及其运行的支配逻辑（郭星华等，2007；刘思达，2005）。在本案中，有关"调解""中人""撮合"等富含中国本土价值取向的词语并不鲜见，甚至我们也可以想象作为地方经济精英的死者家族在小城这样的中国中西部县城行使围堵、打砸等暴力行径的普遍性，但为什么三方行动主体（小城四院、小城法院、死者家属）最终能够达成远低于100万元的赔偿协议？河滩镇镇长的"外力角色"是如何将"越境的纠纷"拉回到原有的轨道？这就涉及法律实践中统一不同行动主体界权方案的问题（艾佳慧，2019）。在走访中，笔者了解到，宋氏家族最终妥协的原因在于，河滩镇镇长向其明确了"维稳的上级意图"，所谓的"口头训诫"也包含了对其过往经营行为的"全息式敲打"。易言之，这起"猝死纠纷"最终的解决方案体现出了地方社会治理中的"潜规则"：社会资源的构成和使用因人而异，但基层社会中的"关系运作"（human work）是以社会治理中的整体性稳定为前提的，"豪强行为"不能够挑战既有地方权力结构中的"边界秩序"，国家法律也必须默认并配合这其中的"被治理化需求"。

【案例2】2005年"乡村混混"的法医鉴定纠纷

2005年春，小城小镇青年刘喜在村落斗殴中受伤，小城110出警将刘喜治安拘留，并送至"小城四院"接受急诊治疗。2005年3月，"小城四院"法医鉴定中心对刘喜的头部伤势做出了轻微伤的鉴定结果。刘喜承认自己是主动挑事的一方，但自认为是斗殴中伤情最重的一个，"轻微伤"的鉴定等级偏低，并认定这是斗殴对方与"小城四院"的"合谋结果"。2005年3月底，在刘喜关押期间，他的"小兄弟们"先后两次围堵"小城四院"，在科室门口站岗，不允许患者就诊，并播放哀乐。在第二次围堵中，这群"乡村混混"与医务人员发生了肢体接触和言语辱骂，进而用铁棍打砸"法医鉴定中心"。"小城四院"虽然都在第一时间报警，但囿于"对方人数众多且跑得太快"，只能自认倒霉。这起医患纠纷带有明显的"乡村暴力外溢"的特点，患方的暴力行为简直就是所有医务人员的噩梦。这是2000年"小城

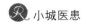

四院"成立以来,第一起发生在"法医鉴定中心"的医患纠纷,也是第一起"院方受到无理攻击"的特别案例。

事件发生后,"小城四院"院领导非常愤怒。一来是因为这群"乡村混混"的行为性质极度恶劣,严重影响了"小城四院"的声誉;二来是"法医鉴定中心"是"小城四院"好不容易争来的一张"名片",不能受此羞辱。2005 年 4 月初,时任院长王佐亲自到小城公安局,要求公安机关严肃处理刘喜,并明确强调此案中的法医鉴定程序客观公正,不可能更改结果。最终,小城法院刑事庭以危害公共安全罪和教唆他人犯罪两项罪名判处刘喜有期徒刑三年,并支付"小城四院"6 万元的民事赔偿。这起医患纠纷以"小城四院"的强势回击、并最终获胜结束。

与"猝死纠纷"类似的是,本案中的患者一方也呈现出乡村暴力的"外溢"。但很显然,本案中的刘喜较之于拥有"人大代表"头衔的乡镇企业家而言,其寄生于乡村社会的"灰色化地带",属于乡村江湖中的"下层混混"(陈柏峰,2008)。这种好勇斗狠的形象指代了中国基层社会中的一类"强力人士"。正如储卉娟(2012)所指出的,这种"强力人士"完全不同于传统乡村秩序中的"士绅"或"地方精英",几乎不具有任何社会阶层的共性,来源高度多样化,既有村主任的儿子,亦有地方黑社会的小头目,还有穷困潦倒的底层人士;也不具备任何传统、品行、法理上的权威,不能被视为地方共同体秩序的化身或代言人。换言之,这一在民间秩序与国家法系统的中间地带崛起的关键角色既不是通常所说的国家权力拥有者(村干部),也不是乡村秩序代表者(地方权威),更不是"第三领域",而以强悍为突出特征,其共性是"无赖""霸道""狠"。在既往有关纠纷解决和社会治理的研究中,这类"乡村混混"真正的危险属性并不来自其单独构成的"公共"秩序,而来自其与"国家权力"的联系程度。在储卉娟(2012)围绕"国家法/民间法"展开的研究中,这种现实危险被表达为一种"双向瓦解",其一方面依赖于国家对社会的渗透力和控制力,仰仗自身的"强力",向下瓦解传统秩序的力量;另一方面其借助国家法和国家政权在权力来源上的同一性,向上颠覆国家法秩序的合法性。因此,本案的核心意义在于,当"乡村混混"从中国基层社会的"真空地带"暴力外溢,并试图挑战村庄以外的公共秩序时,国家力量是如何回应这种"潜在威胁"的。

本案中的答案也非常明确:"小城四院"利用自身的公立属性和院长

的地方权威对其坚决打击。这里, 笔者想对"法医鉴定中心"作一说明。

在中国的刑事案件中, 司法流程一般是公安局进行立案侦查、检察院负责提起公诉、法院最终完成审判。在这套司法流程中, 针对"伤情"和"社会危害程度"展开的量刑裁判是核心环节, 而最早介入案件的公安机关就拥有比较重要的话语权, 因为其掌握了最初的"案情定义权"。在2000 年以前, 刑事案件中的"伤情鉴定"由公安机关内部的"法医鉴定科"来完成, "下游"的检察院、法院一般会沿用这种鉴定结果, 即便存在异议, 也需要经过多方协调才能更正。这也是中国司法改革强调"侦查中心主义"向"审判中心主义"转变的一个原因。2000 年以后, 这种公安机关"内部鉴定"的方式发生了改变, 呈现出了"外部化"和"社会化"的特点。即在资质良好的公立医院设立"法医鉴定中心", 公安局"法医鉴定科"的法医与公立医院中的职业医生共同完成刑事案件中的"伤情鉴定"。这既能提高伤情鉴定的专业性、准确性, 也能为诊疗机构带来声誉和口碑。因此, 这带有某种意义上的"外包行为", 对于诊疗机构来说尤具吸引力。2001 年, "小城四院"院长王佐通过关系运作, 获得了小城第一个"法医鉴定中心"的合作资质, 亦变相巩固了公立医院的外部形象。甚至在"法医鉴定中心"成立的前几年, 小城110 只要接警就直接将患者拉到"小城四院"进行急诊, 而不会选择其他医院, 这块牌子的分量可想而知。为什么"小城四院"会表现出如此强势、果敢的处置手段? 笔者在走访中了解到, "老宋的事儿过后, '四院'一直都憋着气, 被欺负了一回, 肯定不舒服", "法医鉴定中心的牌子是块宝, 谁敢弄脏谁倒霉"。

显然, 在本案中, 刘喜及其小兄弟是一群"不识时务"的乡间草莽, 其挑战的不仅是国家法律, 更触碰到了一个"公立医院"最敏感的神经。因此, 这起"医闹事件"既得不到外界的"同情式理解", 也成为"公私关系"不对等的典型个案。"乡村混混"在国家法律和公立医院的力量对比中明显处于下风。在此后发生的两起类似纠纷中, "小城四院"均是通过法律途径严惩涉事者, 并获得了相应赔偿。

【案例3】2009 年"县城无业中年"的绝育纠纷

2009 年冬, 小城县城无业中年张小亮到"小城四院"男性泌尿科接受前列腺手术。术后, 睾丸萎缩, 阴茎无法正常勃起。2009 年12

月，张小亮到"小城四院"复查时发现输精管断裂，后到洛阳"三院"进行检查。2010年2月，张小亮在河南医科大学第一附属医院被确诊为输精管破损，已经失去了生育能力。2010年4月，张小亮到"小城四院"讨要说法，未得到明确答复，随即以民事侵权向小城人民法院提起诉讼。2010年6月，小城人民法院民事二庭委托洛阳当地医学会进行医疗责任鉴定，鉴定结果显示"院方负全责"。这起医患纠纷是一起典型的、由院方诊疗失误引发的"医疗事故"。

2010年10月，小城人民法院一审宣判"小城四院"败诉，承担张小亮提出的民事赔偿36万元。"小城四院"当庭表示不服判决，要求上诉洛阳市中院。2011年7月，洛阳市中院维持原判。由于"小城四院"的男性泌尿科是"承包科室"，"小城四院"院领导明确表示这笔钱不可能由院方承担，且在赔付结束前不允许"中止承包"。从2011年7月到2012年3月，张小亮始终没有拿到赔偿金额，中间多次上访、围堵，并于2012年2月带人对"小城四院"进行了一次打砸。院方自知理亏，并没有采取法律途径进行回应，只是反复与张小亮就赔偿金额进行协商。2012年秋，在纠纷发生将近三年之后，张小亮终于拿到了"小城四院"男性泌尿科的21万赔偿，并与院方签订了分期偿还后续补偿协议，后"男性泌尿科"转手他人承包。2016年，笔者走访张小亮的时候，他对后续的15万补偿已经不抱希望，声称"自己已经是个太监了，再争下去也没啥意思。只想和老婆孩子过好自己的日子。"

在这起医患纠纷中，患者张小亮是一个典型的"侵权受害者"，但囿于纠纷解决过程中的成本（包括时间成本、人力成本、精神成本）过高，最终只能选择"牙打掉往肚里咽"。同时，法律途径虽然给了患者名义上的公正，但在实质正义的维护上却表现得非常疲软，这也暴露出当代中国"法律判决执行难"的问题。在这个过程中"小城四院"虽然承认自身的医疗过失，但却以"拖"为策略不断提高患者的维权成本，最终导致此案"不了了之"。以上两方面因素都充分表现出医患纠纷中普通患者面对组织对象的"结构性弱势"。

从代表性的角度讲，笔者选择此案的意义在于，作为一起"院方全责"的医疗事故，城镇居民的患者在维权的过程中如何在"法律途径"与"非法律途径"之间周旋，并最终"退回到了"民间秩序领域。就本案的过程而言，患者张小亮在纠纷解决中的行为选择实际就是"个体维权"，但在确认自己被"实际阉割"之后，并没有第一时间选择法律途径解决纠纷，而是选择了"秋菊式"讨说法。在笔者的访谈中，张小亮坦言"谁愿意让外人知道这种事儿？……再说，咱也没文化、也不懂打官司。但这毕竟是个大事，已经不是男人了，得跟'四院'要个说法。"由此可见，在纠纷解决中，普通民众尝试选择"法律途径"是建立在"非法律途径"走不通的情况下。

研究者曾孜孜不倦地探讨人们为什么规避国家法律，大体呈现为三种解释：第一，民间自生自发的纠纷解决机制与国家通过自上而下灌输给社会的制度化路径差异巨大，在没有陌生人的社区共同体中，民众习惯于选择前者，而国家法律往往是一种异己的、难以理解的、压制性的知识（苏力，1996）；第二，法律面前人人平等这一理念受到种种社会背景的现实制约（Black，1973；Galanter，1974；Lempert，1976；Pleasence et al.，2003；Sandefur，2008），打官司就是"打关系"的经验认知隐藏了选择国家法律解决纠纷对于比较强势的社会阶层才更有可能的前提判断，比如私营业主、资产阶级或者国家单位人员等（参见 Bruun，1995；Wank，1995、1996、2002）；第三，很多个体已经习惯了遇事"忍忍"或"不行动"，在既往研究中，这类选择始终占据了绝对权重（Felstiner et al.，1980 – 1981；Michelson，2007），原因解释也多集中于"多一事不如少一事"的维权弱化和行动成本这两方面（Pleasance et al.，2006：79 – 81）。显然，本案中患者的首次"维权行为"几乎覆盖了以上三种解释，作为"县城无业中年"，张小亮既不懂法、也不信法，既没有强势的社会地位、也不具备承担法律诉讼的资源成本，遇事忍耐也许是其常态化的行为风格。因此，"法律途径"对于本案的患者而言，是一条维护"底线尊严"的国家救济之路。但从结果来看，国家法律并没有能带给他"实质正义"。

在实际的法律系统中，仅仅有合法合理的权利主张并非国家法启动的充分条件，"效率"也是一个不可忽视的决定性因素。法律运行本身是一个建立在成本收益基础上的社会控制系统，即使在作为法治"模板"的美国司法系统中，成本考量和效率也通常是影响普通人获得法律服务和正义分配的关键因素（梅丽，2007）。在本案所涉及的中国县域社会情境中，司法服务并没有呈现出"供给不足"的情况，国家法律系统以"权利"为首要价值启动了医疗责任鉴定，并为患者提供了对其有利的判决结果。这一点在"医患纠纷"的司法诉讼中体现得尤为明显，只要存在"院方过失"，医学会和法院更倾向于为"生命健康权"受损的患者一方提供"人道保护"。但问题在于，判决结果等于社会结果吗？至少在本案中两者并不等同。因此，本案中国家法律的"效率原则"体现为，在完成司法判决这个"界限程序"之后，国家法律与社会或行政权力在效力衔接上并没有共享同一种"成本收益原则"。即"社会"本是国家法律接管范畴以外的世界，司法判决的执行需要社会或行政权力的配合，只有两者的界权方案达成一致，求助于国家法律的主体才能够真正获得"法律救济"。由此，在本案中，由"法律判决执行难"问题带来的"实质正义"缺失，就可以归因为社会或行政权力并没有承担法律判决结果的托管责任，国家法律也没有进一步的效力考量。

综上，在本节"县城无业中年"的绝育纠纷中，我们看到了国家法律在提供了一纸"程序正义"之后退场，"小城四院"强大的组织势力与"患者"毫无凭依的弱小个体之间对峙，而后者唯一的选择是忍耐，或者忍无可忍。这也构成了张小亮后续打砸、最终认命的事件结局。从中，我们可以得出这样的判断：无论是民间秩序还是国家法律秩序，在基层生活实践中，都难以保持自身的纯粹性和公共性，而会蜕变为各种形态的"私权"。在人们的想象中，这类"私权"似乎永远被强者们操纵，且彼此勾连，而"弱者们"能做的也许并不多。这其中，国家、法律（医疗）与社会之间已不再是学理讨论的关系结构，而呈现为一种"沉淀于"纠纷金字塔底层的积怨，"纠纷下漏"正是从这种看不见的日常沉默中不定时爆发的。

【案例4】2012年"县城局领导"的空鼻症纠纷

2012年年初，小城林业局副局长黄天到"小城四院"耳鼻喉科进行下鼻甲切除术。术后，黄天特意购置了空气净化器、加湿器帮助恢复，但效果不佳，自己上网查询后怀疑是空鼻症。2012年5月，黄天到洛阳"一院"复诊确认了空鼻症，随即找到"小城四院"院长王佑①协商此事，要求追责主刀大夫。

---

① 2006年，王佑接替哥哥王佐担任"小城四院"院长。

吊诡的是，王佑以"看不惯"耳鼻喉科承包医生常建为由建议黄天起诉"小城四院"，并承诺可以"从中帮忙"。2012年12月，小城人民法院开庭审理此案，参照医学会提供的"院方60%负责"的鉴定结果判处"小城四院"民事赔偿9万元。判决生效后，王佑向常建施压要求迅速赔付，常建自认"中间有鬼"，要求"小城四院"提起上诉或重新协商赔偿金额，但遭到王佑拒绝。2013年4月，常建拒不缴纳"小城四院"的科室承包费、管理费等3万余元，并当众辱骂王佑"吃里爬外"。可见，这起医患纠纷带有明显的"弦外之意"，"小城四院"内部的权力斗争介入了纠纷解决的过程当中，使得"院方责任"在这起医患纠纷中的"变了味道"。

2013年6月，常建支付黄天7万元民事赔偿后不再承包"小城四院"耳鼻喉科，并声言"剩下的赔偿和科室承包费就算是王佑请自己喝酒了。"这起医患纠纷就此结束。

笔者在走访中了解到，常建承包的"小城四院"耳鼻喉科是效益相当好的一个科室，王佑多次提出追加承包费和管理费，均遭到常建拒绝。因此，这起医患纠纷确实存在王佑"借题发挥"的因素。作为小城林业局的副局长和王佑的"哥们儿"，黄天对其中的"瓜瓜葛葛"自然心知肚明，也非常配合王佑的"起诉建议"。在得到常建支付的7万元赔偿后，王佑随即将"小城四院"耳鼻喉科转包给了黄天的一个亲戚，算作"变相补偿"。从中，我们可以看到，带有"私营性质"的"小城四院"在日常运行上带有明显的随意性，这种随意性在当代中国的基层社会表现为由"关系距离"引发的"人际排斥"与"人情互惠"。同时，"国家法律"在这起医患纠纷的解决中似乎成了王佑"打击异己的工具"。这可能就是社会学视野中的司法所强调的"法的不纯粹性"。

这起案件的特殊性在于，在2000—2015年"小城四院"发生的22起医患纠纷中，这是唯一一起患者通过"法律途径"最终实现纠纷解决的案例。因此，本案的性质就带有比较强的"可对比性"。第一，如果将此案与"案例3"相对比，可以发现，民众在纠纷解决中的"法律亲和"始终带有"关系色彩"。即"法律途径"的选择始终带有"私权"的关系摄入。这里，除了"侵权"的程度差异之外，患者本人的社会资本存量是一个延续性的解释因素。那么，在肯定"案件社会结构"理论的前提下，本案的"可对比性"首先体现为：民众在"法律动员"中可借用的机会结构该如何解释？第二，如果将此案与第三章中的"断指事故"相比对，可以发现，在这两起案件中，黄天和张新强都属于"私权关照"对象，"法律途径"则表现出较强的"外部性"特征。若加入"时间变量"进一步挖掘，20世纪90年代的"黄河厂"与20世纪头十年的"小城四院"所体现出的"时空转向"的背后究竟有没有一种内在的稳定性力量贯穿于，甚至支配着纠纷解决的发展过程？延续第一点判断，本案的"可对比性"又体现为："法律动员"下的解纷选择如何体现其背后的"公私关系"？

诉讼是制度内维权的一种重要方式。现有的关于中国法律、政府与社会的研究，主要集中在不同类别的群众个体如何利用法律提供的机会维护自己的权益。比如《中国的法律实践：国家、社会和公正的可能性》一书就详细描述了各类个体利用不同法律的具体实践过程（Diamant et al.，2005），比如民众如何以行政诉讼法、劳动法为武器维护自己的权益等（O'Brien & Li，2005；Gallagher，2005；Thireau & Hua，2005）。这些西方学者的研究都集中于"不同群众通过不同的动员方式打官司"这一问题，但如果仅停留在"法律的阶级服务论"①则明显有失偏颇，这就需要围绕中国人关系网络中的结构性特征展开解释。费孝通（1998）将"差序格局"定义为中国人际关系结构的重要概念，即中国人以"己"为中心的"人情有远近、关系有亲疏"的经典模式。在工业社会，中国人的关系格局渐变为"家庭亲和"与"单位意识"的双重依赖。这种因生产方式和社会结构带来的改变使得"差序性"关系网络呈现出更加丰富的动态情境，翟学伟（2013：125—130）指出，中国人在人际互动中往往以固定的关系网络来寻求临时性的流动关系网络，进而获取"棘手事件"中的社会支持；在这种社会交换过程中，平衡性原则是关系结构稳定和维续的重要考量，而建立在社会性的"地位等级化"和心理性的"情感差距化"基础上的关系距离就成为人际互动的具体操作标准；其中，包括"讲人情""给面子"等策略机制都是为了保持人际关系中的平衡模式。显然，关系结构的"失衡"就是本节着重展示的"纠纷"和"冲突"。

在这起"县城局领导"的空鼻症纠纷中，我们似乎可以将"法律动

---

① 这里的"法律阶级服务论"是指法律更可能为社会的上层所利用、所控制、所服务，其淡化了马克思主义的一些"阶级斗争论"，而更倾向于布莱克的"案件结构论"。

员"暂且阁置，而聚焦于本案的社会情境展开解释。作为一起医患纠纷，既往的医患关系"分裂"为院长王佑、医生常建、患者黄天构成的"三人序列关系"。其中，院长与患者之间关系紧密，共同对付医生。这种看起来吊诡的人际互动正是一种动态情境中失衡的关系结构表达，即本案医学技术以外的"纠纷根源"。"小城四院"为什么要选择"远交近攻"、联合外部力量肃清"承包科室"呢？

从"关系结构"的角度讲，在三方以上的社会互动中，互动的原则仍旧是在双方之间产生的，但这个原则将影响第三方。只要第三方还想继续社会互动，就必须按照这种原则进行交互，否则将导致关系失衡。在本案中，这里的"互动原则"实际就是"小城四院"的生存原则。对于"小城四院"而言，由事业编制构成的"公立外壳"是其固定的关系结构网络，而通过建立临时性的流动关系网络获取外部社会支持来解决"自负盈亏"的生存压力就是"棘手事件"。其中，临时性的流动关系网络直接表现为短期收益显著的"承包科室"，间接表现为长期收益显著的"县域观照"。在笔者的了解中，院方与承包科室之间几乎没有"情感性依赖"，而更多的是一种"等级化交易"，因此科室承包的人员流动性很强、时间弹性也很大；而作为长期收益的"县域观照"实际就是小城内部的"权力观照"，在经历了建院之初的"猝死纠纷"和"混混闹事"之后，"小城四院"极力寻求这种外部社会支持。因此，在这起案件中，由院长王佑、医生常建、患者黄天构成的"关系互动"是围绕"小城四院"的生存原则和三者之间的"关系距离"展开的平衡博弈。这其中的"位阶关系"同样明显，作为县城局领导的黄天代表了"小城四院"极力维护的"外部上位关系"，作为科室承包医生的常建代表了"小城四院"需要但可替代的"内部下位关系"。由此，王佑"远交近攻"的策略选择就不难理解。同时，作为第三方的常建并没有迎合王佑和黄天之间建立的"互动规则"，最终以出局收场。

从上述分析中，我们可以看到，这起医患纠纷真正的"中心"不是国家法律，所谓的"法律动员"也被更为复杂的场外因素所遮蔽。从某种意义上讲，笔者甚至认为，法律、医疗、公正、市场等带有职业性、专业性、科学性、现代性的词语都不能进行单纯的"字面想象"，而需要被放置在中国的本土情境中才能获得真正的解释。这里的本土情境实际就是支配包括法律动员、纠纷解决、正义分配等事物发展的中国社会的关系结构与权力生产。就本案而言，空鼻症固然给患者带来了病痛，但围绕纠纷解决所透视出的"私营医疗机构"①内部的游戏规则（"生存规则"）和"权力再生产规则"更让人觉得酸楚。最后，笔者想通过科室承包医生常建的几句话聊作结尾："我为啥不做'顺毛驴'？因为谁都不傻。其实，'四院'和承包科室谁也离不开谁，但都彼此恨……说到根上，这事儿坏就坏在'私营'这两字上，已经没规矩了。"

【案例5】2015年"工薪职工"的胃癌复诊纠纷

2015年春，确诊早期胃癌的小城"建行职工"刘芳到"小城四院"胃肠科进行胃大部分切除术，术后使用的替吉奥（口服）、草酸铂（注射）两种化疗药导致患者右耳间歇性失聪。2015年4—6月，刘芳在丈夫张洪的陪同下多次到"小城四院"胃肠科进行药物反应咨询，每次得到的院方回复都显得非常傲慢和敷衍。下面是患方提供的一段对话录音：

刘芳：大夫，我吃这两种药物出现了右耳失聪，这是不是正常现象？

医生：正常，一般都是单耳失聪，想双耳（失聪）还不容易呢。

张洪：我是患者家属，这两种药哪种对身体伤害更大？能不能不同时使用？

医生：两个药都很厉害，谁没事儿会吃化疗药？

张洪：……（忍而未发）

刘芳：那能不能少吃点，现在已经失聪了。

医生：当然要吃呀，还要继续吃，谁让你得癌症呢（极不耐烦）。

张洪：那你能不能给我讲讲这种药的具体作用？

医生：你问那么多干吗，说了你也不懂。

张洪：×××，我忍你们够长时间了，得亏这不是你媳妇儿得病，俺们都是工薪老百姓，得个胃癌够难受了，×××，你要不是医生我还不想看你这张脸呢。咋啦？钱赚多了……

此次正面冲突之后，刘芳夫妇随即要求涉事医生赔礼道歉并赔偿

---

① 在本案中，"小城四院"的私营本质彰显得非常充分。因此，笔者使用了"私营医疗机构"一词。

精神损失，但遭到了对方拒绝。2015 年 6—9 月，刘芳夫妇多次找"小城四院"院领导反映此事，并将以往就医的委屈一并哭诉，但仍没有得到院方的足够重视。2016 年 9 月 6 日，张洪带人围堵了"小城四院"胃肠科并扇了涉事男大夫两个耳光，"小城四院"随即报警，张洪被治安拘留 15 天。放出来后，张洪继续找王佑理论，最终获得了 5000 元赔偿，刘芳的术后失聪也转由其他医院诊疗。

这是一起典型的、因患者不满医务人员"诊疗态度"而引发的医患纠纷，也是 2000—2015 年"小城四院"3 起类似性质纠纷中的最后一起。在这起医患纠纷中，我们发现患医之间因病理知识的占有差异呈现为一种"权力不对等"，这种"不对等关系"巩固了患方在求医中的弱势地位。并且，"癌症"作为一种危及患者生命安全的恶性病症，其"社会意义"就在于其对病患的家庭结构、社会关系的维续构成了严重威胁，进而使患方背负了极大的经济负担和精神压力。很多时候，"癌症"的患者家属往往比患者本人更加敏感。在小城这样的北方县域城市中，"工薪阶层"本就是一个抗打击能力较弱的群体，反复咨询受挫的过程实际上是一个"心理添柴"的累加过程，患方在就医过程中的积怨只需要一个"不经意的引线"即可点燃。从上述刘芳夫妇的表述中，我们看到了患者的"就医受辱"，也凸显出当代中国医疗机构中人文关怀的缺失。从医学教育的角度讲，在美国，有 20%—25% 的医学课程是人文社会科学的课程，实际是培养专业医务人员的人文关怀，而中国在这方面只占 7%。这一问题也从侧面说明当代中国职业医生亟待补强自身的伦理操守，这不仅仅是"少拿回扣、少收红包"的经济伦理，更需要"将心比心、关怀弱者"的道德伦理。同时，从"小城四院"在这起医患纠纷中的处置态度上讲，我们仍旧可以从"关系距离"的角度清晰体察一种现象：患者的社会地位和社会关系网络会直接影响就医过程中其所受到的待遇，如果换作"案例 4"中的黄天，想必"小城四院"的医务人员肯定会有另外一种接待态度。因此，在此案中，最终赔偿患者的 5000 元带有一种"打发走人"的权宜色彩，这不能不说是当代中国基层医疗实践的"悲哀"。

第四节　秩序的"再生产"：当代中国民事纠纷的制度供给与主体选择

在"社会转型"与"体制转轨"的过程中，利益关系的调整、新旧观念的冲突、社会阶层的分化以及城乡、区域发展的不均衡引发了大量的社会纠纷，其中，涉及主体间人身关系和财产关系的民事纠纷尤为突出。从法社会学视角出发，所谓"纠纷"已经扩展至人们在日常生活中所有主观感受上的冤情（grievance）或争执（dispute），而不仅仅限于申诉（bilateral claim）（陆益龙，2009）。在当代中国，以"调解"①为传统象征的"非诉讼方式"与以"审判"为现代寓意的"司法诉讼"不仅被建构为纠纷解决的两种"理想类型"（棚濑孝雄，1994：3），更是在现代法治建设的过程中被赋予了"协同互补"的社会意涵（强世功，2003；范愉，2003）。

就"调解"之于民事纠纷解决的"内涵"而言，中国自古就有基于乡治、宗族、行会、亲邻等调解的文化传统，并渐化为中国农耕社会民事纠纷解决的最佳路径，体现了东方社会亚细亚生产方式与中国传统社会礼乐文明道德观的一体性（韩波，2002）。当代中国的"调解"在继承了传统调解"和合"文化因子的基础上，已经被建构成了通过"共意"形成集体行动框架、通过"动员"联通上层与基层、通过纠纷解决服务国家建设的制度设置（范斌、赵欣，2012；强世功，2001：312—313；Huang，2009）。因此，以"调解"为精神内核的"非诉讼方式"是一种凝练了中国本土文化特色的、"内生型"的化解纠纷，促进和谐的"非诉讼自治制度"（梁治平，2000：142），具备了成本低、过程简便、参与性强、收益

---

① 中国的"非诉讼纠纷解决机制"（ADR）是以"调解"为传统象征的。以往有关中国调解的研究主要从两个方面进行：一是从时间关系上，对中国传统社会、近代社会、改革开放前后的调解进行社会功能、文化传统、权力治理等方面的研究（强世功，2001：88—428）；二是从关系类型上，将中国的调解分为通过法律途径进行的法院调解（司法调解）和各种法院外调解（包括制度性的民间性 ADR、行业性 ADR、专门性 ADR、行政性 ADR 以及非制度性的私力救济、协商等）两大类展开研究（范愉，2000：151—221）。本节中的"调解"主要是指包括人民调解、民间调解、行政调解等在内的法院外调解（非司法调解），以此对应区别于"司法诉讼"的"非诉讼方式"。

明显的特点（范愉，2003）。反观"司法诉讼"，则是在现代法治文化引入的背景下，严格秉承《中华人民共和国民事诉讼法》的程序和规定，在特定的请求范围内，提出证据、划分责任、裁判利益关系的纠纷解决方式。因此，"司法诉讼"是一项坚守"程序正义"、保障现代社会"权利——义务"关系、内含法理型权威的"植入型"纠纷解决机制，呈现出规范严谨、形式化程度高、公正性强的特点（张卫平，2004；季卫东，2006；何文燕、廖永安，1998）。从"正义类型"的角度讲，"非诉讼方式"代表了"道德正义"与"政治正义"的附和，"司法诉讼"则代表了"法律正义"。

　　就两者之于民事纠纷解决的"协同关系"而言，"非诉讼方式"与"司法诉讼"在社会转型期经历了从"此消彼长"到"共同增长"的"协同效果"：从1980年到2000年，民事纠纷中"调解"与"诉讼"的解纷比例从10:1降至接近1:1，中国从"前诉讼时代"进入"诉讼时代"；从2003年到2012年，全国法院民事案件一审收案量从441.02万件上升至731.65万件，年均增速5.4%，"强诉讼、弱调解"的纠纷解决结构体系已然形成。直到2009年，这种"此消彼长"的态势才有所改变，呈现调解案件大幅增加、诉讼案件缓慢增长的态势。①

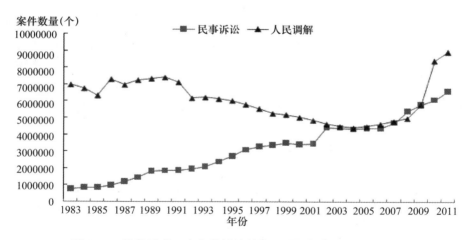

图4—4　法院民事一审案件诉讼量和人民调解案件量趋势图

---

①　以上数据均来自历年的《中国法律年鉴》。

目前，学界对该现象的研究多集中于与"理性选择""制度转轨"相关联的解释，"非诉讼方式"与"司法诉讼"从"此消彼长"向"共同增长"的模式转变是社会结构转型、社会经济发展、社会关系变化等宏观社会要素形成的数量关系状态（朱景文，2008；梁开银，2005；Kenworth et al.，1996）。同时，也有学者意识到，诉讼高速增长、调解迅速失效的本身也存在司法原始积累的需要、诉讼崇拜的意识导向、程序设计偏差等"非理性因素"（范愉，2003），"调解"的复兴预示着中国社会开始从"诉讼时代"向"后诉讼时代"过渡，民事纠纷同样可以通过多种方式予以合理解决（张卫平，2003：355—381）。

其实，这些理论分析的背后隐藏着一个更为现实的命题：面对不断激增的民事纠纷，在国家法律资源供给有限的情况下，"非诉讼方式"能否起到分流案件、缓解诉讼压力的现实作用是国家权力运作与民众自主选择共同决定的，只有满足个人需要的制度供给才能以最小的成本发挥最大的功效，这里的"关系互动"就蕴藏了"回应型法"（诺内特、塞尔兹尼克，1994：81—128）的内涵。所以，本节研究当代中国民事纠纷解决方式的选择就是想通过"自下而上"（民众之于制度、社会之于国家）的理论视角、从"制度供给"与"制度需求"之间的平衡关系出发寻求具有说服力的实证支持，进而为国家资源的合理配置以及法治建设的前进方向提供理论解释。那么，围绕这一问题，当代中国哪些人面对民事纠纷更可能产生"非诉讼方式"的制度需求，而哪些人会表现出对"司法诉讼"的行为偏好呢？除了群体特征之外，行为选择的主观动因存在哪些可供解释的"结构性特征"？"非诉讼方式"与"司法诉讼"在未来中国呈现一种怎么样的"资源配置"？这些对法律运行、法治建设又有哪些借鉴意义？

一　研究变量与解释机制

（一）两种社会特征：社会群体特征与社会背景特征

在中国，"非诉讼方式"与"司法诉讼"很容易被置于"传统"与"现代"的二元分类之下，从而直观地得出传统型的人倾向于选择"非诉讼方式"、现代型的人更容易选择"司法诉讼"解决纠纷的结论。显然，仅从"传统"与"现代"进行二元区分是不够的，纠纷解决的"行为偏好"与"行为选择"会受到各种主、客观条件的限制。考察以往的研究，我们可以从更宽泛的视角寻找民事纠纷发生后不同社会特征的群体是如何"接近正义"（access to justice）的自变量。

在定性分析中，梅丽运用"话语分析"的方法对美国城市社区中劳工阶层的法律意识和法律行为展开研究，发现性别、贫富阶层对法律的认识和使用存在显著差异（梅丽，2007：231—246）。在定量研究中，法社会学关于纠纷及纠纷解决的基本范式是"纠纷金字塔"理论[①]（Felstiner et al.，1980－1981）。具体到中国，麦宜生认为中国城市社区中法律的实用性非常有限、调解委员会在纠纷解决中仍旧占据重要作用，并验证了性别、年龄、教育程度、收入、职业、家庭结构等个体特征在解纷选择上的差异并不显著（麦宜生，2003），然而，麦宜生认为中国农村的纠纷解决行为受到宏观地域因素和微观家庭因素的影响，尤其证实了与行政系统有密切联系的农村家庭更有可能诉讼法律途径解决纠纷，在此基础上提出了"纠纷宝塔"理论[②]（Michelson，2007）。但是，陆益龙、杨敏的研究并不支持麦宜生微观家庭因素中社会关系对纠纷解决选择的影响，倒是验证了收入水平、受教育程度对农村居民解纷选择的影响（陆益龙、杨敏，2010）。同时，郭星华等人发现大传统、小传统与国家法律三大规范共同影响农村居民的行为选择（郭星华、王平，2004）。从全国范围来看，程金华、吴晓刚的研究表明，作为研究变量的"社会阶层"与作为控制变量的"收入水平""教育水平""所处地域""性别""党员"等个性化特征在解纷选择中存在显著差异（程金华、吴晓刚，2010）。

根据既往的研究，我们认为社会成员在宏观、微观因素上的差异都可能构成解纷选择的社会特征变量。根据"先赋性"与"自致性"理论，本节将"区域环境""城乡差异"定义为"无意而得"的社会背景特征，将"社会关系网络""收入水平""受教育程度"定义为"有意获取"的社会群体特征，这两者的区分构成了本研究的"自变量"。下面，我们需要考

[①] "纠纷金字塔"理论认为：第一，纠纷解决的方式"从低到高"可以分为双方协商、找第三方仲裁、司法诉讼，只有极少数冤情会上升至司法诉讼层面，更多的纠纷则会化解在基层社会；第二，"纠纷金字塔"的内部层级是流动的，"基层化解的纠纷越多，诉讼的纠纷就越少"（Felstiner et al.，1980—1981）。

[②] "纠纷宝塔"理论是麦宜生结合中国实际对"纠纷金字塔"理论做出的修正，其核心是否定了"纠纷金字塔"内部层级的流动性，即"各个层级内部的纠纷及纠纷解决的比例并不一定影响'塔尖'（法律途径）的结构"（Michelson，2007）。

虑的是，这些个性化的社会特征是如何与"非诉讼方式"和"司法诉讼"的行为选择发生因果关联的？即我们需要进一步明确本研究的"自变量"（社会背景特征、社会群体特征）与"因变量"（非诉讼方式、司法诉讼）是如何发生因果关系的。

（二）两种因果关联机制：合法性认同机制与感性选择机制

对于个人社会特征与纠纷解决路径选择之间的关联性问题，当代法社会学研究归纳了三种可能的因果关联机制：纠纷类型决定机制、合法性认同机制、理性选择机制（Sandefur，2008）。较之纠纷类型决定机制，"合法性认同机制"与"理性选择机制"是更为直接的因果关联机制。在当代中国，如果将民众的法律意识划分为"规范内化范式"与"工具主义范式"① 两种类型的话，那么，已有的研究表明中国民众的权威认同（合法性认同）呈现多元化特征（石任昊，2016），并且，纠纷当事者选择权威介入呈现出主观的"权威认同"与客观的"行为选择"相分离的"悖论"（陆益龙，2005；2013）。笔者认为，这种"悖论"的出现并不是基于简单的"工具理性"，而是在"利益预期"与"信任预期"② 相互裹挟基础上产生的一种"有效性判断"，这也与"纠纷金字塔漏斗化"理论（郭星华、曲麒翰，2011）体现出的民众行为选择的"不确定性"相呼应，这一过程所产生的"涉诉上访"甚至还是对法律权威的一种抗争（O'Brien & Li，2006；Michelson，2008b）。这些研究成果提醒我们，任何一种"单向度"的理论归纳都不足以对当前中国民众纠纷解决的行为选择提供有说服力的解释，而带有"实用主义"的"模糊哲学"似乎更占有理论市场。同时，本节并不打算对民事纠纷展开"类型讨论"，而主要围绕"合法性认同机制"与"理性选择机制"展开研究。基于这些考量，我们引入"感性选择机制"作为与"合法性认同机制"相对应的"因果关联机制"展开分析。

---

① 从某种意义上讲，纠纷解决中的"合法性认同机制"与"理性选择机制"对应了法律意识中的"规范内化范式"与"工具主义范式"。

② 自从格兰诺维特提出"镶嵌"理论之后，信任就被认为是人际关系和经济活动之间的重要变量（罗家德、叶勇助，2006），"信任关系"也被认为是影响行为选择的重要社会关系资源。同时，中国人的人际关系是一种"差序格局"（费孝通，1998：24—30）。因此，本研究将"以己为中心"，以亲友、熟人、政府等外围形成的信任和交往关系定义为当代中国民众行为选择的"关系资源变量"。

1. 合法性认同机制

作为功能优势、内涵价值截然不同的两种解纷方式，"非诉讼方式"与"司法诉讼"在人们的"行为偏好"中必然会与主观的"合法性认同"发生关联，之所以是主观认同，关键是这里的"法"是一种行为规制层面的、非制度性的"法"。所以，"合法性认同"是非制度化的内在权威认同。"不同社会群体成员有不同的文化习惯、集体思维和生活经验，因此非常有可能认同不同的纠纷解决方式，以及它们的合法性。"（程金华、吴晓刚，2010）从这个意义上讲，体现不同文化习惯、集体思维的社会特征往往与特定的生活环境有关，也就是与地域、城乡等社会背景特征有关。因此，合法性认同机制影响下的行为选择是与社会背景特征有关的"下意识选择"。

2. 从理性选择机制到感性选择机制

理性选择机制是基于韦伯"工具理性"的精确计算与逻辑推论展开的，理性行为是以最小代价获取最大收益的经济性行为。在理性选择机制中，"资源"是一个解释自利性的重要因素，具体包括了经济效益、声望、地位、道德等内容（科尔曼，2008：32）。在纠纷解决的行为选择中，理性选择机制与合法性认同机制构成了"法律动员"理论的核心。

事实上，纠纷解决的现实选择难以符合标准化的理性模型，任何主体行为都不可能实现"标准化理论与描述性理论之间的完美协调"（特沃斯基，2004：2），而只可能呈现为西蒙所言的"有限理性"，其中，各种"行动资源"的"不可量化"就决定了人们往往是根据未经计算的感觉、知觉或直觉做出行为选择（刘少杰，2012：10、12）。因此，"感性选择机制"就逐渐成为解释行为动因的新理论。应该说，"理性选择"与"感性选择"都是有目的、有规律的行为选择，但两者的"目的""规律"却不相同："感性选择"的"目的"是追求日常化、综合化、经验化、传统化的"满意"（姜奇平，2005），"感性选择"的"规律"表现为模糊的"实践逻辑"（布迪厄，1998：24），这种"逻辑"在勾连日常生活世界的基础上呈现为一种"惯习"（布迪厄，1998：211）。在选择民事纠纷解决的行为动因中，人们的钱财、面子、和气、公平都可能作用其中，听从亲友建议、参考以往经验、寻求中立第三方、凭借感觉判断都表现为遵从"模糊的实践逻辑"。从某种意义上讲，基于"资源"进行行为选择是"理性"与"感性"的共因，但囿于目的、规律的不同，"感性选择"就呈现

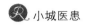

为一种特殊的"理性选择"。在这个过程中，收入水平、受教育程度、社会关系网络等"自致性"的社会群体特征会通过"感性选择机制"对人们的行为产生影响。因此，感性选择机制作用下的行为选择是与社会群体特征有关的"有意识选择"。

至此，我们可以得出社会背景特征、社会群体特征是如何在两种选择机制的作用下与选择"非诉讼方式"或"司法诉讼"发生因果关联的模式图，即本节"自变量"与"因变量"的关系模型：

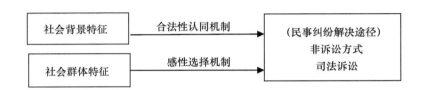

图4—5　两种机制作用下社会特征与纠纷解决路径选择的因果关联框架图

二　研究假设

（一）感性选择机制作用下的研究假设

在"场域"理论中，"资源"是构成"向他所保证的游戏机会的函数"的主要变量（布迪厄，1998：136）。我们认为，"资源"同样构成了社会成员如何"接近正义"或保证"游戏机会"均衡的重要变量。具体到本节，我们选取受教育程度、收入水平、社会关系网络等具有资源性质的变量，建立感性选择机制作用下社会群体特征与选择"非诉讼方式"或"司法诉讼"的研究假设。

受教育程度是指个人接受国家正式教育的年限、学历和综合素质的水平，它增加了人们"接近正义"的行为砝码。按照通常的认知，"法制观念"与"智识水平"呈正相关关系，"支配普通人人际事务的基本规则不在法律书本中"（埃里克森，2003：178），而"非诉讼方式"似乎更符合普通人的规范意识。因此，我们提出假设（1），受教育程度越低的人，越倾向于选择非诉讼方式解决民事纠纷。

收入水平是衡量人们经济状况的主要指标，也是判断社会成员"付出成本"的重要指标。根据国际通行的"恩格尔系数"，"免费服务"对低收入群体有更大的吸引力。较之司法诉讼，"非诉讼方式"拥有明显的低成本特征。因此，我们提出假设（2），收入水平越低的人，越倾向于选择非诉讼方式解决民事纠纷。

社会关系网络是一个涵盖内容较为丰富的系统概念，以往研究在"关系网络"影响解纷选择的解释上存在争议，但是"非正式"关系网络"嵌入"中国人的社会行动是一个不争的事实。同时，对"关系资源"进行"指标测量"依然要围绕"利益预期"与"信任预期"来展开。这里，本节借鉴麦宜生的"纠纷宝塔"理论提出假设（3），政府公信力越高、个体与政府之间的关系资源越多，越有可能选择司法诉讼解决民事纠纷。

同时，"调解"往往是在调解委员会、中立第三方的主持下敦促当事方达成合意的纠纷解决方式，其秉承了"道德实用主义"与"社会动员"的精神内涵，邻里关系、亲友关系、组织关系都会对"调解实践"产生现实影响。因此，我们提出假设（4）"调解"与"民间力量"存在正相关关系，社会成员在日常生活中的交往关系越多、信任基础越稳固，越有可能选择非诉讼方式解决民事纠纷。

（二）合法性认同机制作用下的研究假设

合法性认同机制通过社会环境对社会成员产生潜移默化的影响，我们选取城乡、区域作为内含社会背景特征的研究变量，建立合法性认同机制作用下社会背景特征与选择"非诉讼方式"或"司法诉讼"的研究假设。

城乡是描述城市或农村户籍身份信息的变量。在中国，"城乡"不只是自然环境的差异，更体现为人文环境的差异。在中国农村，好讼之人往往会被贴上"败类"的标签（费孝通，1998：58），固然，改革开放以来的"送法下乡"改变了民众的法律意识，但作为中国共产党建立政权、巩固政权、转变治理模式的"前沿阵地"，"大传统"与"小传统"仍旧扎根于中国农民的内心。同时，"调解"又可以很好地弥补市场经济转型过程中农村民众在"诉讼"与"权利保障"之间的心理鸿沟（韩波，2002）。因此，我们提出假设（5），农村居民更有可能对"调解"产生合法性认同，也更有可能将"非诉讼方式"作为民事纠纷解决中的"下意识选择"。

地域①也不单是地理环境的差异，更代表了不同的立体空间所暗含的

_____

① 地域变量以包括了地理、政治、历史因素的行政区域作为划分标准。

政治、经济、文化等因素的差异，这些因素日积月累地作用于个人生活的方方面面，形塑了各具特色的风俗习惯（贺雪峰，2007），这些风俗习惯会使人们产生不同的合法性认同，进而影响人们的行为选择。因此，我们提出本节的假设（6），所处地域不同的居民，"下意识"地选择"非诉讼方式"或"司法诉讼"来解决民事纠纷的行为倾向可能不同。

三　实证研究

（一）数据和模型设计

1. 数据基本情况

本节赖以分析的数据是中国综合社会调查（CGSS）2005 年度原始数据。该调查覆盖了全国 28 个省/市/自治区 125 个县级单位①，调查对象为18 岁以上（包括 18 岁）的中国公民，调查内容是关于全国城乡居民生活的综合情况，共完成有效样本 10372 个。下文使用的数据，根据研究的需要来自本数据库中的 5081 个子集。

本节使用的数据主要是依据因变量的取值来提取的。本研究的因变量是民事纠纷解决方式的行为选择，数据中该变量包含的取值为：法律途径、找单位领导解决、找熟人调解、找政府部门或村组织调解、找媒体投诉、忍了。我们选择的个案只包含那些假如②在与他人发生矛盾时会选择"非诉讼方式"或"司法诉讼"的个案，将选择法律途径与选择"司法诉讼"相对应，将选择找熟人、政府部门、村组织调解与选择"非诉讼方式"相对应。

2. 变量描述统计

对于个人人口特征（性别、民族、年龄、政治面貌）和个人社会特征（城乡身份、教育水平、个人收入、行政区域、提取"政府公信力因子、交往

---

① 28 个省市分别为：北京、天津、河北、山西、内蒙古、辽宁、吉林、黑龙江、上海、江苏、浙江、安徽、福建、江西、山东、河南、湖北、湖南、广东、广西、海南、重庆、四川、贵州、云南、陕西、甘肃、新疆。

② 选择假设案例的原因主要是已发生纠纷的当事人可能在过去 4 年中已经发生改变，尤其是有关社会群体特征的自变量的取值很容易发生改变，而问卷调查得到的自变量的取值描述的是当事人目前的情况，不适于统计分析过去 4 年发生的行为，因此，在分析中我们只涉及假设案例。

因子、邻里信任因子、朋友信任因子"① 的原始变量）的描述如表4—16所示。

结合本节用以分析的数据，研究者根据调查对象2004年全年的收入情况将调查对象划分成五个群体：低收入群体（1500元以下）、中低收入群体（1500元—3500元）、中等收入群体（3500元—6000元）、中高收入群体（6000元—14000元）和高收入群体（14000元以上）。为避免极值影响，以上收入划分主要依据子数据库中收入分布的大致情况进行设计，这一划分使得各个群体频次差异并不突出。另外，测量"关系资源"的四个因子是通过对11项变量进行因子分析得到的。

表4—16 本节所使用各变量的定义和统计描述

变量	样本量	均值/频次	标准差	性质	说明
因变量					
选择非诉讼方式与司法诉讼的个案	5081	2136/非诉讼方式		定类	否=1，是=2，转换的虚拟变量为：否=0，是=1
自变量					
控制变量					
性别	5081	2477/男性		定类	男性=1，女性=2，转换的虚拟变量为：男性=0，女性=1
民族	5081	4771/汉族		定类	汉族=1，少数民族=2，转换的虚拟变量为：汉族=0，少数民族=1
年龄	5081	44.395	14.67	连续	最小值=18，最大值=94
政治面貌	5081	579/党员		定类	党员=1，非党员=2，转换的虚拟变量为：党员=0，非党员=1
社会群体特征变量					
受教育程度	5081				非正规教育=1，小学=2，初中=3，高中=4，大中专及以上=5
个人收入水平	4851	2.95	1.379	定序	低收入群体=1，中低收入群体=2，中等收入群体=3，中高收入群体=4，高收入群体=5

---

① 这11个变量是根据研究假设对"关系资源"的界定从研究数据中选取的。

社会背景特征变量				
行政区域	5081		定类	华北地区＝1，东北地区＝2，华东地区＝3，中南地区＝4，西南地区＝5，西北地区＝6
城乡身份	5081	2856/城市	定类	城市＝1，农村＝2，转换的虚拟变量为：城市＝0，农村＝1
是否参加娱乐活动	5081		定序	一周一次＝4，几周一次＝3，一月一次＝2，一年几次＝1，从不＝0
是否参加体育活动	5081		定序	同上
是否参加同行/同学/同乡的联谊活动	5081		定序	同上
是否参加公益活动	5081		定序	同上
政府秉公办事的满意程度	5001		定序	非常满意＝4，满意＝3，一般＝2，不满意＝1，非常不满意＝0
政府公平执法的满意程度	5013		定序	同上
政府维护社会公平的满意程度	5015		定序	同上
远邻信任程度	5062		定序	绝大多数不可信＝0，多数不可信＝1，可信与不可信者各半＝2，绝大多数可信＝3
近邻信任程度	5039		定序	同上
陌生人信任程度	5022		定序	同上
普通朋友信任程度	4983		定序	同上

在样本容量为 5081 件的样本中，选择"非诉讼方式"解决纠纷的比例为 46.4%。自变量"性别、民族、政治面貌、行政区域、城乡差异变量"均为定类变量，"年龄"为连续变量，其他自变量均为定序变量。在样本中凡是取值为"不回答"或"不适用"的变量都被赋值为缺失值。由于这些缺失值是一种随机性缺失，并不会改变样本分布，所以将其作为系统性缺失值处理。

3. 模型设计

鉴于因变量为二分变量，我们建立了一个回归（Logistic Regression）模型，考察社会群体因素和社会背景因素分别在感性选择机制和合法认同机制的作用下与选择"非诉讼方式"与否的函数关系。模型的函数表达式均为：

$$\text{Logit}(Y) = \alpha + \sum \beta_i X_i + \xi \qquad \text{公式 1}$$

被解释变量 Y 为选择非诉讼方式与司法诉讼的二分分类变量，我们将被解释变量转换成一个二分虚拟变量（dummy variable），如果变量取值是"非诉讼方式"，$Y = 1$。β_1 是回归系数，表示当其他自变量取值保持不变的情况下，该自变量取值增加一个单位引起发生比率（OR）的自然对数值（即一个逻辑斯蒂单位）的变化量；α 是常数项，ξ 为干扰项。Xi 是一组可能影响人们选择偏好（Y）的解释变量，解释变量 Xi 是包含控制变量、社会群体特征变量及社会背景特征变量在内的一组变量。

控制变量是表示个人人口特征的变量，为性别、年龄、民族、政治面貌。社会群体特征变量为：教育水平、个人收入、关系资源（政府公信力因子、交往因子、地缘信任因子、情感信任因子）。除年龄、关系资源类外，我们把其他变量都转换成虚拟变量。如果调查对象是男性，则性别 = 1。如果调查对象是汉族，民族 = 1。如果调查对象是中国共产党党员，政治面貌 = 1。当教育水平分非正式教育、小学、初中、高中、大中专及以上五类的时候，需要设置三个虚拟变量，假如虚拟变量分别设置为 x1、x2、x3，用非正式教育作为基准类，则 x1、x2、x3 均为 0；当用小学类型表示时，可让 x1 为 1，其他为 0；当用初中类型表示时，可让 x2 为 1，其他为 0；当用高中类型表示时，可让 x3 为 1，其他为 0。当个人收入分为低、中低、中等、中高、高五类的时候，需要设置四个虚拟变量，假如虚拟变量分别设置为 x1、x2、x3、x4，用低收入作为基准类，则 x1、x2、x3、x4 均为 0；当用中低类型表示时，x1 为 1，其他为 0；当用中等类型表示时，x2 为 1，其他为 0；当用中高类型表示时，x3 为 1，其他为 0；当用高类型表示时，x4 为 1，其他为 0。

同理，行政区域变量设置有四个虚拟变量，华北地区为基准类，x1、x2、x3、x4 均为 0，当用东北地区表示时，x1 为 1，其他为 0；当用华东地区表示时，x2 为 1，其他为 0；当用中南地区表示时，x3 为 1，其他为 0；当用西南地区表示时，x4 为 1，其他为 0。[①] 如果调查对象是城市居民，城乡变量 = 1。

对于模型中的关系资源类变量，根据研究假设部分对"关系资源"内容的界定在研究数据中选取 11 个指标进行测量（详见表 4—17）。为了简化测量"关系资源"的指标，达到降维的目的，建立了因子分析数学模型。

模型的函数形式为：

$$\begin{cases} x_1' = a_{11}F_1 + a_{12}F_2 + ... + a_{1m}F_m + \varepsilon_1 \\ x_2' = a_{21}F_1 + a_{22}F_2 + ... + a_{2m}F_m + \varepsilon_2 \\ ...... \\ x_p' = a_{p1}F_1 + a_{p2}F_2 + ... + a_{pm}F_m + \varepsilon_p \end{cases}$$ 公式 2

笔者运用主成分分析法对测量关系资源类的 11 个项目进行因子分析（详见表 4—17），并对其做出正交旋转，结果如表 4—17 所示。

根据该表格可以有如下因子分析模型：

$$\begin{cases} x_1 = 0.804F_1 - 0.003F_2 - 0.019F_3 + 0.018F_4 \\ x_2 = 0.798F_1 - 0.001F_2 + 0.038F_3 - 0.025F_4 \\ ...... \\ x_{11} = -0.073F_1 + 0.053F_2 + 0.163F_3 + 0.703F_4 \end{cases}$$ 公式 3

其中，x_1，x_2，……，x_{11}，分别是"是否参加娱乐活动""是否参加体育活动""是否参加同行/同学/同乡的联谊活动""是否参加公益活动""政府秉公办事的满意程度""政府维护社会公平的满意程度""远邻信任程度""近邻信任程度""陌生人信任程度""普通朋友信任程度"标准化后的原变量。F_1，F_2，F_3，F_4 分别代表因子变量"交往因子""政府公信力因子""地缘信任因子""情感信任因子"。

---

① 华北地区：北京、天津、河北、山西、内蒙古；东北地区：辽宁、吉林、黑龙江；华东地区：上海、江苏、浙江、安徽、福建、江西、山东；中南地区：河南、湖北、湖南、广东、广西、海南；西南地区：重庆、四川、贵州、云南；西北地区：陕西、甘肃、新疆。

表 4—17　　　　　　　　　　　**关系资源类变量的因子分析**

项目 N = 10151	社会交往因子	政府公信力因子	地缘信任因子	情感信任因子	共量
是否参加娱乐活动	0.804	− 0.003	− 0.019	0.018	0.661
是否参加体育活动	0.798	− 0.001	0.038	− 0.025	0.639
是否参加同行/同学/同乡的联谊活动	0.761	− 0.014	0.000	− 0.032	0.530
是否参加公益活动	0.716	− 0.008	− 0.007	− 0.043	0.660
政府秉公办事的满意程度	0.023	0.846	0.001	− 0.028	0.648
政府公平执法的满意程度	− 0.016	0.841	0.011	− 0.023	0.639
政府维护社会公平的满意程度	− 0.025	0.696	− 0.020	0.075	0.580
远邻信任程度	0.001	0.010	0.813	0.000	0.514
近邻信任程度	0.011	− 0.021	0.795	0.082	0.707
陌生人信任程度	0.013	− 0.024	− 0.078	0.808	0.717
普通朋友信任程度	− 0.073	0.053	0.163	0.703	0.490
特征值	2.382	1.910	1.327	1.165	6.74
% of Variance	21.659%	17.364%	12.068%	10.594%	61.685%

（二）实证检验结果

1. 感性选择机制作用下社会群体特征与纠纷解决方式选择

从表 4—18 我们可以看到，在控制了性别、年龄、民族、政治面貌、城乡文化特征、区域特征、收入水平后，较之司法诉讼，与教育程度为"大中专及以上"的相比，具有其他教育程度属性的人选择"非诉讼方式"解决纠纷的发生比率更高。以司法诉讼为基准，在其他变量相同的条件下，未受过正规教育的人选择"非诉讼方式"的发生比率是受过大中专及以上教育的1.891 倍，受过小学教育的人是受过大中专及以上教育的2.707 倍，受过初中教育的人是受过大中专及以上教育的1.809 倍，受过高中教育的人较之于受过大中专及以上教育的群体在选择"非诉讼方式"的发生比率差异不显著。因此，数据结果支持研究假设（1）"受教育程度越低的人，越倾向于选择非诉讼方式解决民事纠纷"。

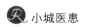 小城医患

表 4—18 **社会特征与选择"非诉讼方式"或"司法诉讼"**
之间关系的回归分析

回归模型 因变量：非诉讼方式 V. S. 司法诉讼	B	Exp（B）
控制变量		
性别（男）a	− 0.032	0.969
民族（汉族）b	− 0.511	0.600 **
年龄	0.013	1.013 ***
政治面貌（党员）c	0.180	1.197
社会资源变量/社会群体特征变量		
受教育程度（大中专及以上）d		
非正规教育	0.637	1.891 ***
小学	0.996	2.707 ***
初中	0.593	1.809 ***
高中	0.071	1.074
个人收入（高）e		
低	0.366	1.443 *
中低	0.452	1.572 **
中等	0.279	1.321 *
中高	0.098	1.103
社会交往因子	− 0.108	0.897 *
政府公信力因子	− 0.015	0.985
地缘信任因子	− 0.032	0.969
情感信任因子	0.090	1.094
社会背景特征变量		
城乡变量（城市）f	− 1.277	0.279 ***
行政区域（西北地区）g		
华北地区	0.198	1.219
东北地区	− 0.832	0.435 ***
华东地区	0.696	2.006 **
中南地区	0.966	2.627 ***
西南地区	1.716	5.565 ***
Constant	− 1.198	0.302
Nagelkerke R Square	0.367	
− 2 Log Likelihood	4880.657	

注： +p < 0.1，* p < 0.05，** p < 0.01，*** p < 0.001。

· 230 ·

模型结果还显示，在控制其他变量后，个人收入越低的人越倾向于选择"非诉讼方式"解决纠纷。以司法诉讼为基准，低收入群体选择非诉讼方式的发生比率是高收入群体的 1.443 倍，中低收入群体是高收入群体的 1.572 倍，中等收入群体是高收入群体的 1.321 倍，中高收入群体较之于高收入群体在选择非诉讼方式的发生比率差异不显著。数据结果支持研究假设（2）"收入水平越低的人，越倾向于选择非诉讼方式解决民事纠纷"。

对于"关系资源"类变量，在控制其他变量的影响后，政府公信力因子、地缘信任因子、情感信任因子的影响都不显著，社会交往因子的系数为负，并通过了显著性检验。结果显示，较之司法诉讼，因子值增加 1[①]，人们选择非诉讼方式的发生比率是因子值未增减群体的 0.897 倍。这也说明验证结果与研究假设（3）、假设（4）不符，研究假设及相关理论需要修正。

2. 合法性认同机制作用下社会背景特征与纠纷解决方式选择

由表 4—18 可见，在控制其他变量的条件下，以司法诉讼为基准，城市居民选择非诉讼方式的发生比率是农村居民的 0.279 倍。假设（5）得到验证。

从模型结果可知，以司法诉讼为基准，处于其他行政区域的居民与西北地区的居民相比，选择非诉讼方式进行民事纠纷解决的发生比率不同，除了华北地区这一变量没有通过显著性检验外，其他区域变量都通过了显著性检验。其中，西南地区的居民选择非诉讼方式的发生比率是西北地区居民的 5.565 倍，东北地区是西北地区的 0.435 倍，而华东地区是西北地区的 2.006 倍，中南地区是西北地区的 2.627 倍。我们可以认为，假设（6）"所处地域不同的居民，'下意识'地选择'非诉讼方式'或'司法诉讼'来解决民事纠纷的行为倾向可能不同"得到验证。

本节运用全国性抽样调查数据 CGSS2005，分析了当代中国民事纠纷中"非诉讼方式"与"司法诉讼"的行为选择。研究发现，在感性选择机制作用下，内含"自致性"资源属性的社会群体特征与行为选择之间的关系不完全显著；在合法性认同机制作用下，内含"先赋性"结构属性的社会背景特征与行为选择之间的关系显著。具体而言，本研究得出了"教育程度越低、收入水平越低、社会交往值越低的人越可能选择'非诉讼方式'解决民事纠纷；农村居民、南方及其他地区居民较之他们的参照项更可能选择'非诉讼

---

① 提取的因子经过标准化处理后，取值范围在 0—100，因子值只表示数值的大小。

方式'解决民事纠纷"的结论。这意味着，在当代中国，在"两种因果关系机制"作用下的民事纠纷解决的行为选择中，具有以上特征的人更可能接近"政治正义"与"道德正义"，反之则更可能接近"法律正义"。

第五节　"主角"的自述（2016）

2016 年春，石大夫与任阿姨离开了"小城四院"，在自家住处开办了一家"健康门诊"，为周边亲朋提供健康咨询和常见病诊治。至此，本书的"两位主角"彻底告别了"公立医疗机构"。行文至此，笔者想通过"主角的自述"回答以下三个问题：第一，石大夫与任阿姨离开"小城四院"的原因是什么；第二，作为从事了一辈子医生职业的"老大夫"，他们是如何看待当代中国的医疗体制改革、医患关系及自身的职业经历；第三，对照上一章最后的"尾巴"，这对"50 后"医生夫妇又是如何看待"单位编制"的。下面，我们就来展开这"三段论"。

（一）职业自觉：模糊的医生与清晰的患者

石大夫：2000 年到 2015 年，在"四院"一晃又是十五年。现在想起来当年带上大红花当兵的样子就跟昨天的事儿一样，要是不当兵，我估计也不会学医。从部队到镇上，从镇上到摩托厂，从摩托厂再到"四院"，当了一辈子医生，年龄大了，该歇歇了。

任阿姨：从"四院"出来，一是考虑年龄，二是医生这一行让人越干越糊涂。在中国，啥是医生？在医院，到底谁是主角？我现在都说不清楚。从 2000 年开始，医生这个称呼不再光彩，病人动不动就闹，并且越闹越厉害。时间一长，谁心里都烦。现在都说，医生看病是盯着病人的钱包，这一点不完全错，因为医生也是人，也是要吃饭、要尊严的人。"国家撤退"之后，医生就得自谋生路。那病人呢？我倒觉得，现在医院里的主角是病人和病人家属，我们反而成了配角。在镇上、在厂里，咱是中心，咱有权威，现在医生开处方恨不得是病人教着写的，他上网一查，感觉自己知道的比医生还多。所以，医生越来越做不了主了。

石大夫：我觉得，这种变化不仅是因为现在微信发达了、网络发达了，患者在医学知识上知道得越来越多这么简单。我在"四院"参与了这么多医患纠纷（的处理），有一个最直接的感受：不要说纠纷发生之后了，从病人进来医院，他们就不是一个人在看病，就像你们高校，一个大学生在学校读书，人家背后起码代表了一个家庭，医院也是这样。为啥现在医患纠纷不好办（处理），就是因为患者一方提出来的要求，很多时候不仅仅是针对治疗本身出现的问题了，参与到纠纷解决中的也不仅仅是患者和患者家属……例如，一个退休老干部在医院做个常规体检，可能就是因为年轻护士的一句话，惹毛了，这个老头儿的子女、亲戚，甚至是一些原来受过他帮忙的、在任的领导都有可能到医院来闹一闹，这谁受得了？医院内部固然有"医医相护"的传统，但是也抵不住这种闹法呀……所以，我感觉，现在大家好像都喜欢"联动"了，就像原来的"串联"似的，都说"打官司"是"打关系"，看病也是一样。医生现在也是硬撑着腰板在看病，很多时候都很紧张。

（二）"当局者"更清：这是一个好时代，也是一个坏时代

石大夫：现在病人的看病费用确实高，医患纠纷多、医患关系紧张，这都是事实。但是，不能只看一面，现在医院的诊疗水平比80年代、90年代要高很多，像"四院"这种花钱买来的"二甲医院"，不要说常见病了，就算是癌症也能很准确地查出来。这起码说明医学知识在不断进步，老百姓的生命健康有了更好的技术保障。现在这个社会，看病就是花钱买健康，不会再有免费的午餐了，靠国家、靠体制只能是基本的医疗保障，高质量的医疗服务永远是一分价钱一分货。明星们到顶级私人医院生个孩子就得上百万，人家享受的技术和服务肯定比"三甲医院"好得多，老百姓行吗？所以，"夹在中间最难受"。不管是哪个国家、哪个时代，普通人都是最多的，为普通老百姓看病的医院也是最多的，人一多肯定讲究不起来，矛盾自然就多。所以，我觉得，包括医患纠纷在内的很多问题，都能解释。往前看，唯一不变的就是社会在不断变化。之前医患关系确实好，现在确实不好，以后还会慢慢变好，不可能一直是这样。但是，我觉得，国家在医疗方面有不可推卸的责任，现在的中国政府也意识到了这一点。比如"新农合"，农民看病的报销比例比之前高多了，甚至在苏州、无锡这些地方，癌症病人都能报

80%。你能说国家现在还是袖手旁观？但为啥老百姓还是不满意？我们是职业医生，但也是老百姓，既是（医疗实践的）当局者，也是（社会变革的）旁观者。这个"闸门"一旦打开，就不好再往回收了，只能往前走。在改革开放前，老百姓就是听话，国家就是负责一切，可是生产力低呀。"市场"这个东西，说白了就是推动生产力发展的东西，个人积极性调动起来了，人与人之间的差距变大了，毛病就是从这里出来的。

任阿姨：其实，"病"这种东西谁也绕不过，谁也躲不开。之前很多县里的企业家，买上百万的车、一晚上打牌输赢都是十几万，（但）平时吃瓶维C都不舍得，遇到大病又求着咱帮忙。到那时候，豪车也只是救护车、豪宅也只是高级病房，一点用没有。现在，"有病了再进医院"这种观念越来越不受欢迎，越来越多的人开始注重预防疾病了。因为，"药物滥用"的问题连最普通的老百姓都知道，能保健就不吃药，能吃药就不打针，能打针就不输液，但凡有点条件的都忌讳"是药三分毒"。因为啥？人们的经济条件改善了，眼界也宽了，健康比啥都重要。所以，咱从"四院"出来之后，说是开的"健康门诊"，实际上是推广健康观念、帮熟人的忙。当了一辈子医生，咱太清楚医院里面的犄角旮旯，很多时候真不如做好"无病保健""无药健康"。并且，现在国家也鼓励健康保健，中国现在强大了，鱼油非得吃国外的？酵素就必须得代购？咱们国内的很多产业也都起来了……所以，我觉得，未来中国的医疗领域还会发生大的变化，医院的性质也会发生变化，起码"以药养医"不会一直持续。但是，基础医疗服务永远离不开医院，老百姓也不可能得一个感冒继续往"三甲医院"挤，基层社区的作用会越来越明显。并且，地域之间的差距确实大，现在都说公立医院要"收支两条线"、要提高医生的专业能力，（但）也得有经济基础呀。人家徐汇区一个社区医疗服务中心，一年的区财政返款能达到一个多亿，国妇婴医院的孕检、产检收费并不算高，产妇还必须强制性接受免费的专业授课，医生的自我保护做得也很好，说到底人家是有底气呀。在这方面，（中西部地区）差得远！

（三）单位编制："50后"一代人的心理归宿

石大夫：进"四院"的时候，咱就"留了个心眼"，不转编制，档案还在"摩托厂"。到现在咱还是"厂里人"，退休工资厂里还在发，每到年底"厂退休办"还有一些福利，东西虽然不多，但是心意到了。这一步，咱是走对了。现在的"四院"看上去还是在日常运营，实际上危机四伏，说倒就倒了……这十几年，这个医院民愤太大、树敌太多，老百姓对它的评价越来越差，这也是咱离开的一个原因。从根儿上讲，还是因为它的私营性质。像医疗、教育这种直接涉及民生的领域，市场化得非常谨慎，（但是）现在弄得非常毛躁。时间一长，咋能不出问题？举个最简单的例子，2012 年以后，建院（之初）的 50 个"在编医生"要么退休，要么跳槽，卫生局也不再"补编"了。"编制人员"越来越少，"捎客"越来越多，"四院"的民营性质就越来越重，它就更会肆无忌惮，因为没约束了……也正是因为这个原因，不光是患者看病的费用越来越不合理、出现纠纷之后医院越来越不讲理，后面的几任院领导基本上是把"四院"当成自家的提款机了，把自己兜里塞满，不管医务人员的死活。现在县城的房价每平（米）已经超过 6000 元钱了，"四院"的平均工资也就是 2000 元钱，这样搞还有啥意思？

　　任阿姨： 2010 年前后，当时的"在编医生"离开"四院"也都是看清楚这一点了。市场是只老虎，它能护人，也能咬人。王佐、王佑，这哥俩儿完全是生意人，"用人朝前、不用人朝后"，极力维持着"四院"不垮，但是效益越来越差……俺们这一代人最看重的还不是钱，而是"安全感"。"摩托厂"虽然已经破产了，但它毕竟还是个部属国企，是个正规单位。现在这个社会也算是一个"薄情的社会"。不论医生还是患者，要想活下去，还想活得好，不光得有一技之长，还得会保护自己。即便"铁饭碗"没了，也一定要有自己的社会关系，这是一个**"无形的保障"**……说到"单位编制"，真正的意思也就是在这里。咱不放弃"单位编制"肯定有心理方面的恋旧意思，但是更重要的是"平台的考虑"。要是"厂子"效益一直很好，谁会跑出去打工？但要不是有"部属职工"的名头，"四院"能聘高薪主动找咱们？所以，事业有成败，但**人生一定要留底牌**。

第六节　小结

本章内容从"两位主角"进入"小城四院"讲起，通过对 2000 年之后县域医疗服务市场的主体行动与秩序机制的分析，集中讨论了**激变时代**下的基层医疗实践与医患纠纷的解决。作为本书的第三个，也是最后一个核心章节，本部分内容展示了国家力量、市场力量、个体力量在新时期医疗场域中的角色扮演，这种多方力量的交集呈现出了前所未有的**"乱与治"**。这一点直接体现在本章"半公立半私立医院"的机构命名当中。也许，这种表述本身就是不严谨的。因为，"小城四院"毕竟在人员构成和组织形态上带有事业编制和卫生行政管理的公立色彩，但它从成立之初就始终游走于"国家与市场"的两界，只不过较之于"纯公立医院"而言，它的"市场化"更为露骨，较之于"纯私立医院"而言，它的"体制化"更为诱人。因此，笔者选择的这个观察场域就显得"不伦不类"，但可能也正是因为这种"四不像"才更加真实地反衬出当下基层医疗实践的样态。由此，在如何协调"结构论"与"建构论"的关系表达层面，这里的"误打误撞"却显得"恰如其分"。

2000 年以来，国家在"持续撤出"医疗服务领域经济供养的同时，明显地表现出希望通过市场化方式改革公立医疗机构的建设意志。作为一家"公立外壳、私营本质"的"半公立半私立医院"，"小城四院"出现的本身就是医疗服务领域市场化改革的基层产物，从由过去国家政策指令和财政支持下的公立医疗机构"转变身份"成了在医疗市场中参与竞争的利益主体。与此同时，进入 21 世纪，普通民众对于疾病的认识和医疗的期望随着经济状况的改善有了较大改变。在传统社会，民众常常自我诊断、治疗以及寻求常规医学以外的医学知识和从业者的帮助（玛格纳，2009；Shorter，1991；Starr，1984），只有在"最紧急"（the most alarming）的症状下才会求助于专业医生（Shorter，1991：57）。随着经济的发展、生活水平的提高、医学知识和技术的进步，病患试图寻求医生帮助的症状越来越多（Shorter，1991：24），以前不被认为是疾病的一些症状，逐渐被认为是疾病，并需要医学知识和专业医生的介入。于是，从传统到现代，病人对疾病的敏感性

（sensitivity）显著增强。这其中，最直接的表现就是由"社会医学化"和"经济医学化"衍生出的各类"专科门诊"。

正是这两方面原因，共同导致了公立医疗机构在"自负盈亏"的压力下不断强化自身的"经济利益"、弱化自身的"职业伦理"，进而催生出了"医生的商人化"与"患者的暴力化"。换言之，2000 年以来，"职业医生"的执业性质发生了根本性改变，"救死扶伤"的医德伦理逐渐让位于"策略性"的效益获取，从而使得患者的就医成本不断攀升、医患关系充满了交易性和不确定性。在本章的论述中，这一点不仅从"医生的收入结构"中获得了经验证实，也"顺带"挖掘了有关"莆田系"在内的"私营诊所"挂靠公立医疗机构的制度性原因。即国家在"经济撤退"的同时始终牢牢把持着公立医院在当代中国医疗服务供给格局中的主导性地位。固然，国家在官方政策上允许甚至鼓励民营资本进入医疗领域，但在税收标准、人员招募、医保覆盖等方面设置了私营医疗机构之于公立医疗机构的劣势主体待遇。也正是在这个意义上，"小城四院"与"承包科室"之间获得了"休戚与共"的可能性，亦变相坐实了当代中国基层医疗实践中的"资本合流"。在这种背景下，中国基层医疗实践的样态日趋"冲突化""暴力化"，"医患纠纷"变得"不再典型"，民众的就医行为也获得了一定意义上的"同情式理解"。

然而，医学化本身就是一个极具批判性的概念（董维真主编，2009）。它在回应医学并不是单纯的科学的同时，也毫不留情地指出了它所蕴含的社会建构性特征，帮助我们挖掘概念背后的社会进程。这种社会建构论的视角主张人们在面对社会现象时，不再纠结于"对与错、真实与荒谬"，而是要关注社会成员是如何参与认知过程并"发明"了知识，进而"了解文化、社区与体制是如何影响我们重构社会的方式"（许放明，2006）。社会建构论认为，我们应该对日常生活经验的知识采取审慎和质疑的态度；同时，对于"社会问题"，一些建构主义者也认为社会问题本身并不是以一种纯社会客体存在着，而是存在于社会互动的过程当中。那么，社会问题的本质就不是静止存在的状态，而是动态演变的过程（Hartien，1977）。从演进意义上讲，"社会（问题）医学化的发展主要是基于技术的逻辑和资本的逻辑"（卢景国、张艳清，2009）。对医学科学的信仰和医疗市场的导入共同将医学化与个体的生命经验和生活经验彻底勾连。从本章"小城四院"的经验研究中，我们发现，病患在"制度弱势"下的赋权主要体现为一种技术增量和人际联合，继而呈现出了"自下而上"的建构性抗争。具体而言，患者的维权意识随着生活质量的提高、网络媒介的普及越发强势，基于"诊疗结果"的不满意而引发的针对院方的"侵权追责"是当代中国医患纠纷发生的主要原因。当然，这其中也夹杂着患方对"诊疗费用"与"诊疗态度"的多重抱怨。与此同时，"关系距离"成为贯穿医患纠纷发生与解决的一个重要变量。不同社会阶层的病患面对同样一种病症所受到的诊疗待遇是不同的，"资源成本的主体承受差异"使得社会资本存量不同的患者选择不同的就医行为和解纷途径，进而获取不同的物质赔偿。因此，医疗实践就成了透视当代中国社会阶层分化、纠纷解决及法律发展的一面镜子。

米格代尔（2013）强调"社会中的国家"，即要充分正视"自上而下"的制度供给与"自下而上"的社会需求之间的契合与互动。供给侧与需求侧在任何单方面的越界行动都有可能使自己和对方陷入困境。从本书"医疗命题"的研究中，亦彰显出了这种双向互动的基本要求。国家应该如何有效扮演"现代性"的制度供给角色，医生应该如何抱持与回应"竭泽而渔"的职业危机，民众应该如何建设性利用"同情式理解"的外部支持，这些答案的"拼图组合"才是当代中国"医疗问题"的实践出路。

2016 年春，石大夫与任阿姨离开了"小城四院"，也算是彻底告别了从事一生的"医生职业"，但仍以"老大夫"的专业身份为周边亲朋提供健康咨询和常见病诊治。本书故事就此告一段落。

第五章 结论

横看成岭侧成峰，

远近高低各不同；

踏遍绝顶无归处，

此山又在那山中。

——题记

本章是全书的结论部分。除了归纳概括基层医疗实践历时性研究的主要发现外，笔者还将展示关于基层社会治理的相关思考，以期对当代中国的社会学研究提供可能的理论贡献。

当前，无论国别，政府、市场和社会三者的关系问题，逐渐成为社会科学理论探讨的前提。从中华人民共和国成立后的国家强势入场，市场、社会几近缺位，逐步过渡到改革开放后市场局部嵌入，国家在"看似隐身"的同时却又不断地"出场解围"。当代中国的经济政治改革就是对经典社会主义模式下的国家与社会关系的一次较大规模的调整。在"医疗"领域，改革开放以后，中国政府在承担卫生保健职能方面的意愿和能力发生了变化，政府对公立医疗机构的政策转变对医疗服务提供者和使用者的行为方式产生了重要影响，进而出现了卫生保健筹资不平等、医疗成本上涨等现象。这就引申出了一个终极性议题：如果理解医疗实践中的"社会"（"社会底蕴"）与"国家"（"治理机制"）？因而，当代中国的基层医疗实践反映了一种总体性的社会变迁。

第一节　时代变迁中的基层医疗实践

行文至此，读者们大概已经能够理解本书开篇时，笔者通过"生命历程"提出的有关"基层医疗"的一系列问题及背后的相关答案。从中华人民共和国成立之初至今，医患之间的关系样态经历了从亲密，到疏离，再到冲突这样"一路下滑"的走势，医患纠纷也从"隐而不彰"发展为一种"公共问题"，纠纷的解决路径亦在"国家法律"与"民间规范"之间频繁转换，其中的变化究竟该如何解释？如果"失衡"并不是人人欢喜的事情，那么这种"不得不"的纷争到底在纠结什么？或者更质言一些，在医疗卫生体制的国家建设和现代医学文明的西方转入中，医生与患者"被赋予"了何种权力，又"被剥夺"了何种权利，医患之间的关系结构所体现出的"外部性嵌入"该作何解释？如果医患纠纷的发生拥有一种稳定的"制度性归因"，那么，医患纠纷的解决又为何呈现出"跨界的模糊性"？在笔者看来，这些问题的回答都必须归结到对一个根本性问题的考察，即"国家—医疗—社会"的关系问题。

具体而言，在现代社会，"医疗"已经跳脱出其在帝制时代国家建制中的"非核心定位"，然而，"医疗"之所以能够成为透视当代中国社会变迁的一个脉络性议题，在于其内含的"生命政治"具备整合国家的制度设置与民众的社会需求两者之间"双向互动"的实践价值。很显然，在考察这一"双向互动"的过程中，"'病'的社会性"是一个无法替代的基础性概念工具，而纠纷解决中的法律发展问题也同样需要重视。

（一）"病"的社会性考察

在中华人民共和国成立后到改革开放前的社会主义新时期，"医疗"是国家在卫生服务领域建立政权合法性的主要路径。这一点集中体现在中华人民共和国成立之初国家颁布的"卫生工作的四大方针"上，国家几乎消灭了私人行医，实现了医生的"国有化"，治病成了一种政治行为，医疗服务的对象也更多地聚焦于长期缺医少药的农村地区。因此，在新中国前30年，农村民众经历了科层化的革命动员并受到了集体农业的制度限制，"工具型"健康观盛行；医生的诊疗活动在社群主义道德观与集体主义经济分配的双重制约下被赋予了"革命团结"的政治意义，"医患纠纷"隐而不彰。在改革开放之初，中国的农村医疗实践是乡村"熟人社会"的一种领域内表达。在整个 20 世纪 80 年代，医生与患者之间的互动主要表现为嵌入社区性关系网络的人情互动，农村医疗行业的市场化程度、乡镇医生的属地来源、医患在诊疗活动中的行为选择等因素共同保证了医疗服务领域的整体稳定。

进入 20 世纪 90 年代，中国城市地区的医疗实践仍旧带有明显的"单位福利"特征，延续了"再分配体制"在医疗保障上的制度供给作用。直到 20 世纪 90 年代中期，单位患者在"全包式劳保医疗制度"的庇护下，并不存在"看病贵""看病难"的问题，单位医生借助"科层制权力"既成功扮演了医疗服务的"守门人"角色，也有效拓展了人际交往的互动范围。这种"结构之下"的医患互动彰显出了行政治理模式形塑的"分级诊疗"的现实功能，医患纠纷仍旧非常"典型"。然而，伴随着 20 世纪 90 年代后期的国企改革，单位内部的权力结构与单位医院的运行基础发生了重要变化，"劳动力的再商品化"催生了中国城市医疗保障制度从"再分配福利"向"社会化保险"的转变，国企职工获得了"就医自主权"，但也开始承担"医疗成本"的责任转嫁。由此，"国家—单位医疗保障体系"出现解体，"看病贵、看病难"问题得以出现。同时，随着单位体制的松动与外部选择机会的增多，拥有社会资本与技术优势的单位医生开始挣脱"体制束缚"，进而出现了"职业流动"。

2000 年以来，国家在"持续撤出"医疗服务领域经济供养的同时，明显地表现出希望通过市场化方式改革公立医疗机构的建设意志。普通民众对于疾病的认识和医疗的期望随着经济状况的改善有了较大改变。在这种双重变化的背景下，"职业医生"的执业性质发生了根本性转捩，"救死扶伤"的医德伦理逐渐让位于"策略性"的效益获取，从而使得患者的就医成本不断攀升；病患在"制度弱势"下的赋权则主要体现为一种技术增量和人际联合，继而呈现出了"自下而上"的建构性抗争。因此，进入 21 世纪，医患关系充满了交易性和不确定性，医患纠纷变得"常态化"。其中，患方基于"诊疗结果"的不满意而引发的针对院方的"侵权追责"是当代中国医患纠纷发生的主要原因，其中亦夹杂着患方对"诊疗费用"与"诊疗态度"的多重抱怨。

回应本书开篇时提出的问题，我们发现，当代中国医患关系从"信任""失信"到"恶化"的转捩带有较强的制度主义取向，即在新自由主义全球化影响下，"国企改制"和"市场化医改"的历史偶遇带给医生与患者的"双向制度祛权"是医患关系"一路下滑"的结构性原因。但是，本书试图揭示出问题的另一面，带有"自下而上"制度反馈色彩的关系互动亦使医患关系带有浓厚的行为主义取向，且"生命力""解释力"更加柔韧、绵长。这两条主线共同构筑了当代中国医疗实践的场域特征，也使得"由医疗话社会"带有极强的时代感。从理论对话的角度讲，本书所揭示的二维观点似乎带有了某种"骑墙"的意味：一方面，当代中国县域医疗实践的信息概括虽然部分印证了"患者赋权"的时代趋势，但医患之间的"关系结构"仍旧表现出院方控制下的临床自主性的固有强势；另一方面，医疗领域中的秩序生产固然带有法理型权威、技术性权威等现代元素的渗入，但现代性和地方性的交融又使得针对这一问题的理论抽象显得弥散和炫彩。因此，在"国家—医疗—社会"的结构框架下，本书始终将医疗问题视作一种"总体性的"社会问题展开解读，如何在"逆向归因"的基础上寻求本土化的制度整合、社会整合、人际整合是本书提出的一个追问。

（二）纠纷解决中的法律发展

从本书医患纠纷的实证研究中，笔者提炼出了几点关于当代中国法律发展的思考：

首先，我们应该对正式制度与非正式关系网络在中国法律实践中的"互动"保有理性认识。具体而言，民众基于"信任"产生的"行为偏好"与"利益预期""信任预期"相互裹挟基础上产生的"行为选择"之间是存在微妙差异的："信什么却不选什么、选什么却不信什么。"这里需要明确的是，以往研究经常提及的"有效性"在感性选择中被定义为了"满意而非最佳"，这种"满意"是一种特殊理性化的结果，这种"特殊理性"的实施路径是"社会关系"因为"嵌入性"具备了"社会资本"的性质，个体行动者可以通过直接或间接的社会交往获得其他社会成员所拥有的（包括财富、权力、声望、社会关系网络等）社会资源，而这些"资源成本"的主体承受差异就构成了差异性的行为选择。同时，也正是因为社会关系对法律行为更多地"嵌入"，才出现了"人情案"这样的"中国式司法"，这种明显受到"感性选择机制"影响的法律行为更可能给当事人带来一种"额外的心理满足"。由此，在肯定了"案件社会结构"理论的前提下,"感性选择机制"更能够有效解释中国民众尤其是普通民众的行为动因,纠纷解决中的行为选择所透视出的当代中国的法律运行遵从着"模糊的实践逻辑",正式制度与日常关系之间存在"藕断丝连"的复杂相貌。

其次,本书在经验上发现了民众对制度的"双轨需求",说明了"徒法不足以自行"的共识判断,当然这是从"自下而上"的理论视角得出的研究发现。如果说转型中国的"法律发展"既需要底层关怀也需要顶层设计的话,我们还是需要从"自上而下"的理论视角来审视以"调解"为传统象征的"非诉讼方式"与以"审判"为现代寓意的"司法诉讼"在当代中国社会结构中的历史定位,这也就是如何看待中国法律现代性的问题。从这个视角出发,"非诉讼方式"与"司法诉讼"的内涵界定及关系变迁都是一个独特的"历史事件",与之对应的就是"合法性"(legitimacy)与"合法律性"(legality)这两个关键词,这意味着对中国法律现代问题的讨论不仅要涉及"治理社会生活"的"合法律性",也要涉及"治理政治生活"的"合法性"问题。从历史进程来看,曾经为了迎合"权力的组织网络"取代"权力的文化网络",内含"儒家精神"与"革命传统"的"调解实践"被纳入了中华人民共和国成立初期巩固新生政权的过程当中;曾经为了填补改革开放初期的"规范真空"、迎合新时期的经济发展,"司法诉讼"被建构为迅速实现社会法律化的最佳路径;当下,面对"诉讼爆炸",以"调解"为传统象征的"非诉讼方式"又呈现出复兴的生命力。这至少可以说明,"后诉讼时代"不仅是一种多元纠纷解决机制的建构历程,也始终伴随着国家权力运作的与时俱进。因此,我们可以得出这样的启示:针对当代中国的民事纠纷解决以及更宏大的现代法治建设的认识,必须转变我们自身固有的"知识隐喻",突破"规范式的西方中心主义"的"理想桎梏",应该在充分认清"社会阶层分化"与"传统法律文化"的基础上选择一种更加"普适性"的应对策略与发展道路。只有这样,才能在这个激变的时代更好地服务于民众的权利维护与社会的良性发展。

第二节　基层社会治理的思考

纵观中国历史上不同类型的治理体系，"治理"的要义是民众"自下而上"的社会认同与国家"自上而下"的社会整合之间的良性互构机制，即"社会公正"的维护机制。这种机制既是宏观的国家政治体制、中观的社会运行体制与微观的民众信任体制的契合，也呈现出了多重的组织形态与实践样态。因此，基层治理要在国家、社会、个人之间形成互信，这种互信要通过符合具体社会形态的组织载体、文化载体、制度载体予以保障。这里的重点，不在于这些载体的称谓，而在于它们在基层社会中的实际作用。本节将围绕这一命题展开论述。

（一）社会治理：理念的提出与实践的困境

对"社会治理"这一概念的运用，在认识上经历了一个过程：党的十八届三中全会之前，我们主要使用的概念是"社会管理"，自十八届三中全会通过《中共中央关于全面深化改革若干重大问题的决定》起，我们党开始用"社会治理"替代"社会管理"来指导国家建设。从"管"到"治"这"一字之变"反映了新时期国家建设在治理主体、治理方式、治理范围、治理重点等方面的不同。2013年11月十八届三中全会决定要求"推进国家治理体系和治理能力现代化""创新社会治理体制"，2014年10月十八届四中全会提出"坚持系统治理、依法治理、综合治理、源头治理，提高社会治理法治化水平"，2015年11月十八届五中全会提出要"加强和创新社会治理""建设平安中国，完善党委领导、政府主导、社会协同、公众参与、法治保障的社会治理体制，推进社会治理精细化、建构全民共建共享的社会治理格局"。在这三次中央会议中，"加强""完善""创新"社会治理越来越被强化，一方面反映了党和国家进行社会治理的思路越发明确，另一方面也凸显出新时期社会治理尤其是基层治理所面临的艰巨任务。

近年来，基层治理效果不佳的问题日益凸显，具体表现为：基层社会情绪日益戾气化、政治化；网络评议倾向于利益泄愤与政治归因；个体事件容易发展为群体事件；法律事件容易发展为针对公共组织的信访事件；

等等。在各地的调研中，我们经常听到基层干部抱怨他们说话"没有威信"、工作压力"正在加大"、群众越来越"难以管理"。在社会治理理念日益被强调的宏观背景下，为什么曾经坚固而深入基层的社会治理体系陷入了困境？在当代中国，为什么不满情绪会成为贯穿阶层分化的普遍现象？主流舆论并未减弱核心价值观的宣传，但为什么争取"群众信任"的效力弱化？半个世纪以来国家的政治体制未发生重大改变，普法教育也在不断强化，为什么民众"信访不信法"甚至"暴力抗法"，社会治理失效严重？这不仅是社会学面临的理论性问题，更是国家建设必须正面回应的现实性问题。这个经验问题与理论研究的关联，在于解答民众"自下而上"的社会认同与国家"自上而下"的社会整合之间的互构关系——如果这种"互构"存在正相关关系，那么促成这种"由强至弱"的治理变化源于何种基础性社会因素的影响？对这一问题的回答，就具体为基层社会治理"为什么治""治什么""怎么治"。为此，我们需要进入基层治理的历史中寻找答案，先看国家体制在不同阶段呈现出的治理主体、角色与责任关系的来源与特征，再看它与新的社会环境和治理对象发生的关系变化。

（二）两种治理形态：自我治理与双重治理

中国传统社会的基层治理是帝国体制对农耕社会的治理。这种治理有两个特点，第一，"情理法"被赋予了一种整体主义的理解视角，"帝国法系"将普世性的"天理"与地方性的"人情"融贯起来，形成了"情理法"享有共通精神的"礼法格局"，"礼治"是其文化基础；第二，农业社会是一个低流动性的熟人社会，国家与个人之间存在"乡绅""士绅"这样的"基层代理"，他们既可以将下情上传于官府甚至朝廷，也可以将官方的意志贯彻于民间，所谓"身为一乡之望，而为百姓所宜矜式，所赖保护者"，起到了联通国家与社会、保护民众利益、化解基层矛盾的重要功能。因此，农业社会的治理是帝国体制以"礼治"为文化基础，以"乡绅"为代理机制的"自我治理"。

中华人民共和国成立后，中国进行了一系列社会重组，建立起一套新颖而独特的"公共与个人"的连接系统，这是威权体制对计划经济社会的治理。这种治理有两个特点：第一，在户籍制度与城乡二元结构的作用下，1949年以后的中国是一个低流动性、高度政治性的熟人社会，中国共产党将领袖精神、革命意识、政策指令以"政治动员"的形式建构为国家建设的合法性策略，"权治"是社会治理的意识形态基础；第二，纵向的行政体系与横向的单位制和人民公社制度提供了社会治理的组织保障，这种覆盖面极广的"代理网络"一方面将国家、组织、个人有效连接，另一方面也充分发挥了资源分配、群众动员的社会功能，国家向组织发布指令、组织向个人实施治理，国家与个人之间形成了一道"双向互动"的公共物品供给、基层矛盾化解、利益关系平衡的制度屏障。因此，计划经济社会的治理是威权体制以"权治"为意识形态基础，以单位与人民公社为组织基础的"双重治理"。

回头看，我们发现，中国传统社会的"自我治理"与计划经济社会的"双重治理"在民众的社会认同与国家的社会整合之间形成了良性、稳固的互构关系，这两种治理形态的共同点在于整个社会的经济基础、文化基础、组织基础高度契合，尤其是在国家与个人之间拥有结构性的"代理机制"，使得基层社会在资源分配、纠纷解决、利益平衡、自我纠错等方面拥有相对自主的运行空间和制度保障。同时，我们也应该看到，这两种治理的社会形态都属于"前现代社会"，基层社会的运行更多地依靠地方性组织，民众对"中介"产生依赖和忠诚，而没有对公共事务产生利益与责任的互信。因此，从国家层面讲，这两种治理都属于间接的"简约式治理"。

（三）治理堕距：社会的变迁与制度的滞后

美国社会学家奥格本在《社会变迁》一书中首先提出社会变迁中物质文明与科学技术的发展往往要快于制度与观念的发展，从而产生了后者的"延迟现象"，这两者的"差距"就是"文化堕距"。作为社会变迁的一种必然现象，"文化堕距"在整合理论中的现实意义在于，"转型期"既是一个利益冲突的多发期，也是一个利益重组的调整期，更是一个路径依赖的磨合期。要实现社会稳定，既要正视社会变迁，也要保证各方面的同步发展。借鉴这一理论和前述两种治理形态，我们首先要弄清楚中国社会发生了哪些变迁，进而明确当前的社会治理究竟"为什么治""治什么"。

肇始于20世纪70年代末的改革开放，是一项波及政治、经济、文化多方面的社会变革。伴随着市场经济的高速发展，中国的社会结构发生了两项重要变化。

一是市场经济的发展造成广泛的社会流动出现，城市的"单位"与农村的"人民公社"迅速解体，脱离"中介组织"的人群日益增加。截至2013年，只有不到1/4的城镇就业人口处于典型的单位体制中；在农村，数以亿计的农民工涌向城市，2000—2010 这十年间，有 90 多万座自然村消失。同时，单位与乡镇的社会治理职能迅速让位于经济职能，大量的民营企业蓬勃发展。这一变化的直接后果是通过单位和人民公社直接联通公共组织的人数锐减，国家与社会之间中介性的"代理机制"逐渐失效。更为重要的社会后果是，整个社会的经济属性增强必然造成政治属性、道德属性的相对弱化，一方面是离开了固有的单位和土地也就脱离了责任组织，而民众与国家的组织化连接一旦消失，法律和公共制度的权利保障也就难以经由组织途径实现，基层社会也失去了纠纷解决与资源分配的动力和条件；另一方面是原由情感交往和乡土互惠缔结的熟人社会迅速转变为以工具理性和差异主体缔结的陌生人社会，阶层分化加剧，收入的不平等引发的不公平感迅速上位，社会戾气加重。因此，当前的基层治理失去了国家与个人之间拥有应责和代表功能的组织基础，原有的"双向互动"变成了国家直接面对失去组织保障的个体，国家需要向流动的、异质化的公共社会进行治理。

二是通过"法律移植"迅速建立起多层级的立法体系，"普法"与"励讼"成为国家为适应市场经济发展、实现纠纷解决法律化、重构国家与个人之间联通机制的制度努力。中国的法治建设一方面彰显"制度移植"的设计色彩，另一方面凸显国家寻求"合法性认同"的现实考虑。但是问题正出现在这里，"合法性认同"是一个理念与实践、个人与组织、社会与国家、国家与国家之间的互信，它既需要刚性的规范保障，也需要柔性的文化支持，更需要现实性的绩效验证。"法治"实际是凝练了一套始自近代西方自由主义政治与法律传统并在现代社会得以成熟的"法律之治"的规范统称，西方法律制度及法律秩序"嵌入"中国带有明显"国家本位"的诉求，满足了中国与西方世界的规范接轨，但却忽视了以"礼法""政法"为传统精神的"社会本位"对现代法治精神的心理认同，这就使社会治理失去了民众认同的文化基础。同时，不同于传统社会"全息式"、计划经济社会"规训式"的调解、说教，内含"形式理性"的司法诉讼传递了一种"片段式""工具式"的裁判标准，纠纷的解决往往意味着人际关系的彻底破裂，通过法律途径非但没有解决过往的纠纷反而容易引发再冲突，这就使社会治理失去了民众认同的绩效基础。这两方面变化可以解释基层社会治理为什么难以获取"群众信任"、基层民众为什么"信访不信法"。

　　至此，我们可以进行这样的判断：在新形势下，中国社会的经济结构、组织结构、文化结构出现了重大转型，它正从条块化的计划经济社会走向网络化的市场经济社会，从威权体制下的单位社会走向现代体制下的公共社会，从刚柔并济的"传统型权威""魅力型权威"走向接轨西方的"法理型权威"。面对这些新的改变，"双重治理"体系逐渐瓦解，基层社会难以发挥平衡利益、维护公正的组织保障与文化调适，造成了民众"自下而上"的社会认同与国家"自上而下"的社会整合之间的互构关系出现了"断裂"，"国家本位"与"社会本位"的治理需求发生了"错位"。当前，适应公共社会的中介性"代理机制"、基础性"文化认同"与多元化"解纷机制"未能真正建立，很多矛盾找不到解决途径，社会戾气的宣泄只能转向问责政府、申斥国家，这就是基层治理所面临的"情感性宣泄"与"政治性转化"。因此，应对基层社会的"治理堕距"，就是要在国家与民众之间建立起保护公平正义的连接渠道与应责代理组织，调整刚性的纠纷解决机制为保障人际关系的文化网络，从间接的"简约式治理"转为直接的"介入式治理"，重构民众社会认同与国家社会整合之间的良性互构。

　　（四）柔性治理："社会底蕴"的时空延展

　　实践证明，"社会底蕴"是在历史变迁中、中国社会自发保存的那些具备相对稳定特征的"恒常"。通过考察社会历史进程与现代性变迁之间的互动机制，深具传统特性的"社会底蕴"并非以一种消极对抗的形式出现，而是不断与新的历史条件相结合，并由此生发出建设性和包容性的面貌。因此，"社会底蕴"的提出，是经由历史来对"当下"问题的深刻反思，亦成为社会治理在"治什么"和"怎么治"之间的理论联结。

　　社会底蕴有别于"硬质"的制度和社会结构，它是在二者之上"情感化了的"时空集成。国家可以设定制度形态，框架结构亦可由外力塑造，但具体执行和路径选择，却需要结合社会历史的、行动者感性经验的过滤。简言之，外部强制的"力量"与内部认同的"情感"，二者共同作用激发出了"社会底蕴"。社会化的个体在某一时段的行动中，并非花费更多的时间考虑结构或规范的束缚，而是采用日常的行动视角，经由实践模式化后的身体无意识引致出一种应变当下的权益性逻辑，或曰"生存逻辑"。即"社会底蕴"和"场域""惯习"具有异曲同工之处，亦构成了"自然人身份"的微观行动表达。由此，社会底蕴是一种历时态的跨文化解释视角，是比较历史社会学的产物。

在中国传统社会，政权是以力致的，是征服者和被征服者的关系，而威权是社会对个人的实际支配。"唯一正统"的官办话语与持续的文化营造，使得国家大一统话语几近等同于一切社会事务开展的背景，这种脉络是"大意识形态"的拓展。因此，中国传统社会的发生逻辑是"权威之后的发展主义"，是在"精英—民众"阶级主体、多元文化并存中，交互作用、权力整合的结果。正是这样一种统合空间，造就了庞大的依附性文化系统与社会认同的长久维系。近现代以来，总体性社会结构及其中国特色"关系"的呈现，概源于此。

当今世界，全球市场化、社会利益需求多元化、科技信息媒介等获得高速发展，高度碎片化的风险叠加超出了任何单一专家系统可以解释和控制的范畴，并给每个微型场域带来了连锁性的持续施压。这种"流动的现代性"及其内含的风险，逾越了现代民族国家的疆域边界，解构了总体性社会的身体实践——"现代性祛魅"，直接表现为一种区别于传统的"去依附性"。因此，所谓"后现代性"可以理解成为一种"对否定的否定"。即对"科学、主流和确定性的消解"的反思就是在变动中追寻社会实在和价值永恒。在这个意义上，"社会底蕴"就成为后现代社会自反性的产物。

当前，理解我国总体性社会的嬗变机制，概不能脱离现代民族国家及社会共同体发展的历史逻辑。

第一，总体性的价值统合继续存在。以价值认同为导向的"统合主义"的建构，是国家发展及整合过程的必然。席卷全球的工业化和新自由主义浪潮，在弱化、消解经济边界的同时，国家力量也在显著扩张，民族国家的重要作用越发凸显。事实上，没有强力支撑的统合主义必然导致价值分化、共同体危机。波兰尼提出的"市场脱域"和"双向运动"的深层隐忧正在来自这一点。由此，"总体性结构"的实质与根源不在于"全景式监控"，而在于"国家话语在场"。"单位制"时期，中国的经济、政治、社会高度叠合，具备闭锁、垄断的总体性特征，凸显了强国家的力量；而当前"价值总体性"的国家整合形式，是建立在开放空间与自由认知之上，以应对秩序维系为主要目的。因此，实然存在的"价值总体性"及其优势需要延续。

第二，总体性的关系结构持续多元。不同于现代民族国家应对市场、社会双重冲击而建构出的"价值总体性"，以"和合"为精神内涵的"关系资本"为人际联结奠定了总体性基础。诸多研究证实，缺乏正式制度和法律条文的保护并不一定阻碍社会的良性运行，非正式的关系连带、持续稳定的信任系统和契约性的民间组织联盟同样可以起到规范地方生活的现实作用，这些有别于"现代性"的传统指标是基于"熟人社会"内部关系再生产缔结的，也成为推动社会转型的隐性变革力量。因此，在社会发展进程中，总体性的关系资本是社会自我支撑的精神内核，也是具备不断贴合时代要素的进化土壤。当前社会建设的主体是利益筛选后高度分化的各类社会组织，其将为整合资源、促进群体信息交互、构建符合时代需求的"公序良俗"发挥越发重要的功用。从现实角度讲，这种"关系总体性"正在发育并将不断完善。

因此，当代中国的"社会形态"既不是长期历史传统抑或计划经济的时代延续，又有别于一般意义上西方的民族国家建构。在地方社会组织与国家力量运作整合下形成的"总体性社会"建设，呈现出价值总体性与文化总体性的历史沿承。在一定意义上，这两方面"总体性指标"成了基层社会"柔性治理"的二维变量。

（五）柔性治理路径：组织建设、文化建设、法治建设

柔性治理是调整国家与社会关系的内在要求，也是加强基层社会建设的必然选择。转变"简约式治理"为"介入式治理"，就是将系统治理、依法治理、源头治理、综合施策落位于基层社会的组织建设、文化建设、法治建设，充分发挥价值总体性与文化总体性对基层社会的引导、服务、协同功能，从而实现基层治理模式从刚硬的"嵌入式"向互动的"融入式"转变。

加强组织建设，巩固基层党组织和发展社会组织，解决基层治理无资源平台的问题。在现代社会中，社会组织通过三种方式影响人们的生存利益，一是构造成员身份（membership），将个体纳入团体；二是强化组织囊括（organizationdl includes），将个人纳入责任组织；三是结构可及性（structural access），将个人纳入公共组织。这三方面标准涉及民众权利实现的机会差别，也关涉国家资源分配的绩效良劣。巩固基层党组织和发展多样化的社会组织，将常住人口、流动人口纳入代理和应责的"中介网络"，形成组织层面的功能协同，发挥基层社会"自我治理"与国家层面"双重治理"两方面优势，建立保障社会平等的组织化通道。

加强文化建设，包容党的核心价值观、现代科学知识、传统文化精髓

于一体，解决基层治理无精神指引的问题。有别于低流动性的前现代社会，多元价值融汇既是公共社会的基本特征，也是传统文化向现代理念转变的历史沿袭。建构"多元一体"的文化载体，一方面要推动社会主义核心价值观，以科学理论为先导、党性教育为核心、职业道德为基础，统一党员队伍的思想信念，增加基层党建的精神力量；另一方面要引导差异化的价值追求，将传统道德理念与现代法团精神融入社会主义核心价值观当中，将抽象理论转化为"接地气"的日常语言，增强基层民众的文化认同。

加强法治建设，统筹道德、政治、法律的精神内涵，解决基层治理无规范保障的问题。亚细亚生产方式的农耕社会与国家统一调控的计划经济社会的共同点是"情理法"享有共通的精神内涵，"道德话语"与"政治金语"成了两者的社会秩序基础，进而形成了与之匹配的"礼治"与"权治"的治理形态。当前，中国的法治建设要突破"规范式的西方中心主义"，实现社会治理的规范保障与秩序常态，就要避免"立法过度"与"治理失效"的悖论，理顺内含传统型权威的"道德"、魅力型权威的"政治"与法理型权威的"法律"三者的关系，保障"合情合理合法"在基层纠纷解决中的实践落位，建立多元纠纷解决机制来增强基层民众的制度认同。

参考文献

一 著作

1. 中文著作

包胜勇：《药费为什么这么高？当前我国城市药品流通的社会学分析》，社会科学文献出版社 2008 年版。

曹锦清、陈中亚：《走出"理想城堡"——中国"单位"现象研究》，海天出版社 1997 年版。

曹锦清、张乐天、陈中亚：《当代浙北乡村的社会文化变迁》，上海远东出版社 2001 年版。

陈夕：《中国共产党与三线建设》，中共党史出版社 2014 年版。

邓正来：《国家与社会——回顾中国市民社会研究》，载张静主编《国家与社会》，浙江人民出版社 1998 年版，第 263—302 页。

邓正来：《"国家与社会"研究框架的建构与限度》，载王铭铭、〔英〕王斯福主编《乡土社会的秩序、公正与权威》，中国政法大学出版社 1997 年版，第 608—645 页。

董维真主编：《公共健康学》，中国人民大学出版社 2009 年版。

丁宁宁、葛延风主编：《构建和谐社会——30 年社会政策聚焦》，中国发展出版社 2008 年版。

范愉：《非诉讼纠纷解决机制研究》，中国人民大学出版社 2000 年版。

方慧荣：《"无事件境"与生活世界中的"事实"——西村农民土地改革时期社会生活的记忆》，北京大学生活口述史资料研究中心 1997 年版。

费孝通：《学术自述与反思》，生活·读书·新知三联书店 1996 年版。

费孝通：《乡土中国 生育制度》，北京大学出版社 1998 年版。

费孝通：《费孝通文集》（第1卷—第4卷），群言出版社1999年版。

郭于华、沈原、陈鹏：《居住的政治》，广西师范大学出版社2014年版。

葛延风、贡森等：《中国医改：问题·根源·出路》，中国发展出版社2007年版。

国家卫生和计划生育委员会：《2014中国卫生统计年鉴》，中国协和医科大学出版社2014年版。

国家卫生和计划生育委员会：《2015中国卫生和计划生育统计年鉴》，中国协和医科大学出版社2015年版。

顾昕、高梦滔、姚洋：《诊断与处方：直面中国医疗体制改革》，社会科学文献出版社2006年版。

韩俊、罗丹等：《中国农村卫生调查》，上海远东出版社2007年版。

何小莲：《西医东渐与文化调适》，上海古籍出版社2006年版。

胡成：《医疗、卫生与世界之中国（1820—1937）：跨国和跨文化视野之下的历史研究》，科学出版社2013年版。

胡宜：《送医下乡：现代中国的疾病政治》，社会科学文献出版社2011年版。

黄金麟：《历史、身体、国家——近代中国的身体形成（1895—1937）》，新星出版社2006年版。

黄俊杰：《东亚儒学史的新视野》，台湾大学出版中心2004年版。

黄树则、林士笑：《当代中国的卫生事业Ⅰ》，当代中国出版社2009a年版。

黄树则、林士笑：《当代中国的卫生事业Ⅱ》，当代中国出版社2009b年版。

黄宗智：《中国的"公共领域"与"市民社会"？——国家与社会间的第三领域》，载邓正来、J.亚历山大编《国家与社会：一种社会理论的研究路径》，中央编译出版社1999年版，第421—443页。

黄宗智：《长江三角洲小农家庭与乡村发展》，中华书局2000a年版。

黄宗智：《华北的小农经济与社会变迁》，中华书局2000b年版。

黄宗智：《过去的现在：中国民事法律实践的探索》，法律出版社2009年版。

黄宗智：《清代的法律、社会与文化：民法的表达与实践》，上海书店出版社2001年版。

贺雪峰：《新乡土中国》，广西师大出版社 2003 年版。

贺雪峰：《乡村治理的社会基础》，中国社会科学出版社 2003 年版。

强世功：《法制与治理——国家转型中的法律》，中国政法大学出版社 2003 年版。

强世功编：《调解、法制与现代性：中国调解制度研究》，中国法制出版社 2001 年版。

蒋竹山：《晚明江南祁佳彪家族的日常生活史——以医病关系为例的探讨》，载孙逊、杨剑龙主编《都市、帝国与先知》（都市文化研究第 2 辑），上海三联书店 2006 年版。

金仕起：《古代医者的角色》，载李建民主编《生命与医疗》，中国大百科全书出版社 2005 年版。

金耀基：《中国政治与文化》，牛津大学出版社 1997 年版。

金耀基：《中国文明的现代转型》，广东人民出版社 2016 年版。

雷红力：《医患纠纷人民调解原理与实务》，上海交通大学出版社 2015 年版。

李汉林：《中国社会结构转型——经济体制改革的社会学分析》，黑龙江人民出版社 1995 年版。

李汉林：《关于中国单位社会的一些议论》，载潘乃谷、马戎主编《社区研究与社区发展》，天津人民出版社 1996 年版。

李汉林：《中国单位社会》，上海人民出版社 2004 年版。

李玲：《健康强国：李玲话医改》，北京大学出版社 2010 年版。

李路路、李汉林：《中国的单位组织：资源、权力与交换》，浙江人民出版社 2000 年版。

梁漱溟：《中国文化要义》，生活·读书·新知三联书店香港分店 1987 年版。

梁其姿：《面对疾病——传统中国社会的医疗观念与组织》，中国人民大学出版社 2012 年版。

梁其姿：《麻风：一种疾病的医疗社会史》，商务印书馆 2013 年版。

梁治平：《清代习惯法：社会与国家》，中国政法大学出版社 1996 年版。

梁治平：《法律问题解释》，法律出版社 1998 年版。

梁治平：《波斯人信札》，中国法制出版社 2000 年版。

刘建军：《单位中国——社会调控体系重构中的个人、组织与国家》，天津人民出版社 2000a 年版。

刘少杰：《社会学理性选择理论研究》，中国人民大学出版社 2012 年版。

陆杰华、周明明：《北京养老产业蓝皮书：北京居家养老发展报告》，社会科学文献出版社 2018 年版。

龙伟：《民国医事纠纷研究（1927—1949）》，人民出版社 2011 年版。

马伯英等：《中外医学文化交流史》，文汇出版社 1993 年版。

马金生：《发现医病纠纷：民国医讼凸显的社会文化史研究》，社会科学文献出版社 2016 年版。

钱信忠：《中国卫生事业发展与决策》，中国医药科技出版社 1992 年版。

钱信忠、张怡民：《中国卫生 50 年历程》，中国古籍出版社 1999 年版。

瞿同祖：《中国法律与中国社会》，中华书局 2007 年版。

人民卫生出版社编辑部：《合作医疗遍地开花》，人民卫生出版社 1975 年版。

人民卫生出版社编辑部：《2002 中国卫生年鉴》，人民卫生出版社 2002 年版。

（宋）沈括、苏轼：《苏沈良方》，成莉校，中国医药科技出版社 2012 年版。

世界银行：《中国：深化事业单位改革，改善公共服务提供》，中信出版社 2005 年版。

施云卿：《再造城民：旧城改造与都市运动中的国家与个人》，社会科学文献出版社 2015 年版。

苏力：《法治及其本土资源》，中国政法大学出版社 1996 年版。

苏力：《送法下乡——中国基层司法制度研究》，中国政法大学出版社 2000 年版。

苏力：《道路通向城市——转型中国的法治》，法律出版社 2004 年版。

苏力：《法律与文学——以中国传统戏剧为材料》，生活·读书·新知三联书店 2006 年版。

孙本文：《现代中国社会问题》，商务印书馆 1947 年版。

孙立平：《断裂：20 世纪 90 年代以来的中国社会》，社会科学文献出版社 2003 年版。

田毅鹏、漆思：《"单位社会"的终结——东北老工业基地"典型单位制"背景下的社区建设》，社会科学文献出版社 2005 年版。

涂丰恩：《择医与择病——明清医病间的权力、责任与信任》，载常建华主编《中国社会历史评论》（第11卷），天津古籍出版社2010年版。

涂丰恩：《救命：明清中国的医生与病人》，三民书局2012年版。

王康久主编：《北京卫生志》，北京科学技术出版社2001年版。

王铭铭、[英]王斯福主编：《乡土社会的秩序、公正与权威》，中国政法大学出版社1997年版。

卫生部：《2003中国卫生统计年鉴》，中国协和医科大学出版社2003年版。

卫生部：《2010中国卫生统计年鉴》，中国协和医科大学出版社2010年版。

卫生部：《2012中国卫生统计年鉴》，中国协和医科大学出版社2012年版。

吴重庆：《无主体熟人社会及社会重建》，社会科学文献出版社2014年版。

（明）肖京：《轩岐救正论》（中医研究院图书馆藏清刊本影印本），中医古籍出版社1983年版。

萧楼：《夏村社会：中国"江南"农村的日常生活和社会结构（1976—2006）》，生活·读书·新知三联书店2010年版。

谢松岭：《阴阳五行与中医学》，中央编译出版社2008年版。

[清]徐大椿：《徐灵胎医学全书》，赵蕴坤校勘，中国中医药出版社1999年版。

徐小群：《民国时期的国家与社会：自由职业团体在上海的兴起（1912—1937）》，新星出版社2007年版。

阎云翔：《中国社会的个体化》，陆洋等译，上海译文出版社2016年版。

杨念群：《"地方感"与西方医疗空间在中国的确立》，载杨念群《杨念群自选集》，广西师范大学出版社2000年版。

杨念群：《再造"病人"——中西医冲突下的空间政（1832—1985）》，中国人民大学出版社2006/2013年版。

杨念群：《如何从"医疗史"的视角理解现代政治》，载常建华主编《中国社会历史评论》（第8卷），天津古籍出版社2007年版。

姚洋、高梦滔：《健康、村庄民主和农村发展》，北京大学出版社2007年版。

姚泽麟：《在利益与道德之间：当代中国城市医生职业自主性的社会学研

究》，中国社会科学出版社 2017a 年版。

尹倩：《民国时期的医师群体研究（1912—1937）——以上海为中心》，中国社会科学出版社 2013 年版。

应星：《村庄审判史中的道德与政治——1951—1976 年中国西南一个山村的故事》，知识产权出版社 2009 年版。

余敏玲：《形塑"新人"：中共宣传与苏联经验》，中央研究院近代史研究所 2015 年版。

余新忠等：《瘟疫下的社会拯救——中国近世重大疫情与社会反应》，中国书店 2004 年版。

余新忠、杜丽红主编：《医疗、社会与文化读本》，北京大学出版社 2013 年版。

余新忠：《清代江南的瘟疫与社会：一项医疗社会史的研究（修订版）》，北京师范大学出版社 2014 年版。

余英时：《中国文化与现代变迁》，三民书局 1992 年版。

张大庆：《中国近代疾病社会史（1912—1937）》，山东教育出版社 2006 年版。

张晋藩：《中国法律的传统与近代转型》，法律出版社 1997 年版。

张静主编：《国家与社会》，浙江人民出版社 1998 年版。

张静：《社会冲突的结构性来源》，社会科学文献出版社 2012 年版。

张开宁：《从赤脚医生到乡村医生》，云南人民出版社 2002 年版。

张卫平：《探究与构想：民事司法改革引论》，人民法院出版社 2003 年版。

张志坚：《当代中国的人事管理 II》，当代中国出版社 2009 年版。

张越：《人人享有健康保障——〈中共中央国务院关于深化医药卫生体制改革的意见〉操作指南》，人民出版社 2009 年版。

赵汀阳：《天下体系：世界制度哲学导论》，江苏教育出版社 2005 年版。

赵晓力：《关系/事件、行动策略和法律的叙事》，载王铭铭、王斯福编《乡土社会的公正、秩序与权威》，中国政法大学出版社 1997 年版。

翟学伟：《人情、面子与权力的再生产（第二版）》，北京大学出版社 2013 年版。

郑功成等：《中国社会保障制度变迁与评估》，中国人民大学出版社 2002 年版。

郑也夫：《吾国教育之病理》，中信出版社 2013 年版。

周其仁:《病有所医当问谁:医改系列评论》,北京大学出版社2008年版。

周雪光:《国家与生活机遇》,中国人民大学出版社2015年版。

周学荣:《中国医疗价格的政府管制研究》,中国社会科学出版社2008年版。

朱佩慧、李卫平:《闻喜县农村医疗保障的历史沿革》,载李卫平编著《中国农村健康保障制度的选择》,中国财政经济出版社2002年版。

朱晓阳:《罪过与惩罚:小村故事(1931—1997)》,法律出版社2011年版。

邹谠:《二十世纪中国政治——从宏观历史与微观行动角度看》,牛津大学出版社1994年版。

邹谠:《中国革命再阐释》,牛津大学出版社2002年版。

左玉河:《从四部之学到七科之学——学术分科与近代中国知识系统之创建》,上海书店出版社2004a年版。

2. 译著

[美] 阿莫斯·特沃斯基:《理性选择与感性选择的原理比较》,詹正茂译,载理查德·J.济科毫瑟、拉尔夫·L.基尼、詹姆斯·K.萨本缪斯编《决策、博弈与谈判》,机械工业出版社2004年版。

[英] 安东尼·吉登斯:《社会的构成:结构化理论大纲》,李康、李猛译,王铭铭校,生活·读书·新知三联书店1998年版。

[英] 安东尼·吉登斯:《现代性的后果》,田禾译,译林出版社2000年版。

[英] 安东尼·吉登斯、[英] 菲利普·萨顿:《社会学》(上)(第七版),赵旭东等译,北京大学出版2015年版。

[美] 安格尔·梅丽:《诉讼的话语——生活在美国社会底层人的法律意识》,郭星华等译,北京大学出版社2007年版。

[日] 柄谷行人:《日本现代文学的起源》,赵京华译,生活·读书·新知三联书店2003年版。

[加] 查尔斯·泰勒:《自我的根源:现代认同的形成》,韩震等译,译林出版社1989/2001年版。

[美] 陈佩华、赵文词、安戈:《当代中国农村历沧桑:毛邓体制下的陈村》,孙万国等译,牛津大学出版社1996年版。

[美] 杜赞奇:《文化、权力与国家:1900—1942年的华北农村》,王福明

译，江苏人民出版社 2008 年版。

［美］费正清：《费正清文集——中国的思想与制度》，郭晓兵等译，沈中
　　明校，世界知识出版社 2014 年版。

［美］弗里曼、毕克伟、赛尔登：《中国乡村，社会主义国家》，陶鹤山
　　译，社会科学文献出版社 2002 年版。

［德］哈贝马斯：《公共领域的结构转型——论资产阶级社会的类型》，曹
　　卫东译，学林出版社 1999 年版。

［美］韩丁：《翻身——中国一个村庄的革命纪实》，韩倞等译，邱应觉校，
　　北京出版社 1980 年版。

［美］韩敏：《回应革命与改革：皖北李村的社会变迁与延续》，陆益龙、
　　徐新玉译，江苏人民出版社 2007 年版。

［美］华尔德：《共产党社会的新传统主义》，龚小夏译，牛津大学出版社
　　（中国）有限公司 1996/1987 年版。

［英］卡尔·波兰尼：《大转型：我们时代的政治与经济起源》，冯钢、刘
　　阳译，浙江人民出版社 2007 年版。

［德］卡尔·曼海姆：《意识形态与乌托邦》，黎鸣、李书崇译，周纪荣、
　　周琪校，商务印书馆 2000 年版。

［美］凯博文：《苦痛和疾病的社会根源》，郭金华译，上海三联书店 2008
　　年版。

［匈］科尔奈、［美］翁笙和：《转轨中的福利、选择和一致性：东欧国家
　　卫生部门改革》，罗淑锦译，中信出版社 2003 年版。

［美］孔飞力：《叫魂：1768 年中国妖术大恐慌》，陈兼、刘昶译，生活·
　　读书·新知三联书店 2012 年版。

［美］兰德尔·柯林斯、迈克尔·马科夫斯基：《发现社会之旅：西方社会
　　学思想评述》，李霞译，中华书局 2006 年版。

［法］勒华拉杜里：《蒙塔尤：1294—1324 年奥克西坦尼的一个山村》，许
　　明龙、马胜利译，商务印书馆 1997 年版。

［美］理伯卡·卡拉奇：《分裂的一代》，覃文珍、蒋凯等译，社会科学文
　　献出版社 1999/2001 年版。

［美］理查德·A. 克鲁杰：《焦点团体——应用研究实践指南》，林小英
　　译，重庆大学出版社 2007 年版。

［美］李丹：《理解农民中国：社会科学哲学的案例研究》，张天虹、张洪

云、张胜波译，江苏人民出版社/凤凰出版传媒集团 2009 年版。

［美］林耀华：《金翼：中国家族制度的社会学研究》，庄孔韶、林宗成译，生活·读书·新知三联书店 1989 年版。

［美］罗伯特·C. 埃里克森：《无需法律的秩序——邻人如何解决纠纷》，苏力译，中国政法大学出版社 2003 年版。

［美］罗伯物·S. 林德、H. 林德：《米德尔顿：当代美国文化研究》，盛文学等译，商务印书馆 1928/1999 年版。

［美］罗芙芸：《卫生的现代性：中国通商口岸卫生与疾病的含义》，向磊译，江苏人民出版社 2007 年版。

［美］罗伊·波特：《剑桥医学史》，张大庆等译，吉林人民出版社 2000 年版。

［美］洛伊斯·N. 玛格纳：《医学史》，刘学礼译，上海人民出版社 2009 年版。

［德］马克斯·韦伯：《宗教与世界：韦伯选集》，康乐、简惠美译，远流出版公司 1989 年版。

［法］马塞尔·莫斯：《礼物》，汲喆译，上海人民出版社 2002 年版。

［法］莫里斯·哈布瓦赫：《论集体记忆》，毕然、郭金华译，上海人民出版社 2002 年版。

［德］尼古拉斯·卢曼：《信任：一个社会复杂的简化机制》，李强译，上海世纪出版集团 2005 年版。

［美］诺内特，塞尔兹尼克：《转变中的法律与社会：迈向回应型法》，张志铭译，中国政法大学出版社 1994 年版。

［美］帕特里夏·尤伊克、苏珊·S. 西尔贝：《法律的公共空间——日常生活中的故事》，陆益龙译，郭星华校，商务印书馆 2005 年版。

［日］棚濑孝雄：《纠纷的解决与审判制度》，王亚新译，中国政法大学出版社 1994 年版。

［法］皮埃尔·布迪厄：《实践与反思：反思社会学导论》，李猛、李康译，中央编译出版社 1998 年版。

［美］乔治·福斯特、安德森：《医学人类学》，陈华、黄新美译，桂冠图书股份有限公司 1992 年版。

［美］乔治·S. 米格代尔：《社会中的国家——国家与社会如何相互改变与相互构成》，李杨、郭一聪译，张长东校，江苏人民出版社 2013

年版。

［美］塞勒尼、贝克特、金：《社会主义经济体制》，载［美］塞勒尼等：《新古典社会学的现象力》，吕鹏译，社会科学文献出版社 2010 年版。

［美］唐·布莱克：《社会学视野中的司法》，郭星华译，法律出版社 2002 年版。

［美］汤森、沃马克：《中国政治》，顾速、董方译，江苏人民出版社 2003 年版。

［美］威廉·考克汉姆：《医学社会学（第 11 版）》，高永平、杨渤彦译，中国人民大学出版社 2012 年版。

［英］威廉·F. 拜纳姆：《19 世纪医学科学史》，曹珍芬译，复旦大学出版社 2000 年版。

［法］亚当·赫尔兹里奇：《疾病与医学社会学》，王吉会译，天津人民出版社 2005 年版。

［匈］亚诺什·科尔奈：《短缺经济学（下卷）》，高鸿业校，经济科学出版社 1986 年版。

［匈］亚诺什·科尔奈：《社会主义体制：共产主义政治经济学》，张安译，中央编译出版社 2007 年版。

［美］杨美慧：《礼物、关系学与国家：中国人际关系与主体性建构》，赵旭东、孙珉译，江苏人民出版社 2009 年版。

［美］约翰·伯纳姆：《什么是医学史》，颜宜葳译，北京大学出版社 2010 年版。

［美］詹姆斯·C. 斯科特：《弱者的武器：农民反抗的日常形式》，郑广怀、张敏、何江穗译，译林出版社 2007 年版。

［美］詹姆斯·S. 科尔曼：《社会理论的基础》（上），邓方译，社会科学文献出版社 2008 年版。

［日］滋贺秀三：《清代诉讼制度之民事法源的概括性考察》，载［日］滋贺秀三等《明清时期的民事审判与民间契约》，王亚新等编，法律出版社 1998 年版。

［日］滋贺秀三：《中国家族法理》，张建国、李力译，法律出版社 2003 年版。

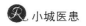

二　期刊文献

艾尔肯：《论我国医疗纠纷第三方调解制度》，《西部法学评论》2015年第
　　1期。

艾尔肯、林立新：《论我国医疗纠纷第三方调解模式之选择》，《医学与法
　　学》2014年第6期。

艾佳慧：《科斯定理还是波斯纳定理：法律经济学基础理论的混乱与澄
　　清》，《法制与社会发展》2019年第1期。

边燕杰：《社会网络与求职过程》，《国外社会学》1999年第4期。

曹继安：《城镇居民基本医疗保险制度建设的问题和对策》，《西部财会》
　　2008年第5期。

陈虹、高云微：《医患关系中的话语权重构》，《新闻与传播研究》2013年
　　第11期。

程国斌：《中国"病人自主权"的历史演变》，首届医疗健康社会学青年
　　论坛论文，南京，2018年5月。

程国斌：《医在天官：中国古代医学的知识论地位及其与道德的关系》，
　　《中外医学哲学》（第11卷）2013年第2期。

程国斌：《"儒医"概念的文化与政治意蕴》，2014年，未刊稿。

程国斌：《"仁术"与"方技"：中国传统医患关系的伦理现实》，《中外医
　　学哲学》（第8卷）2010年第1期。

程国斌：《中国传统社会中的医患信任模式》，《东南大学学报》（哲学社
　　会科学版）2017年第1期。

程金华、吴晓刚：《社会阶层分化与民事纠纷的解决——转型时期中国的
　　社会分化与法治发展》，《社会学研究》2010年第2期。

陈颀、吴毅：《群体性事件的情感逻辑：以DH事件为核心案例及其延伸
　　分析》，《社会》2014年第1期。

池上新、陈诚：《社会资本有利于城乡居民对医生的信任吗？——基于
　　CGSS2012数据的实证分析》，《人文杂志》2018年第1期。

储卉娟：《暴力的弱者：对传统纠纷解决研究的补充》，《学术研究》2010
　　年第2期。

储卉娟：《从暴力犯罪看乡村秩序及其"豪强化"危险：国家法/民间法视

角反思》，《社会》2012 年第 3 期。

储小平：《家族企业研究：一个具有现代意义的话题》，《中国社会科学》
2000 年第 5 期。

代志明：《传统合作医疗制度瓦解原因的再思考——基于"退出—呼吁"
理论的视角》，《云南社会科学》2010 年第 1 期。

董海军：《作为武器的弱者身份：农民维权抗争的底层政治》，《社会》
2008 年第 4 期。

杜创、朱恒鹏：《中国城市医疗卫生体制的演变逻辑》，《中国社会科学》
2016 年第 8 期。

杜丽红：《近代北京公共卫生制度变迁过程探析（1905—1937）》，《社会
学研究》2014 年第 6 期。

杜治政：《医患关系面临的课题：利益的冲突》，《医学与哲学》2002 年第
11 期。

段忠玉、李东红：《多元医疗模式共存的医学人类学分析——以西双版纳
傣族村寨为例》，《学术探索》2014 年第 9 期。

房莉杰：《乡村社会转型时期的医患信任——以我国中西部地区两村为
例》，《社会学研究》2013 年第 2 期。

冯仕政：《中国国家运动的形成与变异：基于政体的整体性解释》，《开放
时代》2011a 年第 1 期。

冯仕政：《法治、政治与中国现代化》，《学海》2011b 年第 4 期。

范斌、赵欣：《结构、组织与话语：社区动员的三维整合与社会建设》，
《学术界》2012 年第 8 期。

范愉：《当代中国非诉讼纠纷解决机制的完善与发展》，《学海》2003 年第
1 期。

方黎明、乔东平：《城镇医疗保障制度对城镇贫困居民就医经济负担的影
响》，《财经研究》2012 年第 11 期。

贺欣、苏阳、叶艳：《法院能否在强弱当事人之间保持中立——以上海法
院 2274 份裁判文书为样本》，《法律和社会科学》（第 15 卷）2016 年第
2 辑。

甘满堂：《暴力下乡：社区资源动员与当前农民有组织就地暴力抗争》，
"经济全球化进程中的和谐社会建设与危机管理"国际学术研讨会论文，
重庆，2015 年。

格里曼：《权力、信任和风险：关于权力缺失问题的一些反思》，王巧贞译，《哲学研究》2011 年第 6 期。

顾昕、方黎明：《自愿性与强制性之间——中国农村合作医疗的制度嵌入性与可持续性发展分析》，《社会学研究》2004 年第 5 期。

顾昕：《行政型市场化与中国公立医院的改革》，《公共行政评论》2011 年第 3 期。

顾昕：《中国公共卫生治理变革：国家—市场—社会的再平衡》，《广东社会科学》2014 年第 6 期。

管兵：《城市政府结构与社会组织发育》，《社会学研究》2013 年第 4 期。

郭星华、王平：《中国农村的纠纷与解决途径——关于中国法律意识与法律行动的实证研究》，《江苏社会科学》2004 年第 2 期。

郭星华、黄家亮：《社会学视野下法律的现代性与地方性》，《中国人民大学学报》2007 年第 5 期。

郭星华、曲麒翰：《纠纷金字塔的漏斗化——暴力犯罪问题的一个法社会学分析框架》，《广西民族大学学报》（哲学社会科学版）2011 年第 4 期。

郭于华：《心灵的集体化》，《中国社会科学》2003 年第 4 期。

郭于华、孙立平：《诉苦：一种农民国家观念形成的中介机制》，《中国学术》2002 年第 4 期。

韩波：《人民调解：后诉讼时代的回归》，《法学》2002 年第 12 期。

韩优莉：《健康概念的演变及对医药卫生体制改革的启示》，《中国医学伦理学》2011 年第 1 期。

韩俊红：《21 世纪与医学化社会的来临——解读彼得·康拉德〈社会的医学化〉》，《社会学研究》2011 年第 3 期。

贺雪峰、仝志辉：《论村庄社会关联——兼论村庄秩序的社会基础》，《中国社会科学》2002 年第 3 期。

贺雪峰：《农民行动逻辑与乡村治理的区域差异》，《开放时代》2007 年第 1 期。

何文燕、廖永安：《民事诉讼目的之界定》，《法学评论》1998 年第 5 期。

胡善联：《中国卫生改革与发展蓝图的构想》，《中国卫生经济》2006 年第 8 期。

黄晓星、杨杰：《社会服务组织的边界生产——基于 Z 市家庭综合服务中心的研究》，《社会学研究》2015 年第 6 期。

黄振辉：《表演性抗争：景观、挑战与发生机理》，《开放时代》2011 年第 2 期。

黄志辉：《"嵌入"的多重面向——发展主义的危机与回应》，《思想战线》2016 年第 1 期。

黄宗智：《悖论社会与现代传统》，《读书》2005 年第 2 期。

黄宗智：《集权的简约治理——中国以准官员和纠纷解决为主的半正式基层行政》，《开放时代》2008 年第 2 期。

季卫东：《法律程序的程序性与实质性——以对程序理论的批判和对批判理论的程序化为线索》，《北京大学学报》（社会科学版）2006 年第 1 期。

纪莺莺：《文化、制度与结构：中国社会关系研究》，《社会学研究》2012 年第 2 期。

纪莺莺：《当代中国的社会组织：理论视角与经验研究》，《社会学研究》2013 年第 5 期。

姜奇平：《论感性选择》，《互联网周刊》2005 年第 22 期。

金春林、王贤吉、何达、谢春艳、王瑾：《社会资本办医政策障碍与未来出路》，《东方早报》2014 年 4 月 22 日第 6 版。

金今花、胡凌娟、张金、周芹：《医药卫生政策失灵：新医改难以破解"看病难、看病贵"的深层原因》，《中国卫生事业管理》2013 年第 1 期。

强世功：《"法律不入之地"的民事调解——一起"依法收贷"案的再分析》，《比较法研究》1998 年第 3 期。

康晓光：《经济增长、社会公正、民主法治与合法性基础——1978 年以来的变化与今后的选择》，《战略与惯例》1999 年第 4 期。

《抗议侵朝美军散布细菌》，《人民日报》1952 年 2 月 23 日。

雷祥麟：《负责任的医生与有信仰的病人：中西医论争与医病关系在民国时期的转变》，《新史学》（14 卷）2003 年第 1 期。

李汉林：《中国单位现象与城市社区的整合机制》，《社会学研究》1993 年第 5 期。

李汉林：《变迁中的中国单位制度：回顾中的思考》，《社会》2008 年第 3 期。

李黎明、杨梦瑶：《医院信任的影响因素探究——基于固定效应模型的实证分析》，《南京师大学报》（社会科学版）2019 年第 4 期。

李玲、陈秋霖、江宇：《中国医改：社会发展的转折》，《开放时代》2012 年第 9 期。

李路路：《论"单位"研究》，《社会学研究》2002 年第 5 期。

李路路、苗大雷、王修晓：《市场转型与"单位"变迁——再论"单位"研究》，《社会》2009a 年第 4 期。

李路路、王修晓、苗大雷：《"新传统主义"及其后——"单位制"的视角与分析》，《吉林大学社会科学学报》2009b 年第 6 期。

李路路、李汉林：《资源与交换：中国单位组织中的依赖性结构》，《社会学研究》1999 年第 4 期。

李路路、李汉林：《单位组织中的资源获取与行动方式》，《东南学术》2000 年第 2 期。

李路路、朱斌：《家族涉入、企业规模与民营企业的绩效》，《社会学研究》2014 年第 2 期。

李猛、周飞舟、李康：《单位：制度化组织内部机制》，《中国社会科学季刊》1996 年第 16 期。

李尚仁：《医学、帝国主义与现代性：专题导言》，《台湾社会研究季刊》2004 年第 54 期。

梁开银：《现代乡村社会结构变迁与民事纠纷解决路径选择》，《社会主义研究》2005 年第 6 期。

林群英：《抵制不正之风，拒收病人"红包"：福建廉洁行医见成效》，《人民日报》1998 年 9 月 12 日第 1 版。

刘安：《当代中国城市基层的国家与社会关系研究及其学理反思——基于政治社会学视角的分析》，《社会学评论》2015 年第 5 期。

刘传江、赵颖智、董延芳：《不一致的意愿与行动：农民工群体性事件参与探悉》，《中国人口科学》2012 年第 2 期。

刘洪清：《公费劳保医疗：渐行渐远的记忆》，《中国社会保障》2009 年第 9 期。

刘建军：《中国单位体制的建构与"革命后社会"的整合》，《云南行政学院学报》2000b 年第 5 期。

刘能：《怨恨解释、动员结构和理性选择——有关中国都市地区集体行动发生可能性的分析》，《开放时代》2004 年第 4 期。

刘瑞明、王娜、王双苗：《合作与参与：患者成熟度与医生的领导方式》，《中国医院管理》2015 年第 10 期。

刘鹏：《合作医疗与政治合法性——一项卫生政治学的实证研究》，《华中师范大学学报》（人文社会科学版）2006 年第 2 期。

刘平、王汉生、张笑会：《变动的单位制与体制的分化——以限制介入性大型国有企业为例》，《社会学研究》2008 年第 3 期。

刘思达：《职业自主性与国家干预——西方职业社会学研究述评》，《社会学研究》2006 年第 1 期。

刘思达：《法律移植与合法性冲突——现代性语境下的中国基层司法》，《社会学研究》2005 年第 3 期。

刘修明：《家族宗法制是中国封建社会长期延续的重要原因》，《学术月刊》1983 年第 2 期。

刘亚秋：《从集体记忆到个体记忆——对社会记忆研究的一个反思》，《社会》2010 年第 5 期。

刘正强：《缘"分"的时代：异变中的初级关系与民间纠纷》，《社会学评论》2013 年第 2 期。

路风：《单位：一种特殊的社会组织形式》，《中国社会科学》1989 年第 1 期。

路风：《中国单位体制的起源和形式》，《中国社会科学季刊》（香港）1993 年第 5 期。

卢成仁、徐慧娟：《文化背景与医疗行为：一个少数民族社区中的新型农村合作医疗》，《医学与哲学》2008 年第 1 期。

卢乃桂、董辉：《审视择校现象：全球脉络与本土境遇下的思考》，《教育发展研究》2009 年第 20 期。

卢晖临：《社区研究：源起、问题与新生》，《开放时代》2005 年第 4 期。

卢晖临、李雪：《如何走出个案——从个案研究到扩展个案研究》，《中国社会科学》2007 年第 1 期。

卢景国、张艳清：《社会医学化与医学生生命教育的情感基点》，《中国医学伦理学》2009 年第 3 期。

陆益龙：《影响农民守法行为的因素分析——对两种范式的实证检验》，《中国人民大学学报》2005 年第 4 期。

陆益龙：《纠纷解决的法社会学研究：问题及范式》，《湖南社会科学》
　2009 年第 1 期。

陆益龙：《权威认同、纠纷及解决机制的选择——法社会学视野下的中国
　经验》，《江苏社会科学》2013 年第 6 期。

陆益龙、杨敏：《关系网络对乡村纠纷过程的影响——基于 CGSS 的法社会
　学研究》，《学海》2010 年第 3 期。

罗家德、叶勇助：《信任在外包交易治理中的作用》，《学习与探索》2006
　年第 2 期。

罗小年：《网络成瘾是精神障碍吗?》，《临床精神医学杂志》2010 年第
　3 期。

吕方、梅琳：《"后单位时代"的"社会基础秩序"重建》，《学海》2016
　年第 4 期。

吕文江：《医疗如何与政治相关——杨念群〈再造"病人"〉评述》，《社
　会学研究》2007 年第 4 期。

麻国庆：《分家：分中有继也有合——中国分家制度研究》，《中国社会科
　学》1999 年第 1 期。

马金生、付延功：《明清时期医德问题的社会史考察——以 16 至 18 世纪
　为中心》，《史林》2008 年第 3 期。

马金生：《中国医患关系史研究刍议》，《史学理论研究》2015 年第 2 期。

[美] 麦宜生：《纠纷与法律需求——以北京的调查为例》，王平译，《江
　苏社会科学》2003 年第 1 期。

《美侵略者竟把细菌战扩展到青岛，并继续在我东北地区疯狂撒布细菌毒
　虫》，《人民日报》1952 年 3 月 15 日。

孟庆跃、卞鹰、孙强、葛人炜、郑振玉、贾莉英：《理顺医疗服务价格体
　系：问题、成因和调整方案（上）》，《中国卫生经济》2002 年第 5 期。

穆光宗：《我国农村家庭养老问题的理论分析》，《社会科学》1999 年第 12
　期。

农圣、李卫平、农乐根：《基于平等市场主体地位的社会资本办医条件分
　析》，《中国卫生经济》2014 年第 12 期。

孟慧英：《人类学视阈下的医疗——基于萨满文化医疗的思考》，《民族研
　究》2013 年第 1 期。

[美] 裴宜理：《重访中国革命：以情感为模式》，《学术中国》2001 年第

4 期。

皮国立:《所谓"国医"的内涵——略论中国医学之近代转型与再造》,
《中山大学学报》(社会科学版)2009 年第 1 期。

《侵朝美军疯狂散布细菌》,《人民日报》1952 年 2 月 22 日。

秦琼:《农民维权活动的理法抗争及其理论解释》,《社会》2013 年第
1 期。

曲比阿果、陈雄飞:《当下凉山医疗体系的人类学解读》,《西南民族大学
学报》(人文社会科学版)2012 年第 11 期。

石发勇:《关系网络与当代中国基层社会运动》,《学海》2005 年第 3 期。

石任昊:《当代中国纠纷解决的三种话语及实践探析》,《中州学刊》2016
年第 7 期。

孙立平、王汉生等:《改革以来中国社会结构的变迁》,《中国社会科学》
1994 年第 2 期。

田毅鹏:《"典型单位制"的起源和形成》,《吉林大学社会科学学报》
2007 年第 4 期。

田毅鹏:《单位制与"工业主义"》,《学海》2016 年第 4 期。

田毅鹏、李珮瑶:《计划时期国企"父爱主义"的再认识——以单位子女
就业政策为中心》,《江海学刊》2014 年第 3 期。

田毅鹏、刘凤文竹:《单位制形成早期国企"典型动员"的类型及评价》,
《福建论坛》(人文社会科学版)2015 年第 8 期。

田毅鹏、刘杰:《"单位社会"起源之社会思想寻踪》,《社会科学战线》
2010 年第 6 期。

田毅鹏、吕方:《单位社会的终结及其社会风险》,《吉林大学社会科学学
报》2009 年第 6 期。

童童、赵万里:《医疗行业的行为失范及其社会成因分析》,《探求》2014
年第 6 期。

王汉生、刘亚秋:《社会记忆及其建构——一项关于知青集体记忆的研
究》,《社会》2006 年第 3 期。

汪和建:《生产网络的建构——基于关系交易的解释》,《探索与争鸣》
2009 年第 12 期。

王洪伟:《当代中国底层社会"以身抗争"的效度和限度分析:一个"艾
滋村民"抗争维权的启示》,《社会》2010 年第 2 期。

王沪宁：《社会资源总量与社会调控：中国意义》，《复旦学报》1990 年第 4 期。

王沪宁：《从单位到社会：社会调控体系的再造》，《公共行政与人力资源》1995 年第 1 期。

王禄生、张里程：《我国农村合作医疗制度发展历史及其经验教训》，《中国卫生经济》1996 年第 8 期。

王晶：《乡村医疗实践的社会基础》，《社会发展研究》2015 年第 4 期。

王经纬：《尊重和扭曲——从自主权、医疗父权及其关系的角度谈和谐医患关系》，《医学与哲学》2012 年第 12 期。

王铭铭：《小地方与大社会——中国社会的社区观察》，《社会学研究》1997 年第 1 期。

王绍光：《政策导向、汲取能力与卫生公平》，《中国社会科学》2005a 年第 6 期。

王绍光：《巨人的瘸腿：从城镇医疗不平等谈起》，《读书》2005b 年第 11 期。

王绍光：《大转型：1980 年代以来中国的双向运动》，《中国社会科学》2008 年第 1 期。

汪新建、王丛：《医患信任关系的特征、现状与研究展望》，《南京师大学报》（社会科学版）2016 年第 2 期。

温桂珍：《我国城乡医疗保险均等化的障碍及其对策》，《政治与公共管理》2007 年第 8 期。

温益群：《"赤脚医生"产生和存在的社会文化因素》，《云南民族大学学报》（哲学社会科学版）2005 年第 2 期。

危凤卿、俞晔、曹剑涛、袁素维、张哲、马进：《积极政策信号下社会办医之路的再探寻》，《中国卫生经济》2014 年第 5 期。

吴长青：《从策略到伦理：对依法抗争的批判性讨论》，《社会》2010 年第 2 期。

吴晓刚：《"下海"：中国城乡劳动力市场转型中的自雇活动与社会分层（1978—1996）》，《社会学研究》2006 年第 6 期。

吴毅：《缺失治理资源的乡村权威与税费征收中的干群博弈——兼论乡村社会的国家政权建设》，《中国农村观察》2002 年第 4 期。

夏维中：《市民社会：中国近期难圆的梦》，《中国社会科学季刊》1993 年总第 5 期。

夏建中：《中国公民社会的先声——以业主委员会为例》，《文史哲》2003
　　年第 3 期。

夏智赟、李双奎：《交换过程中医患双方的权力策略》，《南京医科大学学
　　报》（社会科学版）2016 年第 4 期。

项飚：《普通人的"国家"理论》，《开放时代》2010 年第 9 期。

萧易忻：《新自由主义全球化对"医疗化"的形构》，《社会》2014 年第
　　6 期。

萧易忻：《中国医疗体制转型中的"双向运动"》，《文化纵横》2016a 年第
　　5 期。

萧易忻：《"抑郁症如何产生"的社会学分析：基于新自由主义全球化的视
　　角》，《社会》2016b 年第 2 期。

谢岳：《从"司法动员"到"街头抗议"——农民工集体行动失败的政治
　　因素及其后果》，《开放时代》2010 年第 9 期。

新华社：《钱信忠副部长向记者发表谈话，卫生工作的重点转上现代化建
　　设》，《人民日报》1979 年 1 月 13 日第 4 版。

邢朝国、李飞：《中国农村地区的医疗纠纷及其解决方式》，《中州学刊》
　　2013 年第 3 期。

邢朝国：《情境、情感与力：暴力产生的一个框架》，《中国农业大学学
　　报》2014 年第 1 期。

熊学曾、章绍南、陈成镒：《出落在农村施行急救手术》，《中级医刊》
　　1965 年第 1 期。

许放明：《社会建构主义：渊源、理论与意义》，《上海交通大学学报》
　　（哲学社会科学版）2006 年第 3 期。

徐昕、卢蓉蓉：《暴力与不信任——转型中国的医疗暴力研究：2000—
　　2006》，《法制与社会发展》2008 年第 1 期。

徐义强：《哈尼族多元医疗体系与行为健康的医学人类学讨论》，《青海民
　　族研究》2012 年第 3 期。

徐勇：《"法律下乡"：乡土社会的双重法律制度整合》，《东南学术》2008
　　年第 3 期。

徐月宾、张秀兰：《中国政府在社会福利中的角色重建》，《中国社会科
　　学》2005 年第 5 期。

郇建立、田阳:《剖腹产滥用的发生机制:从市场化改革到生育医学化——基于河北省 S 县 P 医院的调查与分析》,《社会科学》2014 年第 12 期。

严文强:《从案例到疑难案例,再到扩展案例——论法人类学的案例分析方法》,《江海论坛》2009 年第 5 期。

杨桂伏、寻知元:《网络成瘾与社会问题医学化》,《国际精神病学杂志》2010 年第 1 期。

杨立新:《医疗损害责任一般条款的理解与适用》,《法商研究》2012 年第 5 期。

杨念群:《"兰安生模式"与民国初年北京生死控制空间的转换》,《社会学研究》1999 年第 4 期。

杨念群:《防疫行为与空间政治》,《读书》2003 年第 7 期。

杨善华、刘小京:《近期中国农村家族研究的若干理论问题》,《中国社会科学》2000 年第 5 期。

杨善华、孙飞宇:《"社会底蕴":田野经验与思考》,《社会》2015 年第 1 期。

杨士保:《中国农村合作医疗的历史、现状和未来》,《卫生经济研究》1999 年第 4 期。

杨蕾、任焰:《孕产行为的医学化:一个社会建构过程的反思》,《开放时代》2014 年第 6 期。

杨宜音:《当代中国人公民意识的测量初探》,《社会学研究》2008 年第 2 期。

应星:《"气场"与群体性事件的发生机制》,《社会学研究》2009 年第 6 期。

姚泽麟:《"工具性"色彩的淡化:一种新健康观的生成与实践——以绍兴醴村为例》,《社会》2010 年第 1 期。

姚泽麟:《近代以来中国医生职业与国家关系的演变——一种职业社会学的解释》,《社会学研究》2015a 年第 3 期。

姚泽麟:《医改困局:政府撤退后的无序就医自由》,《文化纵横》2015b 年第 5 期。

姚泽麟:《责任转移、畸形信任与边缘生存——"莆田系"背后的制度根源》,《文化纵横》,《文化纵横》2016a 年第 4 期。

姚泽麟：《政府职能与分级诊疗——"制度嵌入性"视角的历史总结》，《公共管理学报》2016b 年第 3 期。

姚泽麟：《行政、市场与职业：城市分级诊疗的三种治理模式及其实践》，《社会科学》2016c 年第 6 期。

姚泽麟：《改革开放以来医疗服务的责任私人化与医患关系的恶化》，《东南大学学报》（哲学社会科学版）2017b 年第 1 期。

姚泽麟：《国家控制与医生临床自主性的滥用——对公立医院医生职业行为的分析》，《社会》2017c 年第 2 期。

姚泽麟：《国家治理视角下的医生媒介形象变迁——以 1949—2014 年〈人民日报〉的相关报道为基础》，《社会科学》2018 年第 12 期。

于赓哲：《唐宋民间医疗活动中灸疗法的沉浮》，《清华大学学报》2006 年第 1 期。

于建嵘：《集体行动的原动力机制研究——基于 H 县农民维权抗争的考察》，《学海》2006 年第 2 期。

于淑芬：《红在农村、专在农村》，《辽宁医学杂志》1966 年第 1 期。

余新忠：《"良医良相"说源流考论——兼论宋至清医生的社会地位》，《天津社会科学》2011 年第 4 期。

张静：《被单位吸纳的阶级》，《文化纵横》2012 年第 6 期。

张静：《私人与公共：两种关系的混合变形》，《华中师范大学学报》（人文社会科学版）2005 年第 3 期。

张静：《通道的变迁：个体与公共组织的关联》，《学海》2015 年第 1 期。

张晶：《正式纠纷解决制度失效、牟利激励与情感触发——多重面向中的"医闹"事件及其治理》，《公共管理学报》2017 年第 1 期。

张晶：《扭曲的赋权：中国城市公立医院的医患权力关系——以纠纷解决与处理为例》，首届医疗健康社会学青年论坛论文，南京，2018 年 5 月。

张茂松：《试论我国医疗保险制度的公平性》，《中州学刊》2007 年第 9 期。

张伟：《剖腹产之痛》，《中国经济周刊》2010 年第 18 期。

张卫平：《论民事诉讼的契约化——完善我国民事诉讼法的基本作业》，《中国法学》2004 年第 3 期。

赵璞珊：《西洋医学在中国的传播》，《历史研究》1980 年第 3 期。

赵晔琴：《从毕业分配到自主就业——就业关系中的个人与国家》，《社会

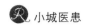

科学》2016 年第 4 期。

郑卫东：《"国家与社会"框架下的中国乡村研究综述》，《中国农村观察》 2005 年第 2 期。

钟晓慧：《"再家庭化"：中国城市家庭购房中的代际合作与冲突》，《公共 行政评论》2015 年第 1 期。

周飞舟：《从汲取型政权到"悬浮型"政权——税费改革对国家与农民关 系之影响》，《社会学研究》2006 年第 3 期。

周倩慧、袁受美、王锦帆：《我国医患纠纷第三方调解的发展与趋势》， 《中国医学伦理》2014 年第 6 期。

周雪光：《西方社会学关于中国组织与制度变迁研究状况述评》，《社会学 研究》1999 年第 4 期。

周雪光：《中国国家治理及其模式：一个整体性视角》，《学术月刊》2014 年第 10 期。

朱博文、罗教讲：《互联网使用会影响公众对医生的信任吗？——基于数 据 CGSS2013 的实证分析》，《江苏社会科学》2017 年第 3 期。

朱恒鹏：《医疗体制弊端与药品定价扭曲》，《中国社会科学》2007 年第 4 期。

朱恒鹏：《管制的内生性及其后果：以医药价格管制为例》，《世界经济》 2011 年第 7 期。

朱玲：《政府与农村基本医疗保健保障制度选择》，《中国社会学科学》 2000 年第 4 期。

朱建刚：《以理抗争，都市集体行动的策略》，《社会》2011 年第 1 期。

朱景文：《中国诉讼分流的数据分析》，《中国社会科学》2008 年第 3 期。

祝平一：《宋、明之际的医史和"儒医"》，《"中央研究院"历史语言研究 所集刊》（第七十七本，第三分），2006 年 9 月，第 401—449 页。

祝平一：《药医不死人，佛度有缘人：明、清的医疗市场、医学知识与医 病关系》，《"中央研究院"近代史研究所集刊》2010 年第 68 期。

朱席儒、赖斗岩：《吾国新医人才之概观》，《中华医学杂志》（第 21 卷） 1935 年第 2 期。

朱晓阳：《"延伸个案"与一个农民社区的变迁》，《中国社会科学评论》 2004 年第二卷。

朱贻庭：《"伦理"与"道德"之辩——关于"再写中国伦理学"的一点

思考》，《华东师范大学学报》（哲学社会科学版）2018 年第 1 期。

庄文嘉：《"调解优先"能缓解集体性劳动争议吗？——基于 1999—2011
年省际面板数据的实证检验》，《社会学研究》2013 年第 5 期。

左玉河：《学理讨论，还是生存抗争——1929 年中医存废之争评析》，《南
京大学学报》（哲学·人文社会·社会科学）2004b 年第 5 期。

三　其他

北京商报：《民营医院与公立医院享同等税收优惠》，http：//
money. 163. com/10/1210/01/6NGNAVL000253B0H. html，2010 年 12 月
10 日。

柴会群、刘宽：《失控的输液——"中国人人均输液 8 瓶"背后》，南方
周末，http：//www. infzm. com/content/54784，2011 年 1 月 21 日。

陈柏峰：《乡村混混与农村社会灰色化——两湖平原，1980—2008》，博士
学位论文，华中科技大学，2008 年。

韩俊红：《医学化与网络成瘾问题研究》，博士学位论文，清华大学，
2010 年。

劳动部：《企业职工工伤保险试行办法》，1996 年 8 月 12 日，http：//
www. safehoo. com/Laws/Notice/200810/2410. shtml，2008 年 10 月 5 日。

劳动部：《中华人民共和国劳动保险条例实施细则修正草案》，1953 年 1 月
26 日，http：//www. mohrss. gov. cn/gkml/zcfg/gfxwj/201308/t20130808 _
109736. html，2013 年 8 月 8 日。

李德成：《合作医疗与赤脚医生》，博士学位论文，浙江大学，2007 年。

李飞：《海村命价》，博士学位论文，中国人民大学，2015 年。

李红梅：《中国看病难、看病贵现象持续，探究过度医疗根源》，人民日
报，http：//news. xinhuanet. com/society/2011 – 04/14/c _ 121303244.
htm，2011 年 4 月 14 日。

梁杉：《世卫组织称中国成"剖腹产王国"，引人担忧》，中国日报图片，
http：//discover. news. 163. com/10/0115/12/5T2OGQDO000125LI. html，
2010 年 1 月 15 日。

人事部、财政部：《关于调整事业单位工作人员工资标准的实施方案》，
http：//www. china. com. cn/policy/txt/2004 – 01/08/content _ 5476494.

htm，2004 年 1 月 8 日。

沈彤：《医疗机构税收制度亟待完善，医改需要税收政策支持》，人民网，http：//politics. people. com. cn/GB/30178/5363753. html，2007 年 2 月 5 日。

石建军：《城镇医疗制度改革模式研究》，博士学位论文，同济大学，2006 年。

谭同学：《乡村社会转型中的道德、权力与社会结构——迈向"核心家庭本位"的桥村》，博士学位论文，华中科技大学，2007。

卫生部：《关于严禁向患者收取"红包"的通知》（1993 年版），http：//www. syshospital. com/Item/3240. aspx，2008 年 5 月 16 日。

卫生部：《关于允许个体开业行医问题的请示报告》，1980 年，https：//www. baidu. com/link? url = 1v _ TVZOW2TgPIIIMh _ FUIZ1wCt9cJ _ 6dBRVCyB5NsnhmYALrNaeiJrUysAWGidSynohZdkQdEGoSoVUHLazVyCW _ gwUVBWXzT6SqQbQiisjX911dxFXV32rjrNTH4wxS&wd = &eqid = 97739de 6000082e7000000045f326fb0，2019 年 6 月 11 日。

卫生部：《全国卫生系统开展纠正医疗服务中不正之风专项治理实施方案》，2004b 年 4 月 28 日，http：//www. pinlue. com/article/2018/09/1420/597155373443. html，2018 年 9 月 14 日。

卫生部：《医师定期考核管理办法》（2007 年版），http：//www. gov. cn/zwgk/2007 – 03/13/content_549488. htm，2007 年 3 月 13 日。

卫生部：《医院分级管理办法》，1989 年 11 月 29 日，https：//www. baidu. com/link? url = 3irpfTQp647C44EiAB5BxOfPEpIK7gcpaukWzcHo0 egIQxJPzf63i – 0EbGPFypNI&wd = &eqid = 9e20ec760000061d000000045f3270b8，2018 年 6 月 18 日。

卫生部：《卫生部关于加强卫生行业作风建设的意见》，2004a 年 4 月 22 日， https：//www. med66. com/new/26a363a2010/2010413qiansh20535. shtml，2010 年 4 月 13 日。

卫生部：《卫生部关于禁止医务人员收受"红包"的补充规定》（1995 年版），http：//www. syshospital. com/Item/3239. aspx，2008 年 5 月 16 日。

卫生部：《2009 年我国卫生事业发展统计公报》，http：//www. gov. cn/gzdt/2010 – 04/09/content_1576944. htm，2010 年 4 月 9 日。

吴鹏：《民营医院进医保享平等地位》， 《新京报》，http：//epaper.

bjnews. com. cn/html/2010 – 12/04/content_177534. htm？ div ＝ － 1，2010
年 12 月 4 日。

肖舒楠、雷李洪：《医学专家胡大一：过度治疗现象加剧看病贵》，中国青
年 报，http：//zqb. cyol. com/html/2011 － 03/03/nw. D110000zgqnb ＿
20110303_2 － 05. htm，2011 年 3 月 3 日。

邢朝国：《纠纷过程与暴力生产——对皖中江庵镇村落暴力纠纷的研究》，
博士学位论文，中国人民大学，2011 年。

张晓红：《纠纷与抗争——对农村女性犯罪的田野研究》，博士学位论文，
中国人民大学，2010 年。

朱恒鹏：《医患冲突恶化的根源及其对策》，中国社会科学网，http：//
www. cssn. cn/jjx/jjx_gd/201403/t20140313_1028217. shtml，2014 － 03 －
13，2014 年 3 月 13 日。

四 英文文献

A. D´Houtaud and Mark G. Field，"The Image of Health：Variationsin
Perception by Social Class in a French Population"，*Sociology of Health and
Illness*，Vol. 6，No. 1，1984.

Adele E. Clarke，Laura Mamo，Jennifer R. Fosket，Jennifer R. Fishman，
"Biomedicalization：Technoscientific Transformations of Health，Illness，and
U. S. Biomedicine"，*American Sociological Review*，Vol. 68，No. 2，
April 2003.

Adil Najam. "Four Cases of Government Third Sector Government Relations"，
Nonprofit Management and Leadership，Vol. 10，No. 4，2000.

Albert O. Hirschman，*Exit*，*Voice*，*and Loyalty*：*Responses to Decline in Firms*，
Organizations，*and States*，Cambridge：Harvard University Press，1970.

Alena Heitlinger，"Hierarchy of Status and Prestige"，in Anthony Jones，eds. ，
Professions and the State：*Expertise and Autonomy in the Soviet Union and
Eastern Europe*，Philadelphia：Temple University Press，1991.

Alena Heitlinger，"The Physician in the Commonwealth of Independent States：
The Difficult Passage from Bureaucrat to Professional"，in Frederick W.
Hafferty and John B. Mckinlay，eds. ，*The Changing the Medical Profession*：

An *International Perspective*, New York: Oxford University Press, 1993.

Alena Heitlinger, "Post-communist Reform and Health Professions: Medicine and Nursing in the Czech Republic", in Terence Johnson, Gerry Larkin and Mike Saks, eds., *Health Professions and the State in Europe*, London: Routledge, 1995.

Andrew B. Kipnis, *Producing Guanxi: Sentiment, Self, and Subculture in a North China Village*, Durham: Duke University Press, 1997.

Andrew J. Nathan, "Is Chinese Culture Distinctive? ——A Review Article", *The Journal of Asian Studies*, Vol. 52, No. 4, November 1993.

Anita Chan, Richard Madsen and Jonathan Unger, *Chen Village: Revolution to Globalization*, Berkeley: University of California Press, 2009.

Anthony Giddens, *The Consequences of Modernity*, Stanford: Stanford University Press, 1994.

Arthur Kleinman, "Concepts and a Model for the Comparison of Medical Systems as Cultural Systems", *Social Science and Medical*, Vol. 12, No. 2 – B, December 1978.

Barry Naughton, "Danwei: The Economic Foundations of a Unique Institution." in Xiaobo Lu and Elizabeth J. Perry, eds., *Danwei: The Changing Chinese Workplace in Historical and Comparative Perspective*, New York: M. E. Sharpe, 1997.

Barry Schwartz, "Social Change and Collective Memory: The Democratization of George Washington", *American Sociological Review*, Vol. 56, No. 2, April 1991.

Benjamin Gidron, et al., *Government and Third Sector in Comparative Perspectives: Emerging Relationships in Welfare States*, San Francisco: Jossey-Bass Publishers, 1992.

Bronislaw Malinowski, *Crime and Customs in Savage Society*, London: Kegan Paul, Trench, Trubner & Co. Ltd, 1940.

Bryan S. Turner and Colin Samson, *Medical Power and Social Knowledge*, London: Sage Publications Ltd. , 1995.

C. K. Yang, *Religion in Chinese Society: A Study of Contemporary Social Function of Religion and Some of their Historical Factors*, Berkeley: University of California Press, 1961.

Chalmers A. Johnson, *Peasant Nationalism and Communist Power: The Emergence of Revolutionary China*, 1937 – 1945, Stanford: Stanford University Press, 1988.

Charlotte Ikels, "Settling Accounts: The Intergenerational Contract in an Age of Reform", in Deborah S. Davis and Steven Harrell, eds. , *Chinese Families in the Post-Mao Era*, Berkeley: University of California Press, 1993.

Che-chia Chang, The Therapeutic Tug of War: The Imperial Physician-Patient Relationship in the Era of Empress Dowager Cixi (1874 – 1908), Ph. D. Dissertation, University of Pennsylvania, 1998.

Cheris Shun-ching Chan and Zelin Yao, "A Market of Distrust and Obligation: The Micropolitics of Unofficial Payments for Hospital Care in China", paper delivered to *Annual Meeting of American Sociological Association*, sponsored by American Sociology Association, Denver, Colorado, August 18, 2012.

Chris Shilling, *The Body and Social Theory*, London: Sage Publications, 1993.

Christopher Cullen, "Patients and Healers in Late Imperial China: Evidence from the Jinpingmei", *History of Science*, Vol. 31, No. 2, June 1993.

Christopher Lawrence, "The meaning of Histories", *Bulletin of the History of Medicine*, Vol. 66, No. 3, Fall 1992.

Claude Levi-Strauss, *the Principle of Reciprocity in Sociological Theory*, Edited by L. A. Coser and B. Rosenberg, New York: Macmillan, 1965.

Clayton A. Hartien, *Possible Trouble-An Analysis of Social Problems*, New York: Praeger Publishers, 1977.

Clifford Geertz, *Local Knowledge*, New York: Basic Books, 1983.

David Blumenthal and William Hsiao, "Privatization and Its discontents-The Evolving Chinese Health Care System", *The New England Jourrnal Medicine*, Vol. 353, No. 11, September 2005.

David Bray, *Social Space and Governance in Urban China: the Danwei System from Origins to Reform*, Stanford: Stanford University Press, 2005.

David M. Lampton, *The Politics of Medicine in China: the policy process*, 1949 – 1977, London: Dawson Publishing, 1977.

David M. Lampton, *The Politics of Public Health in China: 1949 – 1969*, Santa

Clara: Stanford University, 1973.

Debra Roter, "The Enduring and Evolving Nature of the Patient – Physician Relationship", *Patient Education and Counseling*, Vol. 39, No. 1, 2000.

DebraRoter and Susan Larson, "The Roter interaction analysis system (RIAS): utility and flexibility for analysis of medical interactions", *Patient Education & Counseling*, Vol. 46, No. 4, 2002.

Deborah Davis, "Self-employment in Shanghai: A Research Note", *China Quarterly*, No. 157, March 1999.

Deborah Davis, "Social Class Transformation in Urban China: Training, Hiring, and Promotion Urban Professionals and Managers after 1949", *Modern China*, Vol. 26, No. 3, July 2000.

Diana B. Dutton, "Explaining the Low Use of Health Services by the Poor: Costs, Attitudes, or Delivery Systems?" *American Sociological Review*, Vol. 43, No. 3, June 1978.

Donald J. Black, "The Mobilization of Law", *The Journal of Legal Studies*, Vol. 2, No. 1, January 1973.

Donald J. Black, *The Social Structure of Right and Wrong*, San Diego: Academic Press, 1993.

Donald R. De Glopper, "Doing business in Lukang", in W. E. Willmott, eds., *Economic Organization in Chinese Society*, Stanford: Stanford University Press, 1972.

Donald W. Light, "Countervailing Power: The Changing Character of the Medical Profession in the United States", in Frederick W. Hafferty and John B. Mckinlay, eds., *The Changing the Medical Profession: An International Perspective*, New York: Oxford University Press, 1993.

Donald W. Light, "Countervailing Powers: A Framework for Professions in Transition", in Terence Johnson, Gerry Larkin and Mike Saks, eds., *Health Professions and the State in Europe*, London: Routledge, 1995.

Edward Gu, "Market Transition and the Transformation of the Health Care System in Urban China", *Policy Studies*, Vol. 22, No. 3 – 4, 2001.

Edward H. Hume, *Doctors Courageous*, New York: Harper and Brothers, 1950.

Edward Shorter, *Doctors and their patients: A Social History*, New Brunswick, N. J. : Transaction Publishers, 1991.

Eliot Freidson , "Client control and medical practice", *American Journal of Sociology*, Vol. 65, 1960.

Eliot Freidson, *Profession of Medicine: A Study of the Sociology of Applied Knowledge*, New York: Dodd Mead, 1970a.

Eliot Freidson, "The Changing Nature of Professional Control", *Annual Review of Sociology*, Vol. 10, 1984.

Eliot Freidson, *Professional Powers: A Study of the Institutionalization of Formal Knowledge*, Chicago: University of Chicago Press, 1986.

Eliot Freidson, *Professionalism Reborn: Theory, Prophecy, and Policy*, Chicago: University of Chicago Press, 1994.

Eliot Freidson, *Professionalism: The Third Logic*, Chicago: University of Chicago Press, 2001.

Elizabeth Lira, "Remembering: Passing back through the Heart", in J. W. Pennebaker, D. Paez and B. Rime, eds. , *Collective Memory of Political Event, Mahwah*, New Jersey: Lawrence Erlbaum Associates Publishers, 1997.

Elliott A. Krause, "Doctors, Partitocrazia, and the Italian State", *The Milbank Quarterly*, Vol. 66, Suppl 2, 1988.

Eric J. Cassell, "The Changing Concept of the ideal Physician", *Daedalus*, Vol. 115, 1986.

Eric R. Wolf, "Closed Corporate Peasant Communities in Meso-America and Java, South Western", *Journal of Anthropology*, Vol. 13, No. 1, April 1957.

Ethan Michelson, "Dear Lawyer Bao: Everyday Problems, Legal Advice, and State Power in China", *Social Problems*, Vol. 55, No. 1, August 2006a.

Ethan Michelson, "Justice from Above or Below? Popular Strategies for Resolving Grievances in Rural China", *China Quarterly*, No. 193, August 2006b.

Ethan Michelson, "Climbing the Dispute Pagoda: Grievance and Appeal to the Official Justice System in Rural China", *American Sociological Review*, Vol. 72, No. 3, 2007.

Ezekiel Emaneual, "Four Models of Physician-Patient Relationship", *Journal of American Medical Association*, Vol. 267, No. 16, 2002.

Ezra F. Vogel, "From Friendship to Comradeship: The Change in Personal Relations in Communist China", *China Quarterly*, No. 21, 1965.

Fayong Shi and Yongshun Cai, "Disaggregating the State: Networks and Collective Resistance in Shanghai", *China Quarterly*, No. 186, June 2006.

Feng Chen, "Trade Unions and the Quadripartite Process of Strike Settlement in China", *China Quarterly*, No. 201, 2010.

Fernando De Maio, *Health and Social Theory*, New York: Palgrave Macmillan, 2010.

Frederic W. Hafferty and Donald W. Light, "Professional Dynamics and the Changing Nature of Medical Work", *Journal of Health and Social Behavior*, Vol. 35, February 1995.

Gail E. Henderson, "Physicians in China: Assessing the Impact of Ideology and Organization", in Frederick W. Hafferty and John B. Mckinlay, eds., *The Changing the Medical Profession: An International Perspective*, New York: Oxford University Press, 1993.

Gail E. Henderson and Myron S. Cohen, *The Chinese Hospital: A Socialist Work Unit*, New Haven: Yale University Press, 1984.

Gerald Bloom, Leiya Han and Xiang Li, "How Health Workers Earn a Living in China", *Human Resources for Health Development Journal*, Vol. 5, No. 1 – 3, January-December 2001.

GerryV. Larkin, "Medical Dominance in Britain: Image and Historical Reality", *The Milbank Quarterly*, Vol. 15, Supplement 2, February 1988.

Geoffrey Poitras and Lindsay Meredith, "Ethical Transparency and Economic Medicalization", *Journal of Business Ethics*, Vol. 86, No. 3, 2009.

George Steinmetzand Erik O. Wright, "The Fall and Rise of the Petty Bourgeoisie: Changing Patterns of Self-employment in the Postwar United States", *American Journal Sociology*, Vol. 94, No. 5, March 1989.

Gregory A. Ruf, *Cadres and Kin: Making a Socialist Village in West China*, 1921 – 1991, Stanford: Stanford University Press, 1998.

H. C. Hu, "the Chinese Concept of Face", *American Anthropology*, Vol. 46, No. 1, January to March 1944.

Haroll Balme, *China and Modern Medicine—A Study in Medicine Missionay*

Development, London: United Council for Missionary Education, 1921.

Helen F. Siu, *Agents and Victims in South China: Accomplices in Rural Revolution*, New Haven: Yale University Press, 1989.

IrvingK. Zola, "Medicine as an Institution of Social Control", *Sociological Review*, Vol. 20, No. 4, 1972.

Isabelle Thireau and Linshan Hua, "One Law, Two Interpretation: Mobilizing the Labor Law in Arbitration Committees and in Letters and Visits Offices", inNeil J. Diamant, Stanley B. Lubman and Kevin J. OBrien, eds. , *Engaging the Law in China: State, Society, and Possibilities for Justice*. Stanford: Stanford University Press, 2005.

Ivan Szelenyi, "Social Inequalities in State Socialist RedistributiveEconomies", *International Journal of Comparative Sociology*, Vol. 19, No. 1 – 2, March 1978.

IvanSzelenyi, *Urban Inequalities Under State Socialism*, HongKong: Oxford University Press, 1983.

James Buchan and Mario R. Dal Poz, "Skill mix in the health care workforce: reviewing the evidence", *Bulletin of the World Health Organization*, Vol. 80, No. 7, January 2002.

James C. Scott, *Weapons of the Weak: Everyday Forms of Peasant Resistance*, New Haven: Yale University Press, 1985.

James J. Chrisman, Franz W. Kellermanns and Kam C. Chan, "Intellectual Foundations of Current Research in Family Business: An Identification and Review of 25 Influential Articles", *Family Business Review*, Vol. 23, No. 1, March 2010.

James S. Coleman, *Foundations of social theory*, Cambridge: Belknap Press of Harvard University Press, 1990.

Janos Kornai, *The Socialist System: The Political Economy of Communism*, NJ: Princeton University Press, 1992.

Jane Lewis, "The Medical Profession and the State: GPs and the GP Contract in the 1960s and the 1990s", *Social Policy & Administration*, Vol. 32, No. 2, June 1998.

Jane Ritchie and Jane Lewis, eds. , *Qualitative Research Practice: A Guide for*

Social Science Students and Researchers, London: Sage Publications Ltd, 2003.

Jean C. Oi, *State and Peasant in Contemporary China: The Political Economy of Village Government*, Berkeley: University of California Press, 1989.

Jeff Goodwin and James M. Jasper, *The Social Movements Reader: Cases and Concepts*, NJ: Wiley-Balckwel, 2009.

Jeffery Mullies, "Medical Malpractice, Social Structure and Social Control", *Sociological Forum*, Vol. 1, 1995.

Jeffrey N. Wasserstrom and Elizabeth J. Perry, *Chinese Political Culture Revisited: an introduction in Popular Protest and Political Culture in Modern China*, Boulder: Westview Press, 1992.

Jennifer S. Haas, E. Francis Cook, Ann Louise Puopolo, Helen R. Burstin, Paul D. Cleary and Troyen A. Brennan, "Is the Professional Satisfaction of General Internists Associated with Patient Satisfaction?" *Journal of General Internal Medicine*, Vol. 15, No. 2, 2000.

Jieren Hu, "Grand mediation: Mechanism and Application in China", *Asian Survey*, Vol. 51, No. 6, November/December 2011.

Jingqing Yang, *The Power Relationships between Doctors, Patients and the Party-state under the Impact of Red Packets in the Chinese Health-care System*, Ph. D. Dissertation, University of New South Wales, 2008.

Joan Lane, *A Social History of Medicine: Health Healing and Disease in England*, London: Routledge, 2001.

John Braithwaite, *Crime, Shame and Reintegration*, Cambridge: Cambridge University Press, 1989.

John V. Pickstone, *A New History of Science, Technology and Medicine*, Manchester: Manchester University Press, 2000.

John Z. Bowers, *Western Medicine in a Chinese Palace: Peking Union Medical College*, 1917 – 1951, New York: The Josiah Macy, 1972.

Jonathan Gabe, Michael Bury and Mary Elston, *Key Concepts in Medical Sociology*, London: Sage Publications Ltd, 2004.

Jonathan Unger and Anita Chan, "The Internal Politics of an Urban Chinese work community: A Case Study of Employee Influence on Decision-Making at a State-Owned Factory", *The China Journal*, No. 52, July 2004.

Joseph W. Schneider, "Deviant Drinking as Disease: Alcoholism as a Social Accomplishment", *Social Problems*, Vol. 25, 1978.

Julio Frenk and Luis Duran-Arenas, "The Medical Profession and the State", in Frederick W. Hafferty and John B. Mckinlay, eds. , *The Changing the Medical Profession: An International Perspective*, New York: Oxford University Press, 1993.

Jun Jing, *The Temple of Memories*, Stanford: Stanford University Press, 1996.

K. Eggleston, et al. , "Health Service Delivery in China: A Literature Review", *Health Economics*, Vol. 17, No. 2, February 2008.

K. K. Barker, "A Ship upon a Stormy Sea: The Medicalization of Pregnancy", *Social Science and Medicine*, Vol. 47, No. 8, November 1998.

KarlMannheim, "The Problem o f Generations", in Karl Mannheim, eds. , *Essays on the Sociology Knowledge*, London: Routledge & Kegan Paul, 1975.

Kathryn Weathersby, "Deceiving the Deceivers: Moscow, Beijing, Pyongyang, and the Allegation of bacteriological Weapons Use in Korea", *Cold War International history Project Bulletin*, No. 11, January 1998.

Kenneth G. Lieberthal and David M. Lampton, *Bureaucracy, Politics, and Decision Making in Post-Mao China*, Los Angeles: University of California, 1992.

Kevin J. O 'Brien and Lianjiang Li, "Suing the Local State: Administrative Litigation in Rural China", *The China Journal*, No. 51, January 2004.

Kevin J. O 'Brien and Lianjiang Li, *Rightful Resistance: Contentious Politics in Rural China*, Cambridge: Cambridge University Press, 2006.

Kjeld E. Brodsgaard, "Institutional Reform and the Bianzhi System in China", *China Quarterly*, No. 170, June 2002.

Lane Kenworth, Stewart Macaulay and Joel Roger, " 'The More Things Change. . . ' : Business Litigation and Governance in the American Automobile Industry", *Law and Social Inquiry*, Vol. 21, No. 3, 1996.

Laura Nader, "The Anthropological Study of Law", *American Anthropologist*, Vol. 67, No. 6, 1965.

Laura Nader and Harry F. Todd, eds. , *The Disputing Process: Law in Ten Societies*, New York: Columbia University Press, 1978.

Lily M. Hoffman, "Professional Autonomy Reconsidered: The Case of Czech Medicine under State Socialism", *Comparative Studies in Society and History*, Vol. 39, No. 2, April 1997.

Lucian W. Pye, *A Psychocultural Study of the Authority Crisis in Political Development*, Cambridge: Harvard University Press, 1968.

M. Millman, "Masking doctors' errors", *Human Behavior*, No. 6, 1977.

Marc Galanter, "Why the 'Haves' Come Out Ahead: Speculation on the Limits of Legal Changes", *Law & Society Review*, Vol. 9, No. 1, 1974.

Magali S. Larson, *The Rise of Professionalism: A Sociological Analysis*, Berkeley: University of California Press, 1977.

MarcelVerweij, "Medicalization as a Moral Problem for Preventive Medicine", *Bioethics*, Vol. 13, No. 2, 1999.

Mark G. Field, "The Position of the Soviet Physician: The Bureaucratic Professional", *The Milbank Quarterly*, Vol. 66, Supplement 2, February 1988.

Mark G. Field, "The Hybrid Profession: Soviet Medicine", in Anthony Jones, eds., *Professions and the State: Expertise and Autonomy in the Soviet Union and Eastern Europe*, Philadelphia: Temple University Press, 1991.

Mark G. Field, "The Physician in the Commonwealth of Independent States: The Difficult Passage from Bureaucrat to Professional", in Frederick W. Hafferty and John B. Mckinlay, eds., *The Changing the Medical Profession: An International Perspective*, New York: Oxford University Press, 1993.

Mark W. Frazier, *The Making of the Chinese Industrial Workplace: State, Revolution, and Labor Management*, Cambridge: Cambridge University Press, 2002.

Mary E. Gallagher, "Use the Law as Your Weapon: Institutional Change and Legal Mobilization in China", inNeil J. Diamant, Stanley B. Lubman and Kevin J. O'Brien, eds., *Engaging the Law in China: State, Society, and Possibilities for Justice*. Stanford: Stanford University Press, 2005.

Marshall B. Clinard, *Cities with Little Crime: The Case of Switzerland*, New York: Cambridge University Press, 1978.

Marshall Sahlins, *Stone Age Economics*, London: Routledge, 1972.

Martin King Whyte and William L. Parish, *Urban Life in Contemporary China*, Chicago: University of Chicago Press, 1985.

Mary E. Gallagher, "Mobilizing the Law in China: 'Informed Disenchantment' and the Development of Legal Consciousness", *Law & Society View*, Vol. 40, No. 4, 2006.

Melitta Jakab and Chitra Krshnan, "Community Involvement in Health Care Financing: A Survey of the Literature on the Impact, Strengths, and Weaknesses", *World Bank Washington Dc*, July 2001.

Michael Burawoy and Katherine Verdery, eds. , *Uncertain Transition: Ethnographies of Change in the Postsocialist World*, Washington DC: Rowman & Littlefield Publishers, Inc, 1999.

Michael Moran and Bruce Wood, *States, Regulation, and the Medical Profession*, Buckinggam: Open University Press, 1993.

Michel Foucault, *Discipline and Punish: The Birth of Prison*, New York: Vintage Books, 1977.

Ming-Kwan Lee, *Chinese Occupational Welfare in Market Transition*, Hampshire: Palgrave Macmillan Ltd, 2000.

Myron L. Cohen, *House United, House Divided: The Chinese Family in Taiwan*, New York: Columbia University Press, 1976.

Nan Lin, "Social Networks and Status Attainment", *Annual Review of Sociology*, Vol. 25, 1999.

Nan Lin, *Social Capita: A Theory of Social Structure and Action*, Cambridge: Cambridge University Press, 2001.

Neil J. Diamant, Stanley B. Lubman and Kevin J. OʼBrien, *Engaging the Law in China: State, Society, and Possibilities for Justice*, Stanford: Stanford University Press, 2005.

P. Lumbiganon, et al. , "Method of Delivery and Pregnancy Outcomes in Asia: The WHO Global Survey on Maternal and Perinatal Health 2007 – 2008", *The Lancet*, Vol. 375, No. 9713, 2010.

P. M. Strong, "Sociological Imperialism and the Profession of Medicine: A Critical Examination of the Thesis of Medical Imperialism", *Social Science and Medicine*, Vol. 13, No. A, 1979.

Pascoe Pleasence, Hazel Genn, Nigel J. Balmer, Alexy Buck and Aoife O´ Grady, "Causes of Action: First Findings of the LSRC Periodic Survey", *Journal of Law and Society*, Vol. 30, No. 1, March 2003.

Pascoe Pleasence, Nigel J. Balmer and Alexy Buck, *Causes of Action: Civil Law and Social Justice* (2nd edition), London: TSO, 2006.

Paul Chodoff, "The Medicalization of the Human Condition", *Psychiatric Services*, Vol. 53, No. 5, 2002.

Paul J. DiMaggio and Helmut K. Anheier, "The Sociology of Nonprofit Organizations and Sectors", *Annual Review of Sociology*, Vol. 16, 1990.

Paul Starr, *The Social Transformation of American Medicine: The Rise of a Sovereign Profession and the Making of a Vast Industry*, New York: Basic Books Press, 1984.

Paul U. Unschuld, *Medical Ethics in Imperial China: A Study in Historical Anthropology*, Berkeley: University of California Press, 1979.

Peter A. Hall, *Governing the Economy: The Politics of State Intervention in Britain and France*, New York: Oxford University Press, 1986.

Peter B. Evans, Rueschemeyer Dietrich and Theda Skocpol, eds., *Bringing the State Back In*, Cambridge: Cambridge University Press, 1985.

Peter Conrad, "The Discovery of Hyper-kinesis: Notes on the Medicalization of Deviant Behavior", *Social Problems*, Vol. 23, 1975.

Peter Conrad, "Medicalization and Social Control", *Annual Review of Sociology*, Vol. 18, 1992.

Peter Conrad, "The Shifting Engines of Medicalization", *Journal of Health and Social Behavior*, Vol. 46, No. 1, 2005.

Peter Conrad, *The Medicalization of Society: On the Transformations of Human Conditions into Treatable Disorders*, Baltimore: The Johns Hopkins University Press, 2007.

Peter Conrad and Joseph W. Schneider, *Deviance and Medicalization: From Badness to Sickness* (*Expanded Edition*), Philadelphia: Temple University Press, 1992.

Peter Conrad, T. Mackie and A. Mehrotra, "Estimating the Costs of Medicalization", *Social Science and Medicine*, Vol. 70, No. 12, 2010.

Peter R. Moody, *Chinese Politics After Mao*, New York: Praeger Publishers Inc, 1983.

Philip C. Huang, "Divorce Law Practices and the Origins, Myths, and Realities of Judicial 'Mediation' in China", *Modern China*, Vol. 31, No. 2, 2009.

Philippe C. Schmitter, "Still A Century of Corporatism?" *Review of Politics*, Vol. 70, No. 3, March 1974.

Qiang Sun, Michael A. Santoro, Qingyue Meng, Caitlin Liu and Karen Eggleston, "Pharmaceutical Policy in China", *Health Affairs*, Vol. 27, No. 4, July 2008.

Rebecca L. Sandefur, "Access to Civil Justice and Race, Class, and Gender Inequality", *Annual Review of Sociology*, Vol. 34, No. 1, August 2008.

Richard Curt Kraus, *The Party and the Arty in China: The New Politics of Culture*, Washington D. C. : Rowman & Littlefield Publishers, 2004.

Richard Madsen, *Morality and Power in a Chinese Village*, Berkeley: University of California Press, 1984.

Richard O. Lempert, "Mobilizing Private Law: An Introductory Essay", *Law & Society Review*, Vol. 11, No. 2, 1976.

Robert Mnookin and Lewis Kornhauser, "Bargaining in the Shadow of the Law: The Case of Divorce", *Yale Law Journal*, Vol. 88, No. 5, 1979.

Robert N. Wilson, et al. , eds. , *Patient-Practitioner Relationship*, *in Handbook of Medical Sociology*, NJ: Prentice-Hall, 1963.

Roberts Simon, "The Study of Dispute: Anthropological Perspectives", inJohn Bossy, eds. , *Disputes and Settlements: Law and Human Relations in the West*, Cambridge: Cambridge University Press, 1986.

Rudolf Virchow, *Collected Essays in Public Health and Epidemiology* Vol. 1, Edited by L. J. Rather, Canton, MA: Science History Publications, 1985.

Rudolf Klein, "The State and the Profession: the Politics of Double Bed", *British Medical Journal*, Vol. 301, No. 6754, October 1990.

Ruth Rogaski, "Nature, Annihilation, and Modernity: China's Korean War Germ-Warfare Experience Reconsidered", *The Journal of Asian Studies*, Vol. 61, No. 2, May 2002.

S. M. Hillier and J. A. Jewell, *Health Care and Traditional Medicine in China*,

1800 – 1982, London: Routledge, 1983.

Sam Schulman and Anne M. Smith, "The Concept of 'Health' among Spanish-Speaking Villagers of New Mexcio and Colorado", *Journal of Health and Human Behavior*, Vol. 4, No. 4, 1963.

Samuel Popkin, *The Rational Peasant: the Political Economy of Rural Society in Vietnam*, Berkeley: University of California Press, 1997.

Sarah Nettleton, *The Sociology of Health and Illness*, Cambridge: Polity Press, 1995.

Sascha Kraus, Rainer Harms and Matthias Fink, "Family Firm Research: Sketching a Research Field", *International Journal of Entrepreneurship & Innovation Management*, Vol. 13, 2011.

Sharyn J. Potter and John B. Mckinley, "From a Relationship to Encounter: An Examination of Longitudinal and Lateral Dimensions in the Doctor-Physician Relationship", *Social Science and Medicine*, Vol. 61, No. 2, 2005.

Sida Liu, *The Logic of Fragmentation: An Ecological Analysis of the Chinese Legal Services Market*, Ph. D. Dissertation, University of Chicago Press, 2009.

Simon J. Williams, Michael Calnan and Jonathan Gabe, eds., *Health, Medicine and Society: Key Theories, Future Agendas*, London: Routledge, 2000.

Stanley Lubman, "Mao and Mediation: Politics and Dispute. Resolution in Communist China", *California Law Review*, Vol. 55, No. 5, November 1967.

Sue Fisher, "Doctor-Patient Communication: A Social and Micro-Political Performance", *Sociology of Health and Illness*, Vol. 6, No. 1, March 1984.

Susan P. Shapiro, "The Social Control of Impersonal Trust", *The American Journal of Sociology*, Vol. 93, No. 3, November 1987.

Susan Shirk, *Competitive Comrades: Career Incentives and Students Strategies in China*, Berkeley: University of California Press, 1982.

Sylvia Walby, June Greenwell, Lesley Mackay and Keith Soothill, *Medicine and Nursing: Profession in a Changing Health Service*, London: Sage Publications Ltd, 1994.

Tang Tsou, *The Cultural Revolution and Post-Mao Reforms*, Chicago: The University of Chicago Press, 1986.

Talcott Parsons, "Social Structure and Dynamic Process: The Case of Modern

Medical Practice", in Talcott Parsons, eds. , *The Social System*, Glencoe, IL: Free, 1951.

Talcott Parsons, "The Sick Role and Role of the Physician Reconsidered", *Milbank Memorial Fund Quarterly Health & Society*, Vol. 53, No. 3, Summer 1975.

Taochiu Lam, *The Local State Under Roform: A Study of a County in Hainan Province, China.* Ph. D. Dissertation, Australia National University, 1999.

Terence Johnson, *Professions and Power*, London: MacMillan, 1972.

Terence Johnson, The State and the Professions: Peculiarities of the British", in Anthony Giddens and Gavin McKenzie, eds. , *Social Class and the Division of Labour*, Cambridge: Cambridge University Press, 1982.

Terence Johnson, "Governmentality and the Institutionalization of Expertise", in Terence Johnson, Gerry Larkin and Mike Saks, eds. , *Health Professions and the State in Europe*, London: Routledge, 1995.

The Lancet, "Chinese Doctors are Under Threat", *The Lancet*, Vol. 376, No. 9742, August 2010.

Thomas Szasz and Marc Hollender, "Medicine: The basic models doctor-patient relationship", *Journal American Medical Association*, Vol. 97, No. 5, June 1956.

Victor Nee, "A Theory of Market Transition: From Redistribution to Markets in State Socialism", *American Sociologist Review*, Vol. 54, No. 5, October 1989.

Victor Nee, David Stark andSelden Mark, eds. , *Remaking the Economic Institutions of Socialism: China and Eastern Europe*, Stanford: Stanford University Press, 1989.

Victor W. Sidel and Ruth Sidel, *Serve the People: Observations on Medicine in the People's Republic of China*, Boston: Beacon Press, 1973.

Vivienne Shue, *The Reach of the State: Sketches of the Chinese Body Politic*, Stanford: Stanford University Press, 1990.

W. Richard Scott, Martin Ruef, Peter J. Mendel and Carol A. Caronna, *Institutional Change and Healthcare Organizations: From Professional Dominance to Managed Care*, Chicago: University of Chicago Press, 2000.

Tony Saich, *China: politics and government*, New York: St. Martin's

Press, 1981.

William C. Hsiao, "Unmet Health Needs of Two Billion: Is Community Financing a Solution?" *World Bank Washington Dc*, September 2001.

William J. Chambliss, "On Lawmaking", *British Journal of Law and Society*, Vol. 6, No. 2, 1979.

William J. Goode, "Community within a Community: The Professions", *American Sociological Review*, Vol. 22, No. 2, April 1957.

William L. F. Felstiner, Richard L. Abel and Austin Sarat, "The Emergence and Transformation of Disputes: Naming, Blaming, Claiming", *Law and Society Review*, Vol. 15, No. 3/4, 1980 – 81.

William Hinton, *Fanshen: A Documentary of Revolution in a Chinese Village*, New York: Vintage, 1966.

World Bank, *Financing Health Care: Issues and Options for China*, Washington D. C. : World Bank, 1997.

World Bank, *World Development Report, Investing in health*, New York: Oxford University Press, 1993.

Xiaobo Lu and Elizabeth J. Perry, *Danwei: The Changing Chinese Workplace in Historical and Comparative Perspective*, New York: M. E. Sharpe, 1997.

Xin He and Kwai-Hang Ng, "Internal Contradictions in China's Judicial Mediation", *Law & Social Inquiry*, Vol. 39, No. 2, 2014.

Xueshan Feng, et al. , "Cooperative medical schemes in contemporary rural China", *Social Science and Medicine*, Vol. 41, No. 8, October 1995.

Yanjie Bian, *Work and Inequality in Urban China*, Albany: State University of New York Press, 1994.

Yanjie Bian and John Logan, "Market Transition and the Persistence of Power: The Changing Stratification System in Urban China", *American Sociologist Review*, Vol. 61, No. 5, 1996.

Yinghong Cheng, *Creating the "New Man": From Enlightenment Ideals to Socialist Realities*, Honolulu: University of Hawaii Press, 2008.

Yongshun Cai, "China's Moderate Middle Class: The Case of Homeowners' Resistance", *Asian Survey*, Vol. 45, No. 5, October 2005.

Yuan-Ling Chao, "The Ideal Physician in Late Imperial China", *East Asian*

Science Technology & Medicine, No. 17, August 2000.

Yuanli Liu, Shanlian Hu, Wei Fu and William C. Hsiao, " Is CommunityFinancing Necessary and Feasible for Rural China", *Health Policy*, Vol. 38, No. 3, December 1996.

Yuan-Ling Chao, *Medicine and Society in Late Imperial China: A Study of Physicians in Suzhou, 1600 – 1850*, New York: Peter Lang Publishing Inc, 2009.

Zelin Yao, Practicing clinical medicine in a post-socialist state: an empirical study on professional autonomy of Chinese urban doctors, Ph. D. Dissertation, HongKong University, 2012.

索 引

（按音序排列）

后　记

他强由他强，
清风抚山岗。
他横由他横，
明月照大江。

——题记

　　这部书稿是在我博士后出站报告的基础上修改完成的，也非常幸运地收获了第八批《中国社会科学博士后文库》的资助，得以出版。感恩之余，几句赘述，聊作后记。

　　这篇博士后出站报告固然是在进行学术问题的分析与解读，但当笔者将医生子弟的身份融入这篇报告的写作中时，却难免有悖"价值中立"。也许，"价值中立"在学术研究中真的无法百分之百实现，因为吸引人的文字都是有情感投入的，这种情感固然需要学术语言的包装，但作者的观点不可能没有"立场"，只是"高人们"更会使用"春秋笔法"，而没有生活积淀的晚辈就显得不那么"会说"。笔者本人就是学术晚辈中的一员。

　　在选题之初，笔者是以法律社会学纠纷研究的视角去搜罗可及的范围，而作为医生儿子的天然身份使我最终选择了"公立医院医患纠纷"这个题目去申请博士后基金。当然，这个题目在当今的中国社会显得非常"应景"，这是一个亟待回应的现实问题。

　　在动笔写这篇报告的时候，我听到最多的两件事是：第一，这种报告是没有必要花费太多心血的，没人看，只是走过场，怎么可能不过。当然，这是外界的信息输入。第二，博士毕业论文完成了20万字，评价且尚佳，两年之后，有了更充裕的科研时间、更好的物质保障，身为博士后的长进如何体现。当然，这是内在的忠告提醒。因此，这篇出站报告的写作过程充满了矛盾，随便糊弄与精益求精好像两条反方向的绳子，拉扯的我左右摇摆。然而，落笔之时，我猛然自觉，这个过程不就是自我斗争吗？斗的是一份自娱自乐，争的是一份继续搞学术的心理底气。

这篇出站报告的题目是"小城医患：当代中国基层医疗实践的社会学考察"，正如文中提到的，"小城"就是我的家乡，"基层医疗实践"实际是在三个时间段中、三个不同性质医院里发生的医患故事，建国初期—1989 年的小镇卫生院，1989—2000 年的国企职工医院，2000—2016 年的半公立半私立医院。这"两次转场"完全是基于笔者父母的三次职业流动发生的，这也就是本书最终定稿的三个核心章节。同时，石大夫与任阿姨作为出现频率最高的"访谈对象"，更使得本书带有了"个体生命历程回顾"的传记色彩。这并非笔者刻意为之，而是这样的"研究进路"对笔者而言最省力。但这里我想说的是，当"扎入回忆"之中，我才发现，被翻出来的记忆虽然带着尘土，但决不能被戏谑，因为它承载着时间。这也使得笔者放弃了"随便糊弄"的外部舆论导向，随着写作的深入越发偏向自己内心忠告的一方，不仅两年之内多次返回老家展开田野调查，更是在写作过程中频繁地电话联系当事人了解"过程—事件"的详情。因此，本书既是一个"无心而为"搭建起来的研究框架，也是一个"日臻谨慎"深描出来的社会学文本。

作为一个"由远及近"的历时性考察，当代中国医患关系的现实恶化成为本书写作的"现实终点"，就好像我们从一个原点出发，被蒙眼载到了远方，又被要求徒步走回来一样。这个"徒步的过程"就是贯穿本书写作的一条主线——基层医疗实践的变迁历程。当明确知道"医患"早已不是一个美妙、安详的词语，它内含了暴力、仇恨乃至普罗大众的无助，那么，它是如何一步步变成这个样子的？本书回答的就是这个问题。

在这个"答案拼图"的过程中，笔者似乎印证了以下两点：首先，本书以法律社会学的"纠纷研究"作为最初的切入视角，可"医患纠纷"仅仅是医疗实践的一个组成部分，甚至在当代中国的"长时段"中都并非主流，那么，"以点带面"就要求多学科的交融。因此，医学社会学、政治社会学、法律社会学、医疗史甚至健康经济学等领域的观点在本书中均有所体现。这可能也是"医疗"这个大词内含的基本研究要求。其次，"医改"作为一个世界性难题，在中国同样彰显出它的复杂性、艰难性与多变性。本书的写作立场并非纯粹的"制度主义",而是秉持了社会学研究的"底层视角"。在围绕这"两条线"的命题挖掘中,笔者有一个深深的感受,"医疗"是透视当代中国社会转型非常好的一个切口,同时也是社会学开垦程度比较薄弱的一个领域。因此,本书所呈现的研究就不可避免地带有局限性,只能说是一个粗浅的尝试。

在理论分析的基础上,笔者仍留有几点"不甘"与"困惑":第一,本书的研究视域集中于"基层医疗",这里的"基层"是一个"北方县域单位"。对于这样一个空间背景的历时性把握本就是一个高难度的学术操作。与"大城市"对照,基层变迁的"不同步"同样出现在医疗实践领域。这可能也是时空差异的必然现象。第二,本书的写作围绕三个"公立医院"展开,经历了"两次转场",且观照到了城乡差异与体制差异。但遗憾的是,笔者并没有对小城县域内的"顶级公立医院"展开实证研究,这一点可能也是本书的一个硬伤。第三,关于制度决定论与行动决定论,本书的三个核心章节有一条共通的"暗线"——究竟是制度改变了个人,还是个人主宰着制度。固然,"二元对立"的思维一直是笔者极力反对的,这其中也夹杂着试图证明"主体行动"的理论努力。但是,从本书的研究结果来看,当代中国基层医疗实践中"主体行动"的现实力量仍旧显得单薄。具体而言,主体行动所依靠的"组织载体"与"社会关系网络"之间固然存在交织、互动乃至相得益彰的情形,但将两者置入"国家"这一宏观概念之后,似乎所有的"个人努力"都难逃社会建制的摆布。这一点起码在本书中是笔者的一个"遗憾"。主体的能动力量究竟何许?这一点可能还是需要进一步研究来证明。

下面,我要对这些年来帮助我的诸多亲人、师友表示感谢。

感谢我的父母。本书的"50后"医生夫妇的原型就是我的父母,在写作过程中,他们成为我最没有介入障碍的访谈对象。在定稿之时,我不仅对医生职业有了更为深刻的了解,更对基层县域的生态环境有了更加理性的认识,进而深感一个县城家庭培养一个博士研究生的艰辛。从生活意义上讲,这本专著就是为他们而写的。这里,谨对作为医生的父母表示崇高的敬意。

感谢中国人民大学的郭星华教授和郑州大学的韩恒教授。我真正开始接触社会学田野调查是从2009年跟随韩老师攻读硕士开始的,一晃十年光阴,至今我还清晰记得在河南执行 CGSS 调查的情景。对我而言,这不仅是专业领域的基层实践，更夯实了"底层视角"之于社会学研究的经验认识。我经历严格意义上的学术训练是从2012年追随郭老师读博开始的，在博士毕业之后的时间里，郭老师仍对我适时过问。在这里，向两位老师表示真挚的感谢。

感谢我的博士后合作导师杜志淳教授。2015年博士毕业后来到美丽的"华政园"，作为一个初来乍到的年轻人，杜老师不仅为我提供了良好的工作环境，更对我的专业学习进行了细致点拨。在此，向杜老师表示衷心的感谢。

此外，我要感谢姚泽麟、张晶、刘正强、程国斌、韩俊红、朱涛、张小红等师友对我的帮助。刚到上海时，举目无亲，是正强师兄将我带入了上海滩的学术圈，在各种沙龙、工作坊、年会等学术活动上，帮我引荐各领域的优秀学者，我也才认识了医学社会学领域的青年才俊姚泽麟老师。在我真正选定研究"医疗"之后，老姚和张晶师姐为了提供了诸多支持和鼓励，在教育部人文社科青年基金的申报中，他们给我提出了非常好的建议。在本书的修改和定稿过程中，东南大学的程国斌老师和中央民族大学的韩俊红老师不厌其烦地为我解答各种困惑，中国社科院的朱涛老师则在书稿评介上为我提供了诸多帮助，华南师范大学的小红师姐每次见面都非常家常的关心我的生活和工作，给我提供精神鼓励。同时，感谢我的学生们在本书的英文翻译、文献整理、图表制作等方面提供的帮助。

自2015年来到华政之后，同人们给予我工作和生活上的诸多鼓励、帮助和支持，在此要感谢他们！海强、小朱和我是同一年来到华政的三位人大博士，这几年时间里，我们抱团取暖、彼此鼓励，希望兄弟们越来越好。社会发展学院的诸位老师也对我非常关照，尤其要感谢李峰老师为我写序。

感谢中国社会科学出版社王莎莎编辑的帮助，作为博士同班同学和毕业后的合作伙伴，谢谢她的细心编辑，使本书能够顺利在该社出版。

最后，我要感谢曾经为我田野调查提供过无私帮助的所有人，他们有的帮助我联系调查地点，有的则接受我的访问，有的甚至比我还关心这本书的完成进度。没有他们的支持，这一研究成果无法呈现在读者面前。但为了不打扰他们的生活，这里一并致谢、不再一一点名。

作为一名青年学者，家乡的滋养、社会的包容、机遇的垂青，实在不是这几句感谢能够表达的。砥砺奋进，且行且珍惜。

　　谨以此书献给我生活了十九年的家乡和作为医生的父母。

石任昊

2019 年 10 月 26 日

于上海寓所

第八批《中国社会科学博士后文库》专家推荐表 1

　　《中国社会科学博士后文库》由中国社会科学院与全国博士后管理委员会共同设立，旨在集中推出选题立意高、成果质量高、真正反映当前我国哲学社会科学领域博士后研究最高学术水准的创新成果，充分发挥哲学社会科学优秀博士后科研成果和优秀博士后人才的引领示范作用，让《文库》著作真正成为时代的符号、学术的标杆、人才的导向。

推荐专家姓名	杜志淳	电　话	
专业技术职务	教授	研究专长	司法鉴定
工作单位	华东政法大学	行政职务	
推荐成果名称	小城医患——当代中国基层医疗实践的社会学考察		
成果作者姓名	石任昊		

（对书稿的学术创新、理论价值、现实意义、政治理论倾向及是否具有出版价值等方面做出全面评价，并指出其不足之处）

　　党的十九大报告指出，我国要实施"健康中国"战略。提高人民的健康水平，作为医疗服务供给侧的医院和医生的作用不言而喻。然而，改革开放四十年来，我国医生的职业形象却大大受损，他们常常被诟病为唯利是图、缺乏职业道德和职业精神；医院、尤其是公立医院的市场化改革更是饱受质疑。这已然深刻影响到医疗服务的提供和医患关系的良性发展。这些现实问题都可以被划归到"医疗实践"的命题之下。目前也不乏相关研究，虽描述和分析了当下医患关系、医患纠纷的现状及原因、并提出了对策，却缺乏基于实证方法的分析和系统的理论解释。

　　本书从社会学视角出发，围绕一个县域空间内的医疗实践展开长达半个世纪的系统分析，超越了"制度决定论"与"行动决定论"的传统二元思维，将对立性关系还原为"结构—行动"框架下的互动关系，并提出了针对医患纠纷的"柔性治理"观点。因此，本书拥有较高的理论价值与现实意义，也符合专著出版的学术要求。本书的不足之处在于，需要对核心章节做出必要的小结，并在结论部分进一步突出文章的对策建议。

　　作为作者的博士后导师，我愿意推荐本书入选《中国社会科学博士后文库》。

签字：

2018 年 12 月 17 日

说明：该推荐表须由具有正高级专业技术职务的同行专家填写，并由推荐人亲自签字，一旦推荐，须承担个人信誉责任。如推荐书稿入选《文库》，推荐专家姓名及推荐意见将印入著作。

第八批《中国社会科学博士后文库》专家推荐表 2

《中国社会科学博士后文库》由中国社会科学院与全国博士后管理委员会共同设立，旨在集中推出选题立意高、成果质量高、真正反映当前我国哲学社会科学领域博士后研究最高学术水准的创新成果，充分发挥哲学社会科学优秀博士后科研成果和优秀博士后人才的引领示范作用，让《文库》著作真正成为时代的符号、学术的标杆、人才的导向。

推荐专家姓名	郭星华	电　话	
专业技术职务	教授	研究专长	法律社会学
工作单位	中国人民大学	行政职务	
推荐成果名称	小城医患——当代中国基层医疗实践的社会学考察		
成果作者姓名	石任昊		

（对书稿的学术创新、理论价值、现实意义、政治理论倾向及是否具有出版价值等方面做出全面评价，并指出其不足之处）

　　医患关系本是体现人文关怀与科学理性相统一的社会关系，也是透视国家对社会进行治理安排的社会关系。然而，20世纪80年代以来，伴随着中国医疗体制的市场化改革，"看病贵、看病难"成为影响民众卫生保健与公平认识的严重问题。医患关系持续恶化，并朝向社会风险的方向演化。综合来看，医患纠纷是医患互动的特殊表达，是病患在获取与利用医疗服务的过程中、基于医生的执业行为发生的一种冲突性现象，是当代中国语境中的"阶段性"和"特色性"的社会事件。那么，医患关系、医患纠纷是如何一步步发展到现在这种"不堪收拾"的地步？这本书不仅很好地回应了"医疗实践变迁"这个学术问题，更彰显出因应时代发展的现实意义。

　　针对一个县城内的"医疗实践"进行长时段的社会学研究，同时观照城市与农村、医生与患者、结构与行动的关系、顶层设计与微观深描等多方面"关系"，是"底层视角"与"现实关怀"在本书中最亮眼的体现。从学术创新的角度讲，既往的相关研究偏向于"斑马式"写作，要么讲理论、要么讲故事，真正做到围绕命题展开跨越时空的"中层研究"难能可贵。因此，这是一篇符合著作出版要求的优质文献。本书需要改进之处在于，理论、事件、结论之间需要巩固其中的承接关系，在"柔性治理"的研究结论上要更加明确"是什么"、"为什么"、"怎么办"之间的关联性。

　　作为作者的博士导师，我愿意推荐本书入选《中国社会科学博士后文库》。

签字：郭星华

2018 年 12 月 17 日

说明：该推荐表须由具有正高级专业技术职务的同行专家填写，并由推荐人亲自签字，一旦推荐，须承担个人信誉责任。如推荐书稿入选《文库》，推荐专家姓名及推荐意见将印入著作。